活学活用温病辨证

李鑫辉 ◎主编

中国中医药出版社
·北京·

图书在版编目（CIP）数据

活学活用温病辨证／李鑫辉主编．—北京：中国中医
药出版社，2016.11
ISBN 978 - 7 - 5132 - 3453 - 5

Ⅰ.①活… Ⅱ.①李… Ⅲ.①温病—研究 Ⅳ.①R254.2

中国版本图书馆 CIP 数据核字（2016）第 117973 号

中国中医药出版社出版
北京市朝阳区北三环东路 28 号易亨大厦 16 层
邮政编码 100013
传真 010 64405750
三河市西华印务有限公司印刷
各地新华书店经销

＊

开本 880×1230 1/32 印张 14 字数 289 千字
2016 年 11 月第 1 版 2016 年 11 月第 1 次印刷
书 号 ISBN 978 - 7 - 5132 - 3453 - 5

＊

定价 39.00 元
网址 www.cptcm.com

《活学活用温病辨证》编委会

前　　言

　　温病学是数千年中华民族积累的医学经典，是中华医学史上一颗璀璨的明珠。光辉灿烂的温病学横贯千年岁月，《温热论》及《温病条辨》铸就了卫气营血辨证与三焦辨证，开创了温病辨证体系，对后世医学发展产生了巨大、深远的影响。温病名家吴又可、叶天士、吴鞠通、薛生白等对温病学的发展做出了突出贡献，他们的学术思想就像世代薪火相传的火种，点亮了世代相承的中医学子智慧之灯。

　　温病的辨证是以卫气营血和三焦所属脏腑的病机演变和临床特点为基础，阐发温病的病因、病机和辨证，从而为确立温病的治则和遣方用药提供依据。叶天士以卫气营血的生理功能为基础，将卫气营血的表里层次用来概括病变的浅深及病情的轻重程度。吴鞠通所倡导的三焦辨证，起源于《内》《难》经，发扬于温病学派，三焦辨证能反映温病的发生、发展及传变规律，卫气营血辨证和三焦辨证是从人体纵横两个不同的角度，揭示温病的发病及传变规律，是研究和治疗温病的重要辨证体系。

　　本书以卫气营血辨证和三焦辨证为"纲"，以临床疾病为"目"，分为七个章节。第一章导论，主要为温病学概述、温病学历史沿革、温病学的临床意义。第二章从纵横两大特色辨证入手，阐述卫气营血及三焦辨证与临床运用。第三章为温病学特色诊法。第四章至第七章阐述温热类、湿热类、温毒类和温疫类温病的特色辨治，每一章从特色辨证理论到具体临床运用，从名医名家阐述到现代疾病应用，精选名医验案，以拓宽中医学子辨证思维，提高中医学子临床辨证能力，传承中医辨证精髓。全书内容紧扣温病学特色辨证理论，提纲挈领，纵横明晰，文献丰富，精当翔实，理法方药赅备，很有参考价值。本书是学习温病辨证乃至拓宽中医辨证思维、提高中医临床辨证能力的重要参考书。

李鑫辉

2016年8月

目　录

第一章 导 论

一、温病学概述

温病学是中医临床基础学科的重要课程，是研究温病的发生发展规律及其诊治和预防方法的一门临床基础学科，为中医四大经典之一，对指导温病的诊治有着重要的临床实践意义。其辨证体系——卫气营血辨证和三焦辨证，更是中医临床各科诊治疾病的重要理论与实践基础。温病学独特的临床辨证思维方式和处方用药的特色，是中医专业人员必须掌握的内容，在中医学中占有重要的地位，对于临床实践的指导意义非常深远。临床内、外、妇、儿、五官、骨伤各科，凡是具有温热性质的急性外感热病都可参鉴温病学理法方药进行诊治。尤其是近年来出现的"SARS""禽流感"等传染病，用温病理论指导诊治，功效卓著。所以，温病学的学术贡献是巨大的，其学术地位也是不可替代的。

温病学教学对于加强中医专业学生的中医理论基础和提高其临床诊治能力具有重要的作用。我国创自建中医药高等院校以来，温病学一直是中医专业的主干课程，在中医药人才的培养过程中发挥着重要作用。加强温病学课程建设，对于温病学自身的学科发展，对培养高水平、高素质的中医药人才意义重大，同时对中医其他各学科的发展也可起到促进作用。

1．温病学研究的对象

温病学研究的对象主要是温病，广泛见于临床各科，相当于西医学多种急性传染病和感染性疾病。这类疾病不仅一年四季都可发生，男女老幼均可得病，而且大多发病急骤、发展迅速、变化多端、病情较重，严重者可导致死亡或留下某些终身难以康复的后遗症。传染性疾病还可在人群中传播蔓延，甚至造成大规模的流行，严重地危害着人类的健康，并对社会、经济产生不良的影响。

2．温病学主要任务

温病学主要任务是研究温病的病因、发病、病理变化及其转归，以揭示温病的本质，进而掌握其诊断方法、治疗和预防措施，从而有效地保护广大人民群众的身体健康。

3．温病的特点

温病的发生、发展及临床表现具有共同特点，这些特点既是理论上确立温病概念的基本内涵，也是临床上鉴别温病与非温病的主要依据。概而言之，温病有特异的致病因素；多具有传染性、流行性、季节性、地域性；病程发展有一定的规律性；临床表现具有特殊性。

4．温病的范围

温病是外感热病中性质属热的一类疾病，它包括的范围非常广泛，在外感热病中除了风寒性质以外的疾病几乎都属于温病的范围。根据历代中医文献记载，温病范围是随着温病学的发展而逐步扩大的。明清之前，温病所指范围较局限，多数医学文献中所说的温病仅指发生于春季的一种性质属热的外感热病。明清以后，随着温病学的发展，温病的范围扩大为包括一年四季多种外感热病在内的一大类疾病。如《温病条辨》说"温病者，有风温，有温热，有温疫，有温毒，有暑温，有湿温，有秋燥，有冬温，有温疟"，基本概括了温病的范围。教材中介绍的温病主要有风温、春温、暑温（包括暑湿）、湿温、秋燥、伏暑、大头瘟、烂喉痧、温疫、疟疾、霍乱等。另外，尚有一些急性传染病和感染性疾病，如湿热痢、湿热黄疸、麻疹、风疹、水痘、痄腮、百日咳、白喉等，它们的性质和特点都属于温病的范畴。温病学所讨论的病种与西医学的急性感染性疾病，特别是与许多急性传染病有关。如多发生于冬春季的以肺为病变中心的急性外感热病，中医多诊断为风温，西医则多诊断为肺炎；多发生于夏秋季节的以脾胃为病变中心的急性外感热病，中医多诊断为湿温，西医则多属肠伤寒之类等。

5．温病辨证

温病的辨证是以卫气营血和三焦所属脏腑的病机演变和临床特点为基础，阐发温病的病因、病机和辨证，从而为确立温病的治则和遣方用药提供依据。叶天士以卫气营血的生理功能为基础，以卫气营血的表里层次概括了病变的浅深及病情的轻重程度。温邪一旦入侵人体，一是防御机能被激发，可出现一系列的抗邪反应；二是温邪可导致卫气营血功能失调及实质损害。一般而言，卫、气分的病机变化以功能失调为主，营、血分的病变以实质损害为主。卫气营血辨证的意义在于明确病变深浅层次，确定证候类型及病变性质，为确立正确的治法提供了依据。三焦辨证起源于《内》《难》、发扬于温病学派、为吴鞠通所倡导。三焦辨证能反映温病的发生、发展及传变规律。卫气营血辨证和三焦辨证是从人体纵、横两个不同的角度揭示温病的发病及传变规律的，是研究和治疗温病的重要基础。温邪侵袭人体，会导致卫气营血及三焦所属脏腑功能失调及实质损伤，产生复杂多样的临床症状。以卫气营血辨证及三焦辨证理论为指导，对患者的全部病情进行分析研究，从而辨析出各种症状产生的原因及相互之间的关系，判断出病变部位、性质、证候类型、邪正消长及病变发生、发展和传变规律等是温病辨证的基本特点。卫气营血与三焦辨证理论体系，对临床外感病与各科热证辨治有着重要的指导意义。

6. 温病的诊法

温病常用诊法主要包括辨舌、验齿、辨斑疹和白㾦及常见症状。

辨舌是温病诊断中的一种非常重要的方法，凡脏腑虚实、气血盛衰、津液盈亏、邪正消长、病情轻重、病位浅深、预后好坏等，都能客观地反映在舌象上，并可以区分病邪类型，辨析病变所在，了解病势进退，判断津液存亡，为治疗提供依据。辨舌内容包括，辨舌苔——色泽、厚薄、润燥（反映卫分、气分病变），辨舌质——色泽、润燥、形态（反映营血分病变），辨舌态——强弱、痿软、短缩、卷曲、斜颤、胀大。

　斑疹是许多温病在病变过程中肌肤上出现的红色皮疹。斑与疹的形态及其成因有所不同，在临床上的诊断意义也各异。通过观察其色泽、形态、分布等情况，并结合全身的表现，有助于了解感邪的轻重、病变的浅深、气血津液的盛衰、病势的进退及预后的顺逆等情况，对于温病的辨证及进而指导临床治疗有重要的意义，所以对斑疹的辨查受到了温病学家的高度重视。白㾦是在湿热性温病发展过程中，皮肤上出现的细小白色疱疹，内含少量浆液。诊查白㾦对于辨别邪正的盛衰有一定的参考价值，所以自叶天士《温热论》中提出辨白㾦的诊断方法以后，白㾦的诊查亦得到了温病学家的关注。

发热、口渴、汗出异常、神志异常、痉、厥脱等症状是在温病过程中经常出现的，这些临床症状是温邪入侵人体后，邪正相争引起卫气营血和三焦所属脏腑发生相应病理变化而产生的。不同的病因病机可引起各种不同的症状，而同一症状也可由不同的病因病机引起。所以认真辨识温病中常见的症状，特别是辨别温病的一些特有的症状，有助于探求温病的病因病机，分析邪正消长的态势，是准确辨证、确立治法的重要依据。

7. 温病的治则

温病的治疗是在温病辨证论治理论的指导下，在分析病因、病位、病机、邪正消长、有无兼夹等情况的基础上，制订相应的治法，选用适合的方药，以祛除病邪，调整机能，扶助正气，从而促使患者恢复健康。温病的治则，除了中医学对温热病治疗的一般原则，如"热者寒之""实者泻之""虚者补之"等外，作为温病卫气营血和三焦辨证论治体系的组成部分，有针对温病特有病机变化而确立的治疗原则，即卫气营血治则和三焦治则。叶天士根据温病卫气营血不同阶段的病理变化，提出："在卫汗之可也，到气才可清气，入营犹可透热转气……入血就恐耗血动血，直须凉血散血。"卫气营血治则指出，邪在卫分主要用"汗"法治疗。"到气才可清气"强调了清气之法是针对邪入气分之证而用。至于对营分证用透热转气法，是指在清营之剂中配伍轻清宣透之品，如银花、连翘、竹叶等，以使营分之热能透出气分而解。对血分证的治疗，则强调在凉血的同时注意散血。

吴鞠通在三焦辨证理论的基础上提出："治上焦如羽（非轻不举），治中焦如衡（非平不安），治下焦如权（非重不沉）。"这就是卫气营血治则和三焦治则。三焦治则提出治上焦病应"轻"，其含义除了用药应主以质轻透邪之品外，同时也包含了治疗上焦病证所用药物一般剂量宜小、煎煮时间宜短等含意。对中焦病证的治疗重视"平"，体现了对该病证的治疗应以祛除病邪为主，邪去而正自安。对下焦病证治疗主以"重"，是指所用方药宜性质沉降重镇，多用介石类药物，且用药剂量宜较大、煎煮时间较长等。

综上所述，卫气营血和三焦治则都是针对病证的不同病理特点而确立的。此外，对温病的治疗还应注重祛除病邪、重视固护阴液等。

温病学是我国历代劳动人民和医学家与温热病做斗争的经验积累和理论总结，具有很高的实用价值，长期以来，一直有效地指导着临床实践，为防治各种温病范围内的急性传染病和感染性疾病做出了重要贡献。

二、温病学历史沿革

温病学的发展大体经历了四个阶段。

1. 战国至晋唐时期——萌芽阶段

随着《黄帝内经》《难经》《伤寒杂病论》等先后问世，中医学形成了初步的理论体系。此时期的诸多文献对温病也多有提及。如《内经》首次提出温病病名，仅《素问》中提到温病病名的就有60多处，散见于11篇中。其中有几篇论述与温病关系密切，如《素问·热论》《素问·刺热》《素问·评热病论》《灵枢·热病》。另如《素问·本病论》《素问·刺法论》《素问·六元正纪大论》等，虽未以热病作篇名，但论述了许多有关热病的内容，也是研究温病的经典文献。

《内经》对温病的病名、病因、证、脉、治等方面都有论述。

在病因方面，《素问·生气通天论》提出"冬伤于寒，春必病温"的观点，此为后世温病伏邪学说的渊薮。另外，《素问·六元正纪大论》论述了非时之气是导致温病发生与流行的因素。

在脉证方面，《内经》突出了温病的温热性质。如《灵枢·论疾诊尺》有"尺肤热甚，脉盛躁者，病温也"的论述。

在治疗方面，除《素问·至真要大论》提出的"热者寒之""温者清之"等治疗原则外，《灵枢·热病》还提出了"泻其热而出其汗，实其阴以补其不足"之说。

在预防方面，重视正气抗御邪气的作用，如《素问·刺法论》

所说"正气存内，邪不可干"，同时还强调应"避其毒气"。

在温病的预后方面，《素问·玉版论要》提出了"病温虚甚死"的观点。

从概念上讲，《内经》认为温病隶属于伤寒的范畴，《素问·热论》云："今夫热病者，皆伤寒之类也。"《难经·五十八难》亦云"伤寒有五：有中风，有伤寒，有湿温，有热病，有温病"，进一步明确了"广义伤寒"和"狭义伤寒"的概念，将温病隶属于广义伤寒之中。

《伤寒论》则在广义伤寒的范畴内论述温病。简明地描述了温病初期热象偏盛的临床特点，所谓："太阳病，发热而渴，不恶寒者为温病。"其六经辨证纲领，对温病卫气营血、三焦辨证纲领的创立具有重要的启迪作用。《伤寒论》虽未明确提出温病的治疗方剂，但所述的清热、攻下、养阴等治法及其相应方药亦可适用于温病，为温病治疗学的形成奠定了基础。

《伤寒论》之后至晋唐的一些医学著作，对温病也做了进一步的探索。如晋代王叔和提出寒邪"中而即病为伤寒，不即病者，寒毒藏于肌肤，至春变为温病，至夏变为暑病"。如《肘后备急方》说："岁中有疠气，兼夹鬼毒相注，名曰温病。"说了外感乖戾之气而为病温的情况。《诸病源候论》亦说："人感乖戾之气而生病。"《肘后备急方》《备急千金要方》《外台秘要》等著作还记载了许多防治温病的方剂，如黑膏方治疗温毒发斑、葳蕤汤治疗风温、犀角地黄汤治疗温病内有瘀血之吐血证，以及《肘后备急方》所载屠苏酒预防温病交相染易，《备急千金要方》用太乙流金散烧烟熏之以辟瘟气的方法。

可以说，晋唐以前对温病的认识尚处于初级阶段，在概念上将温病隶属于伤寒的范畴，虽有论治温病的一般原则，但方法尚欠具体、全面。故这一阶段可以说是温病学的萌芽阶段。

2. 宋金元时期——成长阶段

这一时期的主要特点是明确了温病与伤寒的区别，认识到用伤寒的理法方药治疗温病的局限性，从而逐步从理论、治法、方药等方面进行变革，创立新说，促进温病逐渐从伤寒体系中分化出来。

在宋代，医者多用《伤寒论》的理法方药通治温病。宋代一些研究《伤寒论》的名家，如韩祗和、庞安时、朱肱等人，在深入研究《伤寒论》和临床实践中，深刻体会到温病与伤寒的区别，并反对墨守经方不变，提出应当变通《伤寒论》治法以治温病。如韩氏在《伤寒微旨论》中批评那种对仲景方"竟不能更张毫厘"的作法，甚至提出热病可"别立方药而不从仲景方"的主张。庞安时在《伤寒总病论》中，以桂枝汤为例，因时、因地、因人加减，为活用经方做出示范。朱肱继庞氏之后在《类证活人书》中也提出了类似的见解，认为"桂枝汤自西北二方居人，四时行之，无不应验。江淮间，惟冬及春可行，自春末及夏至以前，桂枝证可加黄芩一分，谓之阳旦汤，夏至后有桂枝证，可加知母半两、石膏一两，或加升麻一分。若病人素虚寒者，正用古方，不再加减也"。

金元时期医学领域出现了"百家争鸣"的局面，提出了变革外感热病的理论与治疗的主张，其中重要的代表人物，便是"金元四大家"之一的刘河间。在理论上，他根据《素问·热论》重申伤寒六经传变俱是热证、非有阴寒之证，创造性地提出"六气皆从火化"的观点，为温病寒凉清热为主治疗之法的形成奠定了理论基础，并创制了双解散、防风通圣散等辛散解表、寒凉清里的表里双解剂。刘氏创新论、立新法、制新方，使温病在摆脱伤寒体系束缚的道路上向前迈进了一大步，所以，后世有"伤寒宗仲景，热病崇河间"之说。真正使温病从伤寒体系中分化出来的，首推元代末年的王安道。王氏认为应当从概念、发病机理、治疗原则上将温病与伤寒明确区分开，其在《医经溯洄集》中说："夫惟世以温病热病混称伤寒……以用温热之药，若此者，因名乱实，而戕人之生，名其可不正乎？"强调"温病不得混称伤寒"，并揭示温的发病机理是里热外达，因而主张温病的治疗应以清里热为主。至此，温病从伤寒体系中分化出来，故清代温病学家吴鞠通评价王安道"始能脱却伤寒，辨证温病"。

由此可见，宋金元时期，温病学在理法方药诸方面都有了重大的发展，在不断变革的基础上，逐渐从《伤寒论》体系中分化出来。因此，这一时期可以说是温病学的成长阶段，也可称为变革分化时期。

3. 明清时期——形成阶段

明清时期，众多的医家在总结、继承前人有关温病的理论和经验的基础上，结合各自的实践体会，对温病学的多个领域进行了开拓性的深入研究，编著了大量有关温病的专著，在病因、病机、诊法、辨证论治诸方面形成了较为完善的理论体系，故这一时期，可称为温病学的形成阶段。

明代医家吴又可著第一部温病学专著《温疫论》，明确提出温疫与伤寒有"霄壤之隔"，其性质完全不同，对温疫的病因、病机、治疗等提出了许多独到的见解。在病因方面，提出温疫是感受杂气所致，杂气非风、非寒、非暑、非湿，故又称作异气，其中的疠气为病颇重，众人触之即病。杂气具有致病的特异性，包括"偏中"性，如"人病而禽兽不病"；不同的杂气引起不同的疫病，即"各随其气而为诸病"；以及"专人某脏腑经络"的病位特异性。在病机方面，认为杂气从口鼻而入，始客于膜原，邪溃则有九种传变，大凡不出表里之间。在治疗上强调祛邪，创立疏利透达之法，并欲求针对温疫的特效药物，即"能知以物制气，一病只需一药之到而病自已，不烦君臣佐使品味加减之劳矣"。

清初医家喻嘉言，在《尚论篇》中提出瘟疫三焦病变定位，及以逐秽解毒为主的三焦分治原则，并对秋季燥邪为病的病机和治疗做了较深入的论述，将《内经》"秋伤于湿"，修订为"秋伤于燥"，创制了治疗燥热伤肺证的清燥救肺汤。

在清代众多医家中，温病大师叶天士对温病学所做出的贡献最为突出。由叶氏口授，其门人笔录整理而成的《温热论》，为温病学理论的奠基之作。该篇系统阐述了温病的病因、病机、感邪途径、邪犯部位、传变规律和治疗大法等，指明新感温病病因是温邪，感邪途径从口鼻而入，首犯部位为手太阴肺，其传变有逆传和顺传两种形式，创立了卫气营血辨证论治体系，以阐明温

11

病病机变化及其辨证论治规律。丰富和发展了有关温病的诊断方法，如辨舌、验齿、辨斑疹和辨白㾦等。此外，由其门人所辑的《临证指南医案》保留了许多叶氏治疗温病的验案，其辨证、立法、处方、用药，为后世论治温病提供了范例。

与叶天士同时代的医家薛生白，立湿热病专论，所著《湿热病篇》对湿热的病因、病机、辨证论治做了较全面、系统的论述，进一步充实和丰富了温病学内容。此后，温病学家吴鞠通以《临证指南医案》有关验案为依据，历取诸贤精妙，考之《内经》，参以心得，著成《温病条辨》，倡导三焦辨证，使温病学形成了以卫气营血、三焦为核心的辨证论治体系。吴氏总结出的一整套温病治疗大法和有效方剂，使温病的辨证与治疗臻于规范、完善。此外，清代戴天章的《广瘟疫论》、杨栗山的《伤寒瘟疫条辨》、余师愚的《疫疹一得》等，都在吴又可《温疫论》基础上，对温疫的病因、病机、诊法和辨证论治进行了补充和发展，并创制了许多行之有效的方剂。王孟英则"以轩岐仲景之文为经，叶薛诸家之辨为纬"，旁考他书经验，经纬交错，著成《温热经纬》，系统地勾勒出温病学理论体系，对19世纪60年代以前的温病学理论和证治做了较全面的整理，促进了温病学的进一步成熟和发展。至此，温病学在中医热病学方面取得了划时代的成就。

温病学在伤寒体系中孕育发展、变革分化，最终独树一帜、自成体系。后来，出现了对温病学的评价及与《伤寒论》的关系等的激烈的学术争论，这就是中医学影响甚大的伤寒学派与温病学派之争。

伤寒学派的基本观点是强调伤寒为一切外感热病的总称，

12

温病包括于其中，《伤寒论》已经具备了温病证治的完整内容，温病不应另立门户，自成体系。其代表人物为陆九芝，他主张用《伤寒论》六经辨证指导温病证治，认为以叶天士、吴鞠通为代表的温病学派的学术见解是"标新立异，数典忘祖"。而温病学派的基本观点则是强调温病与伤寒为外感热病的两大类别，其病因病机截然不同，概念不容混淆，治疗必须严格区分。尽管《伤寒论》中有关于温病的内容，但毕竟"详于寒，略于温"，因此主张温病必须脱离伤寒范围，另立新论以"羽翼伤寒"。

4. 近现代研究与发展

从鸦片战争至民国时期，温病学有了新的发展。绍兴名医何廉臣编著《重订广温热论》，将温疫学说与叶天士为代表的温热学说有关的内容相融合，推广用于一切温病，该书理论深透详明，尤其对伏气温病见解独到，各家精论兼备，古今验方验案评述精当，影响甚大。何氏又征集当时全国各地名医四时六淫病案，以及温疫、喉痧、白喉、霍乱、疫痢等传染病医案，严加选择，精当评述，编著《重印全国名医验案类编》。该医案涵盖了温病的主要内容，至今仍有重要参考价值。河北盐山张锡纯于温病学贡献颇多，其《医学衷中参西录》载有许多自拟的治温病的方剂及医案，尤其对白虎汤和生石膏在温病治疗中的运用，经验丰富，匠心独运。福建吴锡璜撰《中西温热串解》，力图以西医理论阐明中医温病有关病机和证治，书中《叶香岩温热论注解》一章有一定新意。江苏孟河丁甘仁著《喉痧证治概要》，对烂喉痧的治疗独具心得。

20世纪50年代以后，温病学理论及防治经验被广泛用于温病的防治。1954年我国部分地区乙型脑炎流行，石家庄地区用白虎汤加味治疗，取得了满意疗效，被医学界认可，引起广泛关注。几十年来，大量的临床实践证明，温病学的理论和经验，对于防治传染病、急性感染性疾病有其独特的功效，对严重危害人民健康的常见病、多发病，如流行性感冒、麻疹、脊髓灰质炎、流行性乙型脑炎、流行性脑脊髓膜炎、流行性腮腺炎、白喉、流行性出血热、登革热、病毒性肝炎、肠伤寒、钩端螺旋体病、疟疾、细菌性痢疾、血吸虫病、急性支气管炎、肺炎、败血症、急性胆道感染、急性泌尿道感染等，都取得了满意的疗效。在预防医学方面，1958年至1959年开展的群众性除害灭病工作，用中草药灭蚊、灭蟑螂、灭臭虫、杀蛆虫等取得了一定成效，显示了中医中药特别是温病学在预防疾病方面的价值。

理论研究方面，通过系统研究整理，特别是结合教材编写，使温病学基础理论更加系统、规范、科学。广泛开展学术讨论，特别是针对一些重大问题，如卫气营血辨证与三焦辨证的关系、卫气营血和三焦的病机实质研究、新感与伏邪的争论，"寒温之争"及统一外感热病辨证纲领的研究、温病治疗中的"截断疗法"、温毒的致病作用、温病伤阴及养阴治疗等问题，进行了深入研讨，活跃了学术气氛，促进了温病学理论的发展。同时，温病学古籍整理亦取得了成就。从20世纪50年代开始，全国各地出版社影印、重版了不少温病学著作。并组织专家对其中的重要的古籍进行了考证、点校，相继出版了一批温病学原著韵译注、类编、类解、白话解等。此外，名老中医研究温病的专著、医案、医话等的出版亦丰富了温病学的内容。

在教育方面，1956年高等中医药院校建立，温病学被列为中医高等教育的必修课、主干课。国家卫生部（现国家卫生和计划生育委员会）、国家中医药管理局相继组织编写了多版本面向不同专业的温病学教材，使温病学的系统性、规范性和科学性逐步提高，确保了温病学教学质量。1978年以来，部分中医院校先后招收温病学硕士和博士研究生，使学科教育水平向更高层次发展。

三、温病学的临床意义

《温病学》与《黄帝内经》《伤寒论》《金匮要略》并称为"四大经典"。温病学说萌芽于战国时期，发展于金元，成熟于明清，有着漫长的发展过程，是历代诸多医家对其深入思考、临床体会而总结得来的临床经验，并将其凝练、升华为理论，即为温病学说。可以说，温病的病因病机、卫气营血辨证、三焦辨证等，都根源于临床，是古人在对热病长期的临床经验中凝练而成的，是宝贵临床经验的总结。同时这些理论反过来也有效地指导并提高了温热类、湿热类疾患的临床诊疗及疗效。温病学说源于临床，指导临床，并且经受了临床的不断验证，是一门极具价值的临床学科。正是鉴于其临床价值，故被誉为"四大经典"之一。温病学说是古人与温热类、湿热类疾患临床斗争的经验总结，因此其卫气营血、三焦辨治理论具有极高的临床指导价值，也广泛指导于临床各科。温病学说不仅颇具临床价值，而且因为探讨了温热、湿热类疾患的病因病机、诊断、辨治、传变规律等，亦为中医理论的重要组成部分，因此也是一门基础学科，极大丰富了中医四诊内容。临床内科疾患，但凡符合温病临床特点的，皆可以采用温病辨治理论治疗。温病的三焦辨治理论更是突出了治疗中照顾到脏腑功能的重要性，如吴鞠通提出的"治上焦如羽，非轻不举；治中焦如衡，非平不安；治下焦如权，非重不沉"的观点，对内科杂病的治疗也颇具指导意义。同时温病中湿热疾患的辨治更是精深，辨湿热孰重孰轻，分三焦论治，同时还有芳香化湿、苦温燥湿、上下分消、行气祛湿、淡渗利湿等不同，体现了温病辨治理论对临床内科疾患的指导意义。

温病，是感受温邪，以发热为主症，热象偏重、易化燥伤阴为主要特点的急性外感热病的总称。根据温病的定义，凡是临床上以热为特征的疾患，都可以归属于温病范畴，不仅限于外感热病和温疫，临床内科中常见疾患，如内科、妇科、儿科、皮肤科、老年科的多种疾患，也都可以归属于温病的范畴，亦可以采用温病的卫气营血、三焦辨证的理论来指导临床辨治。卫气营血辨证的实质是辨疾病病机由浅入深或由深出浅的动态变化，而任何疾病均存在浅深变化的规律，因此，卫气营血辨证就必然有其广泛的意义。

以冠心病辨治为例，该病舌绛暗者有之，舌绛无苔者有之，舌绛苔腻者有之，舌紫暗者有之，舌绛苔腻心痛烦躁者亦有之。舌绛即病变深入血分血络，为血热络脉瘀滞的象征，叶天士凉血散血法和独特的治络手法是其重要的治法。另外，舌绛无苔甚则真心痛者，可由肾阴不足，奇经阴维失养，经脉挛急所致，三甲复脉汤、救逆汤为其重要治方；舌绛而苔腻者，为夹秽湿郁伏，可先用达原饮燥湿逐秽；舌紫暗者，即叶氏所云：其人素有瘀伤宿血在胸膈中，夹热而搏，当加散血之品，如琥珀、丹参、桃仁、牡丹皮等；舌纯绛鲜泽、心痛烦躁者，即类似《温热论》所云之包络受病，"宜犀角、鲜生地黄、连翘、郁金、石菖蒲等"。邪闭包络不仅见神昏一症，何廉臣《重订广温热论》认为：络者，络脉，有阴络阳络之分，阴络即肺、脾、心包、肝、肾、冲、督之内络，据此可以认为，冠状动脉属心包络，烦躁、真心痛是心包络脉阻闭的征象，开窍法是冠心病络闭症的重要治法。如该病见舌由绛转红，即病机由血分渐出气分，由重转轻，由深转浅，当从气分法论治。仅此，卫气营血辨证在指导杂病辨治方面的重要性可见一斑。

《温病条辨》载：伤寒论六经由表入里，由浅入深，需横看。本论论三焦，由上及下，亦由浅入深，需竖看。与《伤寒论》有一纵一横之妙，学者诚能合二书而细心体察，自无难识之证。虽不及内伤，而万病诊法，实不出此一纵一横。可见，三焦辨证和六经辨证一样，对杂病的辨治具有重要的指导意义。由于三焦辨证的实质是辨析疾病病机所在脏腑及其气血阴阳的变化，因此，此法就必然能够应用于杂病的辨证论治中。

仅以萎缩性胃炎为例，结合个人的临床体会略进行论述。该病属于中焦病，但可分兼湿、不兼湿、胃阳不足、胃阴不足、胆胃失和等，可用《温病条辨》下列方证作为辨治的依据：①小陷胸加枳实汤。主治按之胸下痛，得水则呕，小便短，大便秘。吴塘认为：此由湿郁中焦，水不下行，胃气不降所致，以黄连、瓜蒌清在里之热痰，半夏除水痰而强胃，加枳实者，取其苦辛通降，开幽门而引水下行。半夏强胃，枳实开幽门，均为鞠通经验之谈。②半夏泻心汤去干姜甘草加枳实杏仁方，主治不食不饥不便，心下痞。吴塘认为：心下痞满，湿热互结而阻中焦气分，故以半夏、枳实开气分之湿结，黄连、黄芩开气分之热结，杏仁开肺与大肠之气痹。③三香汤。主治不饥不食，机窍不灵。吴鞠通认为：此证从上焦而来，其机尚浅，故用瓜蒌皮、桔梗、枳壳微苦微辛开上，栀子轻浮微苦清热，香豉、郁金、降香化中上之秽浊而开郁。④益胃汤。主治"胃阴虚""不思食"。吴鞠通指出：此由中焦胃用之阴不降，胃体之阳独亢，故以甘润法救胃阴，配胃体，则自然欲食，断不可与俗套开胃健食之辛燥药。⑤加减人参泻心汤。主治胃阳受伤，阴汁被劫，偏于阳伤为多，不饥不饱、不食不便、渴不欲饮、味变酸浊者。由此可见，三焦辨证在指导杂病辨证论治方面同样具有重要的意义。

温病学理论和方法可与西医学理论和方法相互渗透、借鉴。用温病学理论分析西医学有关疾病的研究成果，在中西医两种认识之间可进行广泛的网络性联系，以期在宏观辨证的同时进行微观辨证论治的研究。例如，腔隙性脑梗死早期可以没有任何症状，中医宏观辨证难以见微知著，如能结合微观诊断和西医对该病的认识，我们就可以将之与叶天士的络病论和何廉臣的邪闭包络理论进行联系，提出较为深入的辨治思路。从温病学角度审视西医基础医学如微生物学、免疫学等领域的研究成果，并将之与温病学理论进行广泛的联系，以期使温病病因、病机、发病学等理论不断创新。

例如，关于血栓闭塞性脉管炎的研究，西医学认为自身免疫因素在该病发病中起着重要的作用，并认为80%的病人与寒冷、潮湿有关。结合西医的认识，我们就可以用叶天士、薛生白、吴鞠通的湿热或寒湿理论认识该病，提出与其他临床学科完全不同的辨治思路，实践证明，用温病祛湿法治疗该病可取得理想的疗效。以药理学、制剂学的方法，从事温病名方的药理研究和新药开发研究，清开灵注射液的研制成功已为我们树立了典范。对此，我们已积累了初步的经验，如邪入血分病机的实验研究等。

由于温病广泛存在于各科疾病中，且同一种疾病在不同阶段出现温热特性也属温病研究范畴，因此温病学的研究范围是非常广的。

温病学说由临床而来，历经临床验证，其理论已成为中医理论的重要组成部分，具有极高的理论价值和临床价值，并且能够有效地指导温病范畴疾患的诊治。其源自经典，亦成为经典，温病学说无愧于经典学科的称号，值得当代中医学界研究、学习和临床运用。

第二章　温病特色辨证

　　卫气营血辨证和三焦辨证是温病学理论体系的核心内容，既是分析温病发生发展病机演变规律的理论基础，又是指导临床辨证论治的依据。以卫气营血辨证和三焦辨证为指导，对温病临床表现进行分析，归纳证候类型，明辨病位，分析病机变化，掌握传变规律，判断病势轻重，能为确立治法提供依据。

　　卫气营血辨证理论基础源于《黄帝内经》，形成于清代。清代叶天士在《温热论》中指出：“大凡看法，卫之后方言气，营之后方言血……”营卫气血由水谷化生，是维持人体生命活动的精微物质。卫敷布于肌表，气充养全身，卫气行于脉外，营行于脉中，化以为血，营养人体。卫气营血分布的表里层次差别和化生的先后不同，引申说明温病病变的层次、阶段，以及病情轻重程度。卫气营血的作用各不相同。卫的作用是捍卫肌表，通过卫气的温养分肉、皮肤使肌表固密，外邪难以入侵。气是脏腑生理活动的动力及整体防御机能的体现。营血的功能是营养机体，血是奉养人体最精华的物质。因此，可根据卫气营血功能的失调和实质性损害，判断病变性质，确定证候类型。

　　三焦辨证理论也源于《黄帝内经》，其中描述了三焦的生理特点。三焦是一个集气化、升降、转输、沉降、开阖于一身的人体内隐态大通道，"上焦如雾，中焦如沤，下焦如渎"是最早、最系统地对其生理功能的表达。

三焦辨证为清代温病学家吴鞠通所倡导。吴氏以三焦为纲，病名为目，将温邪作用于三焦所属脏腑导致功能失调及实质损害所产生的复杂纷繁的临床症状归纳为证候类型，从而确定病变部位及其浅深层次，确定病变类型及证候性质，为确立治疗原则提供依据。

三焦辨证与脏腑辨证，在辨别脏腑病机变化，确定病变部位、病变性质和证候类型等方面，具有相似之处，而三焦辨证还能用于说明温病的发生、发展及传变规律，预测疾病的发展趋向，判断温病的预后。

第一节　卫气营血特色辨证

一、卫分证

1. 证候、病理及转归

（1）证候：发热，微恶风寒，头痛，无汗或少汗，咳嗽，口微渴，舌苔薄白，舌边尖红，脉浮数。辨证要点：发热，微恶风寒，口微渴。不同性质的温邪（如风热病邪、燥热病邪、湿热病邪等），入侵卫分所产生的临床特点尚有差异。

（2）病理：①温邪对人体的作用：卫受邪郁，肌肤失于温养而见恶寒。邪留肌表，卫气受阻，郁而不伸，腠理开阖失职，则无汗或少汗，温邪袭表，阳热上扰清空而头痛。肺经热郁，清肃失司则咳嗽。温邪伤津则口渴。②卫气的抗邪反应：正气抗邪，

21

邪正相争可致发热。虽然温邪抑郁卫阳而恶寒，但因温邪属性为阳热之邪，故恶寒较轻而短暂。总之，温邪袭表、肺卫失宣，正气抗邪、邪正相争是卫分证的病理特点。

（3）转归：卫分证一般病变层次最浅，且病变较轻，持续时间较短，其转归有以下几种情况。①若正气未衰，加上及时恰当的治疗，温邪受到顿挫，可以从表而解。②若感邪过重，或治疗不及时或不恰当，温邪可从卫入气。③因病人心阴素虚，温邪可由卫分而直接传入营（血）分，出现险恶证候。

2. 临床应用

（1）临床常运用于风温、秋燥、湿温、大头瘟、烂喉痧等见风热犯卫、燥热犯卫、湿热阻肺、毒壅肺卫等肺卫见症的辨证。

（2）现代流行性感冒、大叶性肺炎、病毒性肺炎、乙脑、流脑、流行性出血热等病的某些临床表现与卫分证颇为相似，可参照本证辨证施治。

3. 温病名家阐述

叶天士《温热论》："大凡看法，卫之后方言气，营之后方言血。在卫汗之可也，到气才可清气，入营犹可透热转气，如犀角、玄参、羚羊角等物，入血就恐耗血动血，直须凉血散血，如生地、丹皮、阿胶、赤芍等物。否则前后不循缓急之法，虑其动手便错，反致慌张矣。"

4. 临床案例举隅

案一：风温案

王幼，发热八日，汗泄不畅，咳嗽痰多，烦躁懊侬，泛泛呕恶，且抽搐有如惊风之状。腑行溏薄，四末微冷，舌苔薄腻而黄，脉滑数不扬，前医作慢惊治。用参、术、苓、半、贝、齿、竺黄、钩藤等。烦躁泛恶益甚，此乃风温伏邪，蕴袭肺胃，蓄于经络，不能泄越于外，势有内陷之象。肺邪不解，反移大肠则便溏；阳明之邪不达，阳不通行则肢冷，不得与慢惊同日而语也。况慢惊属虚，岂有烦躁懊侬之理；即曰有之，当见少阴之脉证。

处方：荆芥穗4.5g，粉葛根6g，蝉衣2.4g，薄荷2.4g，苦桔梗2.4g，淡豆豉9g，银花9g，连翘4.5g，赤苓9g，枳实炭4.5g，炒竹茹4.5g，藿香梗4.5g。

二诊：服疏透之剂得汗甚多，烦躁泛恶悉减，面额项颈之间有红点隐隐，即痧疹之象。咳嗽痰多，身热不退，舌质红苔薄腻而黄，脉滑数。伏温之邪有外达之机，肺胃之气阻塞不宣。仍从辛凉清解、宣肺化痰，冀痧透热退则吉。原方去豆豉加紫背浮萍。

按：此案曾被误诊为慢惊，实为风温伏邪蕴袭肺胃，势有内陷之象。丁氏虑患儿有痧疹而不能透出，遂以疏透为大法。此案始终以辛凉清解、宣肺化痰为治则，方用银翘散加减，配伍精当，主治明确。

——丁甘仁.丁甘仁医案.上海：上海科学技术出版社，1960.

案二：风温案

李某，女，3岁，1984年3月11日初诊。发热7天，微恶风寒，头痛咳嗽，住某院儿科病房。查白细胞18.7×10⁹/L。中性粒细胞80%，淋巴粒细胞20%，体温39.7℃，听诊两肺上野有水泡音，诊断"肺部感染"。住院后用青霉素、链霉素、先锋热不下。会诊时，患者高热，无汗，咳嗽微喘，口渴，舌边赤苔白干，脉浮数。辨证：风热犯卫。治法：辛凉解表，宣肺透卫。

处方：银翘散合桑菊饮加减。金银花15g，连翘10g，杏仁10g，桑叶10g，甘菊10g，桔梗10g，牛蒡子5g，薄荷5g，芦根30g，前胡5g，甘草3g。水煎频频饮之。

药后得微汗，身热稍轻，咳嗽有痰，舌苔薄，脉滑数，表闭已开，里热尚未除，宜清解分利。

处方：金银花15g，黄芩5g，连翘10g，前胡5g，花粉10g，橘红5g，枇杷叶10g，桑叶10g，桑皮5g，水煎饮之。药后汗畅出，身热退，诸症皆除。

按：此案实为风热犯卫，张氏以辛凉解表、宣肺透卫为主要治则。方用银翘散合桑菊饮加减，配伍精当，主治明确。

——张琪.张琪临床经验辑要.北京：中国医药科技出版社，1998.

案三：喉痹案

某女，30岁，1994年10月1日初诊。咽痛3天，伴咽痒，咳嗽，口干，自服草珊瑚、感冒清病情无好转。夜寐欠佳，纳可，二便通调。检查见咽黏膜急性充血，后壁散在淋巴滤泡增生，侧索充血、肿胀，舌质淡红苔薄黄，脉浮数。辨证：风热邪毒侵袭肺卫，上扰咽喉。治法：疏风清热，解毒利咽。

处方：桑叶10g，菊花10g，杏仁10g，连翘10g，薄荷6g，芦根12g，桔梗10g，牛蒡子10g，玄参15g，甘草6g。水煎服，日1剂，嘱其先以中药蒸气熏喉后服。

患者服药3剂后复诊，诉咽痛缓解，咽痒、咳嗽、口干等症减轻，药已中的，原方再服2剂而痊愈。

按：《喉科心法》称风热喉痹为"阳症喉痹"，属急性实热病证。本证为风热邪毒侵袭肺卫，上扰咽喉而致。故遵吴氏桑菊饮加减法，以桑菊饮疏风清热，加牛蒡子、玄参利咽消肿止痛，重用甘草以加强清热解毒、缓急止痛，诸药配伍，具有疏风清热、解毒利咽之功，并在内服药的基础上，配合药物蒸气熏喉，使药气直达病所，内外合治，更能获效。

——王雅玲.桑菊饮在耳鼻喉科的运用.现代中西医结合杂志，1998，4：571-572.

二、气分证

气是脏腑生理活动及整体防御机能的体现。凡外邪入侵，气必聚集病所，与邪相争。《灵枢·刺节真邪》说："虚邪之入于身也深……有所结，气归之。"病邪结于某处，气必趋达病变部位，以祛邪外出。

气分证是温邪入里，以整体气机受郁，邪正剧争，里热蒸迫为特点的证候类型。气分证的病变较广泛，凡温邪不在卫分，又未传入营（血）分皆属气分范围，涉及的病变部位主要有胃、脾、肠、胆、胸膈等。

1．证候、病理及转归

（1）证候：无发热恶寒的表证，又无斑疹、舌绛等营（血）分症状，壮热，不恶寒反恶热，渴喜冷饮，小便短赤，舌红苔黄，脉洪大。辨证要点：壮热，不恶寒，渴喜冷饮，舌苔黄。

（2）病理：邪入气分，热炽津伤。气分证的形成有以下因素：①温邪自卫分传入。②温邪径犯气分。③气分伏热外发。④营分邪热转出气分等。

整体的气机受郁，正气奋起抗邪，邪正剧争，热炽阴伤是气分证的主要病机变化。阳明为十二经脉之海，多气多血，抗邪力强，故邪入阳明，正邪抗争，里热蒸迫，而见全身壮热且恶热。温邪在里不在表，故仅有发热而不伴有恶寒。里热炽盛，迫其津液外泄而多汗，热炽津伤而口渴喜凉饮。气分热盛，舌苔则由白转黄，脉洪大而有力。不恶寒、口渴、苔黄为气分证的辨证要点。

（3）转归：①邪气既盛，正气抗邪力亦强，邪正相持之际，若正气抗邪有力，或经及时而恰当的治疗，可望邪退而病愈。②正气抗邪不力，或有误治、失治，温邪可自气分而陷入营分或血分，病变趋于严重，进而危及病人生命。

2．临床应用

（1）临床常见邪热壅肺、阳明热炽、热结肠腑、热郁胸膈、热灼胸膈、热郁胆腑、湿热困脾等证。

（2）多种感染性或传染性疾病导致的中毒性休克、严重脓毒血症、乙脑、流脑等病某些临床表现与气分证颇为相似，可参照本证辨证施治。

3．温病名家阐述

薛生白云"中气实则病在阳明，中气虚则病在太阴"，章虚谷云"故人身阳气旺，即随火化而归阳明，阳气虚，即随湿化而归太阴"。

4. 临床案例举隅

案一：痄腮案

张某，男，11岁，2013年5月16日初诊。3天前发热，咽痛，第二日，热势更高，感头痛，并于右耳下感肿痛，咀嚼困难，经用克林霉素、炎琥宁等药治疗未缓解而到我院就诊。现症见：患者壮热头痛，体温39.2℃，烦躁，口渴，喜冷饮，尿黄，右耳下部肿胀、疼痛、质地中等、中心无波动感，同侧腮腺管口红肿，舌红苔黄，脉数有力。血常规检查：白细胞$11 \times 10^9/L$，淋巴细胞46%；尿及血淀粉酶正常。诊断：右侧痄腮。辨证：肺胃热毒型。治宜清热解毒，活血消肿。

投自拟白虎清热活血汤原方：生石膏50g（先煎），粳米30g（先煎），葛根、柴胡、赤芍、紫丹参各15g，知母、黄芩、金银花、连翘、板蓝根、玄参、枳实、陈皮、甘草各10g，另配大黄粉醋调适量，日1剂。外用大黄粉醋调敷患部，方法同前。经治3日痊愈，2周后追访未复发。

按：本病系外感风温火毒上攻，郁结少阳阳明之络，致络脉失和，气血凝滞，郁结于耳下，发为本病。治以清热解毒，活血消肿。方中白虎汤为清热生津之圣方，黄芩、金银花、连翘、板蓝根清热解毒；玄参清热养阴、解毒散结；赤芍、紫丹参凉血活血消肿；柴胡、葛根透表泄热；枳实、陈皮理气行滞；配用大黄粉醋调外敷，取大黄泻火凉血活血消肿之功、酸醋软坚散结之效，如此内外合治，自可加速病愈。

——付良，徐金柱.范德斌教授应用白虎汤经验.贵阳中医学院学报，2014，36（6）：124-125.

案二：秋燥案

王某，35岁。病史摘要：深秋久晴无雨，天气温燥，遂感其气而发病。初起患者头痛身热，干咳无痰，渐咳痰多稀而黏，气逆而喘，咽喉干痛，鼻干唇燥，胸满胁痛，心烦口渴，舌苔白薄而干，边尖俱红，脉右浮数左弦涩。治法：遵经旨以辛凉为君，佐以苦甘。治法：清肺泄热，养阴润燥。

处方：清燥救肺汤加减。冬桑叶9g，生石膏12g（冰糖水炒），原麦冬4.5g，瓜蒌仁12g（杵），光杏仁6g，南沙参4.5g，生甘草2.4g，制月石0.6g，柿霜4.5g（冲）。先用鲜枇杷叶30g（去毛筋），雅梨皮30g，二味煎汤代水。

次诊：连进辛凉甘润，肃清上焦，上焦虽渐清解，然犹口渴神烦、气逆欲呕、脉右浮大搏数者，此燥热由肺而顺传胃经也。治用竹叶石膏汤加减，甘寒清镇以肃降之。

处方：生石膏18g（杵），毛西参4.5g，生甘草1.8g，甘蔗浆2瓢（冲），竹沥4.5g，原麦冬4.5g，鲜竹叶30片，雅梨汁2瓢（冲）。用野菰根60g，鲜茅根60g（去皮），鲜刮竹茹9g，煎汤代水。

三诊：烦渴已除，气平呕止，惟大便燥结，腹满似胀，小便短涩，脉右浮数沉滞。此由气为燥郁，不能布津下输，故二便不调而秘涩。张石顽所谓："燥于下必乘大肠也。"治以增液润肠，五汁饮加减。

处方：鲜生地黄汁2大瓢，雅梨汁2大瓢，生莱菔汁2大瓢，广郁金3支（磨汁约2小匙），用净白蜜30g，同四汁重汤炖温，以便通下为度。

四诊：1剂而频转矢气，2剂而畅解燥矢，先如羊粪，继则夹有稠痰，气平咳止，胃纳渐增，脉转柔软，舌转淡红微干。用清燥养营汤调理以善其后。

处方：当归身30g，生白芍9g，肥知母9g，蔗浆2瓢（冲），细生地黄9g，生甘草1.5g，天花粉9g，蜜枣2枚（擘）。连服4剂，胃渐纳谷，神气复原而愈。

按：本病系所属时节为秋，秋气燥，辨其证理当为温燥，遵经旨以辛凉为君，佐以苦甘，用清燥救肺汤加减，药后犹口渴神烦、气逆欲呕，治用竹叶石膏汤加减，甘寒清镇以肃降，再以五汁饮加减，基本证除。

——何廉臣.重印全国名医验案类编.上海：上海科学技术出版社，1959.

案三：肺热腑实案

盛某，男，52岁，1980年12月18日初诊。患者发热，伴咳嗽胸痛，住院已17天伴咽红，恶心呕吐，腹痛便结，舌红苔黄腻，脉滑数。诊时体温39.3℃，右肺呼吸音减弱，血常规白细胞18.6×10^9/L，中性粒细胞83%。胸透：右下肺可见片状阴影。西医诊断：大叶性肺炎。中医诊断：风温。辨证：肺热腑实。治法：宣上通下，脏腑同治，以利邪热外达。

方药：宣白承气汤加减。生石膏45g，瓜蒌皮30g，生大黄5g，杏仁10g，知母15g，苍术10g，赤芍15g，柴胡10g，前胡10g，芦根

30g。2剂后体温降至36.5℃。诸症均减。继进4剂，症状消失。胸透复查：炎症吸收。痊愈。

按：本案为阳明腑实，下之不通，肺热壅滞，大便闭结，肺与大肠相表里，主宣发肃降，腑气则赖肺气的肃降得以畅通。痰热内蕴，肺气不降，则变证丛生。方中生石膏清泄肺热；生大黄泄热通便；杏仁宣肺止咳；瓜蒌皮润肺化痰，诸药同用，可使肺气宣降，腑通热清，咳喘可止。

——史宇广，单书健.当代名医临证精华——温病专辑.北京：中医古籍出版社，1999.

三、营分证

营的功能是营养机体，如《灵枢·营气》说："精专者，行于经隧，常营无已，终而复始。"温邪深入营分，以实质损害为主，以营阴耗伤（热灼营阴），心神受扰为主要病机变化及证候特点。

1. 证候、病理及转归

（1）证候：身热夜甚，心烦不寐，甚或时有谵语或斑点隐隐，口干反不甚渴或竟不渴，舌红绛苔少或无苔，脉细数。

确定温邪侵及营分的依据：①发热类型为身热夜甚，它不同于卫分的发热与微恶风寒并见，也不同于气分的但发热不恶寒。②程度不等的神志变化，轻则心烦不寐，重则时有谵语。气分证也可有神志异常，但无特殊的营分证表现。③舌质红绛，一般无苔垢，叶天士说"其热传营，舌色必绛"，可见舌质红绛是营分证的特异性变化，是判断邪传营分的重要标志。营分证的辨证要点：身热夜甚，心烦谵语，舌质红绛。

（2）病理：热灼营阴，心神被扰。导致营分证的主要病机变化：①气分邪热失于清泄而传入。②肺卫之邪径陷营分。③伏邪自营分发出。④温邪不经卫分、气分，而直入心营。

营分证，是热邪深入血脉病变的初期阶段，热邪深入血脉，必然要消耗血中津液。营分受热，则营阴受劫，而见身热夜甚，脉细数。营热蒸腾，则口干不甚渴饮，舌质红绛。营阴受热，循脉及心，侵扰心神而见神志异常，轻则心烦不寐，甚则时有谵语。营分受热，则血亦受迫，热窜血络，而现斑疹隐隐。总之，营分证的主要病机变化：热灼营阴，心神被扰。

（3）转归：营分病变介于气分与血分之间，温邪既可转出气分，又可深入血分。其转归趋势如下：①温邪初入营分，犹可透热转气，经治疗，邪气转出到气分。②营分邪热久炽，营阴耗伤较甚，或因失治、误治，温邪可深入血分而致病情加重转危。

2. 临床应用

（1）临床常见证型包括热灼营阴、心神受扰、热窜血络和热闭心包等证。

（2）西医所述的胆囊炎、尿路感染、扁桃体炎、失眠、更年期综合征等病某些临床表现与营分证颇为相似，可参照本证辨证施治。

3. 温病名家阐述

叶天士《温热论》云："至舌绛望之若干，手扪之原有津液，此津亏湿热熏蒸，将成浊痰，蒙蔽心包也。""舌本通心脾之气血，心主营，营热故舌绛也……苔兼白，白属气，故其邪未离气分，可用泄卫透营，仍从表解，勿使入内也；纯绛鲜泽者，言无苔色，而邪已离卫入营，其热入心包也。"

4. 临床案例举隅

案一：暑温案

贾某，女，50岁，农民。患者自1999年7月20日起病，始则高热，头痛，步态不稳，夜间出现精神委靡，反应迟钝，逐渐昏迷，大小便失禁，烦躁，面颊潮红。在本地卫生室肌注安痛定2mL并口服大青叶片，剂量不详，无效，于21日急来我院。T 39.8℃，P 112次/分，R 22次/分。发育良好，营养欠佳，抬入病房，平卧体位。检查不合作，神志不清，面颊潮红，颈项强直，牙关紧闭，压眶反应迟钝，两肺呼吸音稍粗，未闻及明显病理性杂音，肝脾未扪及，腹平软，未扪及包块，腹壁反射消失，脊柱无畸形，四肢活动受限，两上肢呈屈曲拘挛，两下肢强硬，双膝反射亢进，克尼格征（－），双下肢痛觉存在。眼底检查：视神经乳头水肿。查血常规：白细胞：5.9×10^9/L；脑脊液：细胞数26/μL，糖2.9mL/L。根据上述病史及有关检查，诊为病毒性脑炎。经西医采用地塞米松、甘露醇、安痛定、能量合剂、维生素、抗生素药物治疗，病情无明显好转，而采用中药汤剂治疗。

7月26日一诊：起病近周，身热犹壮，颈项强直，神志不清，烦躁不安，面颊潮红，上下肢强直拘挛，二便失禁，胡言乱语，舌暗红而干，苔黄厚，脉滑数。病系暑温重证，乃热毒炽盛、劫灼阴津、波及厥阴而致。故采用清营汤加减，以涤暑凉血、平肝息风和络。

处方：金银花15g，连翘10g，蚤休10g，羚羊粉2g（分2次冲服），生地黄15g，牡丹皮10g，麦冬10g，石斛10g，菊花10g，竹叶6g，石膏15g，丝瓜络10g，玄参10g。3剂，水煎分2次口服。

7月29日二诊：身热递减，体温37.5℃~37.8℃，神志清，能表达短语，二便能约束，胃开思食，惟颈略强，舌红苔少，脉滑数。暑邪渐解，阴份难复，风阳未清，络脉失和。拟方清泄余邪，育阴潜镇。处方：金银花15g，连翘10g，蚤休10g，石决明10g，僵蚕10g，郁金10g，生龙骨10g，生牡蛎15g，龟甲15g，鳖甲15g，地龙10g，紫草10g，菊花10g，羚羊粉2g（分2次冲服）。5剂，水煎服。

8月3日三诊：神志清，项强改善，二便亦调，能下床活动，口干，思饮水，午后体温略升（37.2℃~37.4℃），上肢略屈曲拘挛，舌质红苔少，脉数。乃阴伤瘀阻，络痹不开。方拟养阴平肝、活血通络。

处方：生地黄15g，石斛10g，牡丹皮10g，柴胡6g，紫草10g，郁金10g，红花6g，当归10g，地龙10g，知母10g，木瓜10g，丝瓜络10g。上方服用6剂，诸症渐消，乃出院调理。

——石志才，唐虹丽.清营汤加减治疗暑温重证1例.中国中医急症，2001（3）：159.

案二：春温案

王某，男，16岁。患者2月18日首诊，因高热、头痛、呕吐1天，由急诊入院。患者于本月16日，外出受凉后出现发热、头痛、微恶寒、口渴、心烦等，自服"感冒药"治疗未见好转，今起诸症加重，头痛如劈，呕吐频频、有力，由其家人送来急诊。接诊时体温40℃，神情烦躁，面色红赤，头痛难忍，汗出湿衣，肌肤斑点，颈项强直，呼吸气粗，口渴欲饮，呕吐时作；查克尼格征（＋），布氏征（＋），脑脊液混浊，血常规检查示白细胞总数及中性粒细胞明显增高，舌红苔黄干，脉洪数。辨为气分胃热炽盛，内迫营血，且有动风之势。治以清气泄热，凉血化斑，佐以息风。方用化斑汤加减。

处方：水牛角30g（先煎），玄参15g，生石膏30g（先煎），知母12g，大青叶30g，葛根30g，芦根15g，钩藤12g（后下），蚤休15g，地龙10g，姜竹茹10g，甘草6g。清水800mL，煎取200mL，分2次温服，每日2剂。

按：患者发病于春季，初起表里同病，因治疗不当，病情发展，见高热、面色红赤、头痛难忍、汗出湿衣、口渴欲饮、脉洪数等阳明胃热盛的表现，符合春温起病的特点，初起即见里热证，发展迅速等。又因热盛津伤，邪热内迫营血，故见肌肤发斑，颈项强直可知有动风之势；面色红赤，头痛难忍，舌红苔黄均为胃热炽盛之征象。

——方药中，许家松.温病汇讲.北京：人民卫生出版社，1986.

案三：暑温案

张某，男，11岁，1964年7月13日入院，患者因发热、头痛、昏迷，经中西医结合治疗，达10余日，神志已清，午后发热38.5℃，已有半月不降，形体消瘦，语声低微，肢指颤动，握碗捏筷亦感困难，小溲清利，大便燥结，舌质光红少苔，脉象细数。血常规：白细胞10.2×10^9/L，中性粒细胞80%，淋巴细胞19%，嗜酸性粒细胞1%。脑脊液外观清晰，蛋白定性（＋），糖65mg/L，氯化物658g/L。诊断：乙型脑炎（恢复期）。辨为暑邪留恋，气营两损，筋失濡养，内风翕动。治以育阴益气，清暑息风。方用小定风珠加减。

处方：生龟甲20g，大生地黄15g，太子参12g，麦冬9g，青蒿9g，钩藤9g，忍冬藤12g，橘络3g，鸡子黄1枚（分2次研冲）。服3剂。

二诊：午后身热已轻，体温最高为37.7℃。精神略振，但肢指尚有震颤，胸部出现白色如水晶样隆起，舌仍光红，脉象细致。

于原方去忍冬藤，加怀山药12g，服5剂。

三诊身热已清，语言音声稍亮，肢指颤动减轻，能站立，室内行动不需人扶，舌苔薄润，脉象濡缓，再予养阴益气。

处方：太子参20g，大生地黄12g，清炙黄芪10g，麦冬9g，怀山药12g，陈皮6g，扁豆花10g，怀牛膝10g，茯苓10g，陈皮6g，炙甘草3g。再服10剂出院。

按：本例由于暑邪久羁，致壮火食气，气营俱损，邪却正虚，所幸胃纳尚可，故投以小定风珠的咸寒养阴法，扶正以祛邪，中途未生变卦，效果明细。

——方药中，许家松.温病汇讲.北京：人民卫生出版社，1986.

四、血分证

血分证是指温邪深入血分，以动血耗血为特点的证候类型。血分病变严重，属温病的极期或后期。血以营养机体为主要功能。如《难经·二十一二难》称"血主濡之"。《灵枢·营卫生会》指出："中焦亦并胃中，出上焦之后，此所受气者，泌糟粕，蒸津液，化其精微，上注于肺脉，乃化而为血，以奉生身，莫贵于此。"

1．证候、病理及转归

（1）证候：身热灼手，躁扰不安，甚则昏狂谵妄，衄血、吐血、便血、尿血、非时经血等各种出血症，发斑，舌质绛紫，脉数。辨证要点：身灼热，神昏谵语，斑疹，急性多部位、多窍道出血，舌质深绛。

（2）病理：热入血分，耗血动血，瘀热互结。

血分证与营分证的不同表现在于以下几方面：①急性多部位、多窍道（腔道）出血，斑疹显露。②舌质由红绛转为深绛。③神志异常的加深加重。由此可知急性多部位、多窍道（腔道）出血（出血见症），斑疹密布，舌质深绛为血分证的辨证要点。

导致形成血分证的病机变化主要有以下因素：①营分邪热未及时透转气分，营热羁留，进而深入血分。②卫分或气分邪热未解而越传血分。③血分伏热自发。

血分证的病机变化主要有：①血热：血分热毒过盛，经血沸腾，血络损伤，离经妄行，形成多部位、多窍道（腔道）急性出血，如血溢于肌肤则出现斑疹。②血瘀：血热炽盛，血为热搏，炼血耗血，瘀热互结，脉络内形成广泛的瘀血阻滞。何廉臣说"因伏火郁蒸血液，血被煎熬而成瘀"（《重订广温热论·验方妙用·清凉法》）。血分瘀热主要表现为唇甲青紫、斑疹紫赤、舌质深绛等。瘀热扰心，逼乱心神，可出现神志异常症状。③阴血耗伤：热邪煎灼血液，阴血损伤，脉象表现为细数。

（3）转归：①血分证病情虽然危重凶险，但积极而恰当的救治，可使血分邪热渐衰，气逐渐恢复，病情可望获得缓解。②血分热毒极盛，而正气不足，正不敌邪，迫血妄行，气随血脱而死亡，或因脉络瘀阻，脏气衰竭而危及生命。

2．临床应用

（1）血分证常见于鼻衄、呕血、便黑、血淋、非时经血、发斑等，临床常表现为热盛迫血、气血两燔、血热动风、血热互结等证型。

（2）西医的功血、紫癜、白血病等的某些临床表现与血分证颇为相似，可参照本证辨证施治。

3．温病名家阐述

叶天士《温热论》云："营之后，方言血……入血就恐耗血动血，直须凉血散血。""若脉数舌绛，邪入营分。若舌深绛，烦扰不寐，或夜有谵语，已入血分矣。"薛生白《湿热病篇》云："热退而上下失血、汗血，势极危而犹不即坏者，以毒从血出，生机在是。大进凉血解毒之剂，以救阴而泄邪，邪解而血自止矣。"

4．临床案例举隅

案一：健忘瘀血内阻案

周某，男，41岁，公务员。其妻代诉，患者病发于3年前，病初容易忘记事物，约半年后，所做之事基本上在较短时间内全部忘掉，犹如痴呆，几经住院治疗，可治疗效果不够理想，曾多次检查，也未发现异常，诊断结果不明。刻诊，肌肤粗糙，口干舌燥，且不欲饮水，强欲饮水则不欲下咽，舌质红明显，苔薄略黄，脉细。辨证：瘀血内阻证，以犀角地黄汤加味。

处方：水牛角30g，赤芍18g，牡丹皮12g，生地黄18g，桂枝

10g，怀牛膝20g，水蛭8g，虻虫8g。6剂，每日1剂，水煎分3次服。之后，以前方服用60余剂，记忆力基本恢复正常。

按：记忆力减退，从中医辨治多补肾养心，笔者在诊断时根据病证表现，参阅张仲景所论"口燥，但欲漱水不欲咽……为有瘀血"，抓住审证要点，用犀角地黄汤清热凉血散瘀，加桂枝通经散瘀，怀牛膝以引血下行，水蛭、虻虫破血逐瘀，诸药相互为用，以达治疗目的。

——王付.用方临证指要.北京：学苑出版社，2005.

案二：鼻衄案

刘渡舟医案：孙某，男，20岁，1992年1月8日就诊。患低热、鼻衄已4年之久，累服中、西药治疗无效。患者每于午后寒热往来，先是恶寒、头痛，继之发热，体温徘徊在37.5℃至38℃之间，随之鼻衄不止，鼻衄后则头痛，发热随之减轻。面色萎黄，形体消瘦，纳差，口苦，问其二便尚可。舌边红苔白腻，脉弦细。辨为少阳经郁热内伏，迫动营血，血热妄行之证。治宜和解少阳邪热，清火凉血止衄。

处方：柴胡15g，黄芩10g，水牛角15g，牡丹皮12g，白芍20g，生地黄30g。服7剂，寒热不发，鼻衄则亦止。惟口苦、脉弦仍在，又与小柴胡汤加白芍、牡丹皮而愈。

按：本案为少阳枢机不利，气郁化热，动犯营血之证。《临证指南医案》指出："血行清道，从鼻而出，古名曰衄……有烦冗曲运，耗及木火之营，肝脏厥阴化火风上灼扰。"综观本案脉证，寒热往来、头痛、脉弦细，为邪在半表半里，少阳枢机不利之证。

《伤寒论》所谓"伤寒，脉弦细，头痛发热者，属少阳"也。舌红、鼻衄，为郁热动血之象。衄后因热随血去，郁热得舒，故头痛，发热为之减轻。治疗本证在清热凉血的同时，又当疏解少阳经之郁热而为治病求本之计。方中小柴胡汤之主药柴胡、黄芩，直入少阳，既能清解少阳经中之邪热，又能运转肝胆脏腑气机，使少阳气郁得达，火郁得发，郁开气活，而使枢机和利为目的。合犀角地黄汤清营凉血止衄，刘老用犀角地黄汤与小柴胡汤接轨，甚得古人之法。

——陈明.刘渡舟临证验案精选.北京：学苑出版社，1996.

案三：呕血案

王某，男，50岁，干部，1977年11月14日就诊。高血压病史16年。当晚因情绪激动骤起左半身不遂，左侧口角流涎而急诊入院，诊断为"原发性高血压、动脉硬化、脑出血（右侧内囊）"，当即予以甘露醇、止血剂、安定等治疗。次日诉心窝部有烧灼感，大便干结，色黄，服苯佐卡因后症状稍缓。11月31日上午突然呕吐咖啡样物，予云南白药、地榆、三七粉及大量止血定及输血等均无效，患者仍持续不断有少量或每隔4小时有大量（约400~600mL）暗红色血水及血块排出，并间歇有咖啡样胃内容物呕出。至12月2日中午，病人因出血不止已处于轻度休克状态，外科紧急行胃大部切除术，但术后依然便血不止，胃抽出液全为鲜红血水，据记录7昼夜内失血总量约11000mL。患者苍白浮肿，神思恍惚，血压90/50mmHg。经中西医会诊，决定予以犀角地黄汤。

处方：犀角（水牛角代）12g（冲），生地黄15g，牡丹皮10g，槐花18g，黄连3g，生甘草5g，生侧柏叶18g，人中白6g，焦栀子10g，石斛15g，玄参15g，急煎服。当晚及次晨各服1剂。另用生地黄250g，鲜藕250g，鲜茅根125g，捣汁频饮。药后病人胃部灼热感大为减轻，便血量渐少，至晚上大便转黄色，血压升至140/86mmHg，且未再度出血。

按：病人便血量如潮涌，紫黑成块，经胃大部切除术后，仍然大量便血如泥，并诉心如火燎、烦躁不宁、频欲冷饮、舌苔黑而干、脉弦数不静。证属热盛火炽、迫血妄行，故投犀角地黄汤以清热凉血。病人服药后顿觉心窝部烧灼感消退，诉药后胸中火燎顿息，有凉彻心脾之感。同时很快止血，并血压回升，其疗效卓著。

——周燮生.犀角地黄汤抢救脑溢血合并上消化道特大量出血一例报告.南通大学学报（医学版），1982（2）：75-76.

五、卫气营血证候的病位浅深及相互传变

卫与气以机体脏腑器官的生理机能活动为主，营与血则是营养人体的物质基础。故卫气属阳，营血属阴。卫气之间又有卫主表而气主里的不同。营血之间亦有营在血前、血是营后的差异，从而说明，病在卫分浅于气分，病在血分则深于营分。卫气营血四者的病理层次反映了温病病变过程中病位的浅深、病情的轻重。卫分证病位最浅，属表证，病情最轻，持续时间也短，多见于温病初起，易于治疗。气分证为病情深入一层，邪热入里影响脏腑的功能活动，故属里证，病情较卫分为重。虽然气分证证型复杂，热邪

逗留时间较长，但正气尚盛，抗邪力强，治疗及时每可战而胜之，使病情好转痊愈。营分证与血分证，病位最深，病情危重，热邪步步深入，营血耗损严重，若治之失时，正不胜邪，可危及生命。

值得注意的是，营分证和血分证虽有浅深之分，但有时营分证的严重程度并不比血分证轻，如热闭心包证其危重险恶程度就不轻于一般的血分证。

类型	特点
卫分证	病位浅，病情轻，疾病初期
卫分证	病位深，病情重，疾病中期或极期
营（血）分证	病位最深，病情最重，疾病极盛期

温病卫气营血四者浅深轻重的层次变化，一般可作为疾病发展过程的传变顺序，基本上反映了温病传变的一般规律。叶天士在《温热论》中指出，"卫之后方言气，营之后方言血"，即为此意。温病一般多从卫分开始，依次传入气分、营分、血分。这种按卫气营血的演变过程，经临床观察证明与西医学一些急性传染病演变过程的认识基本一致的。

其次，卫气营血证候也并非一成不变的固定模式，而是一个不断消长和动态变化的过程。如有的病证一开始并不经卫分而传变，可能即呈现气分证或营分证甚或血分证。有的证候交叉重叠，如卫气同病、卫营同病、气营两燔、气血两燔等，有的整个病情卫气营血界限不清，而出现卫气营血同时受累，表里内外兼并发病。

在临床上由于受到病邪性质的差异、体质的强弱、治疗是否正确及时等因素的影响，病邪的传变也并非是不可控制的，如病邪侵入一定的部位，出现该部位的证候，治疗后，邪退病愈，则不复再传，此为不传。如邪入卫分，可汗出病解，不复传气分。

有关温病发展传变形式，在温病学理论中还有顺传、逆传等提法，下面做简要介绍。

顺传的概念有以下几种说法：一是指卫、气、营、血依次传变（已如上述，不再重复）。二是指上焦肺卫病邪下传中焦阳明气分而言，如叶天士《三时伏气外感篇》所说的"盖足经顺传如太阳传阳明"。三是指邪由肺传胃肠。其特点是感邪较轻，正气较盛，传变过程是以脏传腑；邪易排出，本身具有向愈性，多至胃肠而不复传。

至于逆传名称的由来，根据陈光淞考证认为，来自陶节庵的《陶氏全生集》，而金寿山考证则认为是来源于盛启东的《医经秘旨》。有以下几种不同说法：一是由肺卫传入心包：叶氏在《温热论》中所述："温邪上受，首先犯肺，逆传心包。"又说："未传心包，邪尚在肺。"据此可知，邪从肺卫传至心包的为逆传。二是由上焦气分传入营分：王孟英在《温热经纬》中注释叶氏原文时谈到："是由上焦气分及中下二焦者为顺传，惟包络上居膻中，邪不外解，又不下行，易于袭人，是以内陷营分者为逆传也。"三是由卫分传入营分：章虚谷在注释叶氏原文时说："邪自卫入营，故逆传心包也。"

引起逆传的因素有以下几方面：①肺心同居上焦：杨照黎认为："肺与心相通，故肺热最易入心，天士有见于此，故未言顺传，而先言逆传也。"②金火反克：章虚谷说："盖包络为心之衣也，心属火，肺属金，火本克金，而肺邪反传于心，故曰逆。"

实际上引起逆传的因素主要与病邪的特性及体质有关，治疗是否及时准确，也很重要。

总之，温病的顺逆传变，其实反映了疾病的传变顺序和病情的轻重变化，不可与顺证、逆证混淆。顺证多反映病情减轻，疾病向愈；逆证多反映病情加重，预后不良。

第二节　三焦特色辨证

一、邪在上焦

1. 证候与病理

（1）邪袭肺卫

证候：发热，微恶风寒，咳嗽，头痛，口微渴，舌边尖红赤，舌苔薄白欠润，脉浮数等。

辨证要点：以发热、微恶风寒、咳嗽为辨证要点。

病机：温邪上受，首先犯肺，肺合皮手而统卫，故温邪犯肺，外则卫受邪郁，内则肺气失宣。

（2）邪热壅肺

证候：身热，汗出，口渴，咳嗽，气促，气喘，苔黄，脉数等。

辨证要点：以身热、咳喘、苔黄为辨证要点。

病机：邪热壅肺，肺气闭郁。

（3）湿热阻肺

证候：恶寒发热，身热不扬，胸闷，咳嗽，咽痛，苔白腻，脉濡缓等。

辨证要点：以咳嗽、苔白腻为辨证要点。

病机：湿郁卫表，肺失宣降，即吴鞠通所说："肺病湿则气不得化。"《温病条辨·下焦篇》42条自注吴氏所说"肺病湿"是指湿犯太阴，其"气不得化"指肺失宣化。肺气失宣，影响郁遏卫表湿邪失于宣散。

（4）邪陷心包

证候：舌质红绛，神昏谵语或昏愦不语，舌蹇肢厥等。

辨证要点：以神昏、肢厥、舌绛为辨证要点。

病机：邪陷包络，机窍阻闭是其主要病机变化。邪陷途径有肺卫温邪不解，内传心包，导致机窍阻闭（称为逆传心包）者；有温邪从表及里，渐传心营者；有温邪直中（如暑热病邪），径入心包者。热陷心包常夹痰兼瘀。

（5）湿蒙心包

证候：神志昏蒙，时清时昧或似清似昧，舌苔垢腻，舌色不绛。

辨证要点：以神志时清时昧，舌苔垢腻为辨证要点。

病机：气分湿热酿蒸痰浊，蒙蔽包络是其主要病机变化。

2. 临床应用

（1）临床常见证型包括邪袭肺卫，邪热壅肺，湿热阻肺，邪陷心包和湿蒙心包等证。

（2）多种感染性或传染性疾病导致的中毒性休克、现代流行性感冒、大叶性肺炎、病毒性肺炎、乙脑、流脑、流行性出血热等病某些临床表现与上焦病证颇为相似，可参照本证辨证施治。

3. 温病名家阐述

《温病条辨》曰："凡病温者，始于上焦，在手太阴。"吴鞠通云："上焦病不治，则传中焦胃与脾也；中焦病不治，即传下焦肝与肾也。始上焦，终下焦。""肺病逆传，则为心包。""在上焦有二：一曰肺之化源绝者死，二曰心神内闭，内闭外脱者死。"

4. 临床案例举隅

案一：风温案

周某，女，50岁。初诊，身热头痛，体温38.3℃，微恶风寒，无汗咳嗽，咽红且痛，口微渴，舌边尖红苔薄白，两脉浮数。证属风温之邪侵袭肺卫，治拟辛凉疏卫、宣肺退热。

处方：薄荷1.5g（后下），前胡6g，浙贝母12g，桑叶9g，银花9g，连翘15g，淡豆豉9g，炒牛蒡3g，芦根30g，2剂。饮食当慎，荤腥宜忌。

二诊，药后小汗而头痛身热皆止，体温37℃，咳嗽有痰，咽红，已不痛，口干，舌尖红而苔白，脉象已变弦滑。风热已解，肺热留恋，再以清解肃化法。

处方：薄荷1.5g（后下），前胡3g，黄芩9g，杏仁9g，芦根30g，茅根30g，焦三仙各9g，2剂药后诸恙皆安。

按：患者口微渴、咽红且痛、舌边尖红、脉浮数，为风温犯肺无疑，若为风寒之邪，咽必不红。治以辛凉平剂，疏卫达邪。药后得汗而热退。再以清宣，以泄余热。观此案可知叶氏

"在卫汗之可也"心法汗并非发汗，而是轻宣疏卫，卫分开则自然微微汗出而邪自外泄。本案用药，轻清灵动，正合吴鞠通"治上焦如羽，非轻不举"之义。秦伯未誉之"平正轻灵"，名不虚传。

——李民浩.外感咳嗽理论探讨与桑菊饮应用体会［D］.北京中医药大学，2007.

案二：风热犯肺证

王某，女，75岁，1987年9月25日初诊。咳嗽，左侧胸闷痛5天，原有慢性咳嗽史10余年。现咳嗽、痰黄、不易咳出。兼有发热、身痛、咽干欲饮。舌质红苔薄黄腻，脉细数。查：体温38℃，双肺呼吸音粗，左肺叩诊呈浊音。胸透示两肺纹理增粗，左上、下肺野有片状影，诊断为慢性支气管炎、肺气肿并左肺感染。证属：风热咳嗽。治拟：疏风清热，肃肺化痰。

处方：金银花20g，连翘10g，竹叶10g，淡豆豉10g，荆芥10g，杏仁10g，桔梗5g，鱼腥草15g，黄芩10g，前胡10g，法夏10g，枇杷叶10g，甘草10g。5剂。

二诊，药后热退，诸症减轻，惟感口渴欲饮。原方去荆芥，加沙参10g。5剂。

三诊，精神好转，纳谷有增。稍有咳嗽，咳痰色白，易咳出。胸透示两侧肺纹理增粗。原方续进5剂后，以香砂养胃丸善后调理。

按：素有咳嗽史，又感风热之邪，新邪引动旧疾，见咳嗽兼痰黄、发热、咽干、舌红、脉数之症，是当疏风散热为法，辛凉平剂银翘散加清肺止咳之品效佳。

——严婉英，何建平.巧用银翘散.贵阳中医学院学报，1991（3）：30–31.

5．上焦温病的转归

①感邪轻者，因正气抗邪有力，邪气受挫，而不内传，邪从表解。

②温邪犯肺，病变严重者可导致化源欲绝而危及病人生命。化源欲绝是指肺不主气，生气之源衰竭的病理变化。肺吸纳天气，复与水谷精气结合，积于胸中，名曰宗气。宗气上出喉咙以司呼吸，通过心脉而布散全身。百脉皆朝宗于肺，脏腑、经络、形体均受其营养，若肺受邪乘，生气之源告困，清气难入，浊气难出，脏腑失养，而危及生命，症见喘促鼻扇、汗出如涌、脉搏散乱等，故吴鞠通说："汗涌，鼻扇，脉散。皆化源欲绝之征兆也。"

③邪陷心包，未及时开窍急救，可致内闭外脱而死亡。

二、邪在中焦

1．证候与病理

（1）阳明热盛

证候：壮热，不恶寒，反恶热，面红目赤，汗出，口渴引饮，气粗，苔黄燥，脉洪大。

辨证要点：以壮热，汗多，渴饮，苔黄燥，脉洪大为辨证要点。

病机：温邪侵入胃经，邪正剧争，里热蒸迫是其主要病机变化。足阳明胃为燥热之经，多气多血，喻为十二经脉之海，五脏六腑皆从其禀受。因其阳气旺盛，故抗邪力胜。邪热传入胃经，正气奋起抗邪，邪正相争，里热炽盛，外而肌腠，内而脏腑，无不受其熏灼，故见一派里热蒸迫证候。

（2）肠腑热结

证候：日晡热甚，大便秘结，或热结旁流，腹部硬满疼痛，苔黄黑焦燥，脉沉有力。

辨证要点：以潮热、便秘、苔黄黑而燥、脉沉有力为辨证要点。

病机：邪热结聚，与肠道糟粕相搏，耗伤阴津，肠道传导失司是其主要病机变化。

（3）湿热中阻

证候：高热持续，不为汗衰，烦躁不安，脘腹痛满，恶心欲呕，苔黄腻或黄浊。

辨证要点：以身热、呕恶、苔黄腻或黄浊为辨证要点。

病机：湿热俱盛，或热重湿轻，困阻脾胃，使脾胃升清降浊受阻，气机失于宣展。

（4）湿热积滞搏结肠腑

证候：身热，烦躁，胸脘痞满，腹痛不食，大便溏垢如败酱，便后不爽，舌赤，苔黄腻或黄浊。

辨证要点：以身热，腹痛，大便溏垢，苔黄腻或黄浊为辨证要点。

病机：肠道湿热与糟粕积滞相搏，肠道传导失职。

2．临床应用

（1）临床常见证型包括胃经热盛、肠道热结、湿邪困脾、湿热中阻和湿热积滞搏结肠腑等证。

（2）西医疾病糖尿病、便秘、抑郁症、胆囊炎、黄疸等病某些临床表现与中焦病证颇为相似，可参照本证辨证施治。

3．温病名家阐述

吴鞠通云："风温、温热、温疫、温毒、冬温之在中焦，阳明病居多，湿温之在中焦，太阴病居多；暑温则各半也。""湿之入中焦，有寒湿，有热湿，有自表传来，有水谷内蕴，有内外相合。其中伤也，有伤脾阳，有伤脾阴，有伤胃阳，有伤胃阴，有两伤脾胃。伤脾胃之阳者，十常八九；伤脾胃之阴者，十居一二。"

4．临床案例举隅

案一：痄腮案

李某，女性，10岁，1月2日突然出现恶寒发热，头面微红肿，咽不适，症状日益加甚，1月7日来诊时见高热（T 39.1℃），无恶寒，气促，烦躁口渴，头面红肿热痛加甚，目赤，双耳周红肿，大便干结，二日未行，小便短赤，舌赤苔黄，脉数实。属于温毒类温病。证属：毒壅肺胃，热结肠腑。治拟：清透热毒，攻下泄热。方拟通圣消毒散。

处方：防风、川芎、白芷、金银花、连翘、牛蒡子、栀子、滑石各12g，芒硝、生大黄、桔梗、甘草各6g，水牛角20g，大青叶10g，薄荷4g，淡豆豉8g。每日1剂。另用三黄二香散局部外敷红肿处。

按：发病季节在冬季、具有头面红肿之局部症状等，可诊为大头瘟。病变初起为风热时毒侵犯肺卫，之后病情日益加重，邪从肺卫进入气分，风热时毒壅结肺胃形成毒壅肺胃、热结肠腑证。肺热壅盛则身热气粗而促；胃热津伤则烦热口渴，小便热赤短少；邪毒壅滞肠腑则大便秘结；肺胃热毒上攻头面则头面焮赤肿痛、咽痛、目赤；舌苔黄，脉数是肺胃热毒炽盛之征象。

——方药中，许家松.温病汇讲.北京：人民卫生出版社，1986.

案二：黄疸案

韩某，男，58岁。其患有慢性乙型肝炎4年，曾多次于当地医院门诊就治，肝功能时好时坏，长期隐性黄疸，未恢复正常。近4日劳累后病情加重。刻诊：双目、全身皮肤及尿黄染；纳差，神疲肢软，脘腹胀满，食后为甚；口微干苦，喜饮；大便秘，2日未行，小便黄；舌体偏大，舌质暗淡，舌苔白厚腻、中心焦黄，脉滑。肝功能：TP 70.5g/L，ALB 28.6g/L，TBIL 124.6μmol/L，ALT 448U/L。证属：湿热蕴脾证，热重于湿。方拟甘露消毒丹。

处方：茵陈20g，滑石18g，黄芩10g，菖蒲6g，藿香12g，连翘12g，白豆蔻6g，木通9g，射干10g，薄荷6g，金银花15g，甘草6g。

按：湿热蕴结脾胃，熏蒸肝胆，疏泄失权，胆汁外溢，则见面目鲜黄、尿黄；湿热蕴结中焦，脾胃纳运失司，升降失常，故脘腹痞闷、呕恶纳呆；脾虚湿盛、脾失运化、湿浊中阻，湿性重浊，流注肢体，故肢体困重；湿遏热伏，郁蒸于内，故身热不扬，口微渴。

——顾恪波.甘露消毒丹治疗黄疸经验琐谈.上海中医药杂志，2010（9）：45-47.

案三：湿温案

李某，女，20岁。患者于8月5日自觉恶寒发热，体温在37℃至39℃之间。经某医院诊为"病毒性感冒"，曾服解表药，热势不退。因持续发热19天收住院治疗。经西医系统检查，诊为"发热待查"。历用液体支持疗法、抗生素等药治疗，中药曾服清营汤、调胃承气汤、白虎汤、紫雪丸、至宝丹，以及秦艽鳖甲汤等方药，其势不佳。体温仍在38℃左右。9月30日请会诊。诊查：发热，午后热重，汗出热不解，头晕而沉，口渴不欲饮，胸闷纳呆，周身疲乏倦怠，小便色黄，苔黄滑腻，脉濡数。证属：湿热中阻。治拟：辛开苦降，佐以芳香淡渗。方拟雷氏芳香化浊法合三仁汤。

处方：佩兰叶10g（后下），藿香10g（后下），杏仁10g，淡豆豉10g，半夏10g，黄芩10g，木香6g，马尾连10g，前胡6g，大腹皮10g，炒麦芽10g，栀子6g。3剂，水煎服。忌食腥发、甜腻。

二诊10月4日。服药后热势稍减。因湿热之邪难以速祛，故再守原方药4剂，以冀全功。

三诊10月7日。患者体温已退至37.1℃，惟觉颈部酸痛。继服原方药2剂，遂诸症若失，于10月12日痊愈出院。

按：此案为湿热蕴郁中焦气分，经发汗、清营、攻下、开窍、滋阴等误治，寒凉滋腻，更助其湿，湿热壅塞，阻滞气机，湿不化而热不除。此所发热日久不退也。湿温病为湿与热合，胶固难解。湿若不去，热则难除。故治疗当以祛湿为先。宜用芳香宣化、辛开苦降、淡渗分消等法，当先调畅气机，宣通三焦。方中藿、佩、前、杏芳香化湿，宣通肺气，以肺主气，气化则湿亦化，湿化则热易清；栀子、淡豆豉清宣郁热，湿热郁久则为陈腐之气，栀、豉合用，最善发越陈腐，故有宣阳解郁之功；半夏、芩、连辛开苦降，清热燥湿，开泄中焦之湿热积滞；木香、大腹皮、炒麦芽理气滞，行水道，助消化，以利三焦。三焦者，水谷之道路，气之所终始，决渎之官，水道出焉。三焦畅则上下分消，邪气自去。药后得二便通得，是三焦通畅之征，故周身汗出而热退。本案初诊予药3剂，服后热势略减，而脉症未变，故二诊继用原方4剂，则霍然而愈矣。非胸中有定见者不能如此处置。若二诊时欲速其效而改弦更张，恐不免功亏一篑。要之，湿温病湿邪阻滞，不易速去，须得湿邪缓缓化去，当其由量变渐至质变，才可达到豁然开朗的境界。故治疗湿温须胸中有定见，不可朝三暮四，频频换方。只要认证准确，立法无误，即可依法用药，自可功到自然成。本案即例证。

——彭建中，杨连柱.赵绍琴临证验案精选.北京：学苑出版社，1996.

5. 中焦温病的转归

①邪在中焦，邪热虽盛，正气尚未大伤者，尚可祛邪外出而解。②腑实津伤，真阴耗竭殆尽，可危及病人生命。③湿热秽浊偏盛，困阻中焦，弥漫上下，阻塞机窍，亦可威胁病人生命。吴鞠通指出，中焦温病死证有二："一为阳明太实，土克水者死；二为秽浊塞窍者死。"

三、邪在下焦

1. 证候与病理

（1）肾阴耗损

证候：身热，颧红，手足心热甚于手足背，口燥咽干，脉虚神倦，耳聋等。

辨证要点：以手足心热甚于手足背，口燥咽干，脉虚神倦为辨证要点。

病机：邪热深入下焦，耗伤肾阴，形体及脏腑失于滋养是其主要病机变化。

（2）虚风内动

证候：手指蠕动，甚或瘛疭，神倦肢厥，心中憺憺大动，舌干绛而痿，脉虚弱等。

辨证要点：以手指蠕动或瘛疭，舌干绛而痿，脉虚弱为辨证要点。

病机：肾阴耗损，肝木失养，风从内生是其主要病机变化，即所谓"水不涵木"。虚风内动是在肾精耗损的病理基础上发展而形成的，故有肾精耗损的基本表现，再则是虚风内动的症状。

2．临床应用

（1）临床证型包括肾阴耗损和虚风内动证。

（2）西医疾病甲亢、遗精、急性大失血、脱水等病某些临床表现与下焦病证颇为相似，可参照本证辨证施治。

3．温病名家阐述

"治湿不分三焦，非其治也"《医林绳墨——湿》。但各脏腑不是孤立的，而是协作运转，共同完成气化功能。开上焦，有助于利中焦之气；枢转中焦又有宣上导下之功；开利下焦，使湿有出路。因此，应轻宣、开泄、芳化、淡渗诸法合参，辛开肺气，健运脾气，渗利膀胱，即启上闸，运中州，开支河，此为良法。

4. 临床案例举隅

案一：春温案

林某，女，44岁，主诉发热25天。患者因患白血病2年，近25天发热不退，口渴心烦，曾用多种抗感染药物治疗，近日每天体温37℃~38℃，胸痛，时有心悸，纳呆，形消神倦，时见筋惕肉瞤，甚则瘛疭，舌红绛少津苔少，脉细促。证属：阴虚动风。治拟：滋阴息风。方拟大定风珠加减。

处方：生龟甲30g（先煎），生牡蛎30g（先煎），生鳖甲30g（先煎），白芍15g，生地黄15g，山茱萸15g，麦冬12g，五味子6g，甘草6g，药水冲鸡蛋黄1枚，西洋参10g（另炖兑服）。

按：病发于春季，初起即见里热证候，符合春温发病特点。诊时病已25天，阴液亏损较甚，肾阴亏损，水不涵木，虚风内动，故见连日体温37℃~38℃，以及胸痛、时有心悸、纳呆、形消神倦，时见筋惕肉瞤、甚则瘛疭、舌红绛少津苔少、脉细促等表现。故其证为阴虚动风。

——方药中，许家松.温病汇讲.北京：人民卫生出版社，1986.

案二：水疝案

秦某，男，8个月，1990年5月20日就诊。患儿于4个月时发现阴囊肿大，且逐渐加重，伴尿频而清、大便溏薄。曾用中药熏洗月余，未见好转。查体：阴囊内有光滑的囊性肿物，扪之不痛，透光试验阳性。舌质淡苔白，指纹淡红。证属：肾气不化，水湿下注。治拟：温肾化气、利水消肿之法。方拟五苓散。

处方：茯苓10g，猪苓10g，泽泻6g，白术5g，桂枝5g。水煎服，每日1剂。服药7剂，阴囊内水液明显减少；继服7剂积液消失而愈。随访1年未见复发。

按：睾丸鞘膜积液中医称"水疝"。其发生主要由于先天不足，肾的气化不利导致水液下注。五苓散中桂枝能温阳化气，茯苓、猪苓、泽泻利湿消肿，白术能健脾燥湿，肾气得以温化则水湿自可清利。

——邹会兰.五苓散儿科新用.时珍国医国药，2009，8：2077-2078.

案三：血痢案

李某，女，3岁，初诊。患儿肛温38.8℃，便痢脓血，黏腻不爽，烦躁腹痛，热壮盛，苔腻，脉数。属大肠湿热证。治宜清热止痢。方拟葛根黄芩黄连汤和白头翁汤加味。

处方：葛根9g，黄芩9g，黄连3g，桔梗9g，枳实炭9g，马齿苋9g，白头翁9g，苦参子4.5g，炒香豉9g，炒白芍9g，炙甘草3g，白槿花9g，秦皮9g。煎1剂100mL，每小时温服10mL。

5月8日复诊：肛温36.8℃，壮热退清，便痢渐止，宗原法。

——上海市卫生局.上海老中医经验选编.上海：上海科学技术出版社，1980.

5．下焦温病的转归

①邪传下焦多为温病的后期，一般为邪少虚多，若正气渐复，至正能敌邪，尚可祛邪外出，逐渐痊愈。②肾精耗损殆尽者，则因阳气失于依附，阴竭阳脱而死亡。

四、三焦证候的相互传变

上焦传中焦，中焦传下焦这种传变方式一般反映了某些病发于表的新感温病（如风温）的病证发展演变规律，即上焦手太阴肺的病变为温病的初期，吴鞠通在《温病条辨》中说"凡病温者，始于上焦，在手太阴"即此意。中焦阳明胃的病变及足太阴脾的病变多为病程的中期或极期。下焦足少阴肾及足厥阴肝的病变，多为病程的后期。故吴鞠通指出："上焦病不治，则传中焦胃与脾也；中焦病不治，即传下焦肝与肾也。始上焦，终下焦。"

由于感邪性质不同，体质类型有差异，某些温病不能完全遵循上述传变规律，如：①暑热病邪可直犯心包，未必始于上焦手太阴肺。②湿热病邪可直犯中焦脾胃，也未必始于上焦。③肾精素虚者，温热病邪伏藏下焦，病起于足少阴。

王孟英在《增补评注温病条辨·上焦》第2条的按语中说："夫温热究三焦者，非谓病必上焦始，而渐及于中下也。伏气自内而发，则病起于下者有之；胃为藏垢纳污之所，湿温疫毒病起于中者有之；暑邪夹湿者，亦犯中焦；又，暑属火，而心为火脏，同气相求，邪极易犯，虽始上焦，亦不能必其在手太阴一经也。"

顺传：指病邪始于上焦手太阴肺，传至中焦阳明胃肠，正气逐邪外出，病趋好转的过程。顺传者具病邪以脏传腑，感邪较轻，正气尚盛，能祛邪外出，预后好。

逆传：指温邪自手太阴肺，传至手厥阴心包的过程，即吴鞠通说："肺病逆传，则为心包。"逆传来势凶猛，病情重等凶险。逆传者其病邪以脏传脏，感邪重，正气虚，传变迅速，预后差。其表现为初病有短暂恶寒发热等肺卫见症，甚或寒战高热，旋即发生神昏肢厥，甚者热势骤降而濒于死亡。

卫气营血与三焦所属脏腑的关系：①卫分关系着上焦手太阴肺。②气分的范围不仅涉及手太阴肺，尚包括中焦阳明胃、肠及足太阴脾等。③营分与上焦厥阴心包相联系。④血分与上焦厥阴心包相关连。由于肾藏精，精生髓，精髓化血，精血同源，故血分尚与足少阴肾及足厥阴肝关系密切。

卫气营血病变与三焦脏腑病变的联系及区别：①上焦手太阴之病相当于邪在卫分，但邪热壅肺而无表证者，则属气分。②邪陷上焦心包的病变属于营分，其病机变化与营分证候不完全相同。前者主要是邪热内陷，阻闭包络机窍，心神紊乱；后者则是营热阴伤，心神受扰。③气分病变不限于中焦阳明胃、肠及足太阴脾，只要温邪不在卫表，又未深入营血分者，皆属气分范围。④足少阴肾、足厥阴肝等下焦病变，与动血耗血、痰热互结的血分病变有明显的区别，前者是热伤肾肝真阴、精血，其证属虚，后者病变以热盛迫血为主，病变不限于下焦，其证属实，或中有虚候。

卫气营血辨证与三焦辨证的综合运用：①卫气营血辨证主要反映卫气营血的功能失常及其实质损伤。卫气营血的病机变化虽然不可避免地要涉及相关脏腑的功能失调，但仅是影响所及，不是主要的。②作为重点揭示脏腑功能失常及其实质损伤的三焦辨证，也会在一定程度上反映出卫气营血的病机变化，但不是主要的。③两者相辅相成，相互为用。

第三章　温病学特色诊法

第一节　辨舌验齿

一、辨舌

1. 重要性及临床意义

（1）重要性　舌诊是诊断温病的一种非常重要的方法，历来为温病学家所重视。舌与心、肝、肾、脾、膀胱、三焦等许多经络相通，使舌与全身各脏腑密切联系起来，犹如内脏的一面镜子。同时，人体气血津液的盈亏情况也可以从舌象上反映出来，所以舌的状态对于温病的诊断有重要的作用。特别是温病的病理变化既迅速又明显，而温病过程中的脏腑虚实、气血盛衰、津液盈亏、邪气的性质、邪正消长、病情轻重、病位浅深、预后好坏等情况，往往都能在舌象上反映出来。正如吴坤安所说："病之经络、脏腑、营卫气血、表里阴阳，必形于舌。"

（2）临床意义　由于温病的发展变化较快，而舌象对病情的反应较敏感，能较及时地反映病情，所以舌诊对温病的诊断尤为重要，有"杂病重脉，温病重舌"之说。当然，这只是相对而言，在温病过程中，有时脉象的变化也有特殊重要的诊断价值，所以还应舌脉互参。

在温病的临床诊治过程中，常通过舌诊来帮助区分病邪类型、辨析病变所在、了解病势进退和判断津液存亡。

①区分病邪类型：如风热袭表，苔多薄白而舌边尖红；湿遏卫气，苔多白腻而舌质正常；燥热犯肺，苔虽薄白而质地干燥；感受疫疠之邪，舌苔白如积粉；如若舌苔腐垢为夹有秽浊之气。再如，同是湿热为患，苔深黄黏腻，程度稠厚的为热重于湿；黄色浅，黏腻程度较稀薄的，则是湿重于热。②辨析病变所在：如邪在卫分，苔多薄白；邪传气分，苔多黄燥；邪传营分，舌质红绛；深入血分，舌质深绛。③了解病势进退：一般苔薄不厚，色浅润泽者，病多轻浅，预后良好；苔厚色深，质地干燥，甚至焦枯者，病多深重；舌质色红不深、质地润泽、不老不嫩者，病势较轻，预后良好；舌质色深焦燥、晦暗不鲜、干枯不荣者，病势深重，预后不良。舌苔由白变黄为病进；由黄转黑为病重；由薄变厚为邪盛；由厚变薄为邪衰；由有苔到无苔光亮如镜为胃气衰败；舌上渐生薄苔为正气来复。④判断津液存亡：舌苔舌面润泽说明津液未伤；舌面欠润为津液初伤；舌苔干燥说明津液已伤；舌苔糙老，中有裂痕，说明阴津大伤；舌面焦燥也是津液大伤；若舌形枯萎，标志着肾阴欲竭；若舌水滑为停饮痰湿之象；若垢腻黏滑是痰浊中阻之征。

在某些情况下，辨察舌象还能帮助指导立法用药。如叶天士《温热论》在区别应用苦泄法和开泄法时，就是以舌苔的黄浊、白而不燥、黄白相间作为用药参考的指征。

2. 临床应用

在温病过程中，舌苔的变化主要反映卫分和气分的病变，舌

59

质的变化主要反映营分和血分的病变。舌象不同，所反映的病机特点不同。下面就舌苔及舌质两方面对其临床应用进行阐述。

（1）辨舌苔

白苔：①舌苔薄白欠润，边尖略红：风热表证。②舌苔薄白而干，舌边尖红：表邪未解，肺津已伤。多见于风热之邪较盛而津液已伤；素体阴亏而外感风热；燥热病邪初犯肺卫。③舌苔薄白而腻：临床多见湿热郁遏卫气，风热夹湿，以及湿温后期，余湿未尽。④舌苔白厚而腻：湿阻气分，浊邪上泛。⑤舌苔白厚而干燥：临床多见脾湿未化，胃津已伤，津不上承，以及胃燥肺气受伤，不能布津。⑥舌苔白腻而质红绛：临床多见湿遏热伏，邪热入营兼气分湿邪未化。⑦舌质紫绛苔白厚如积粉：温疫湿热秽浊极甚，郁闭膜原。⑧舌苔白厚如碱状（白碱苔）：温病兼胃中宿滞，夹秽浊郁伏。⑨舌苔白厚质地干硬如砂皮（白砂苔）：邪热迅速化燥入胃，苔未转黄而津液被劫。⑩满舌生有松浮的白衣，或如霉状，或生糜点（白霉苔）：秽浊之气上泛，胃气衰败。

黄苔：①舌苔黄白相兼：临床多见邪热初传气分，卫分证未罢，以及邪热入少阳。②舌苔薄黄不燥：邪热初入气分，里热未盛，津伤不甚。③舌苔薄黄干燥：气分热盛，津液已伤。④舌苔老黄，焦燥起刺，或中有裂纹：热结肠腑，阳明腑实。⑤舌苔黄腻或黄浊：湿热病湿渐化热，蕴蒸气分。

灰黑苔：①舌苔灰、黑厚而焦燥甚至质地苍老：阳明腑实，阴液耗伤。②舌苔薄黑焦燥，舌质绛而不鲜，舌体枯萎：耗伤真阴。③舌苔干黑，舌质淡白无华：气血虚亏，气随血脱。④舌苔灰黑黏腻：温病兼痰湿内阻。⑤舌苔灰黑滑润：湿温病湿邪从阴化寒变为寒湿证，肾阳衰微时可见。

（2）辨舌质

红舌：①舌红赤而苔黄燥：气分热炽，津液受伤。②舌光红柔嫩，望之似觉潮润，扪之却干燥无津：临床多见邪热乍退而肺胃津液未复；热久津伤，津液无源上布。③舌尖红赤起刺：心营之热初起或为心火上炎。④舌红中有裂纹如人字形，或舌红中生有红点：心营热毒炽盛。⑤舌淡红无津，色不荣润：心脾气血不足，气阴两虚。

绛舌：①舌纯绛鲜泽：热入心包。②舌绛而干燥：邪热入营，营阴受伤。③舌绛而兼黄白苔：邪热初传营分，气分之邪未尽。④舌绛上罩黏腻苔垢：热在营血而兼有痰湿秽浊之气。⑤舌绛光亮如镜（镜面舌）：温病后期，邪热渐退而胃阴衰亡。⑥舌绛不鲜，干枯而萎：邪热久留，肾阴欲竭。

紫舌：①舌紫起刺，状如杨梅（杨梅舌）：血分热毒极盛。②舌紫晦而干，色如猪肝（猪肝舌）：肝肾阴竭。③舌紫而瘀暗，扪之潮湿：温病兼夹瘀血。④舌淡紫青滑：阴寒内盛，血络瘀滞。

辨舌体形态：①舌体肿胀：临床多见色赤为热毒侵犯心脾，导致脉络气血壅滞；兼舌苔黄腻垢，为湿热蕴毒上泛于舌。②舌体强硬：气液不足，络脉失养所致，每为动风痉厥之兆。③舌蜷囊缩：热入手足厥阴之危象。④舌体短缩：热盛动风，内夹痰浊，或阴液失养之危象。⑤舌斜舌颤：热入厥阴，动风发痉之征象。⑥舌体痿软：肝肾阴竭。

温病舌诊在应用于临床时，务必要注意以下几点：①舌苔舌质互参，不可单一取舍。②舌象不是固定不变的，而是随病机变化而变化的，要时时注意舌象的动态变化，并结合其他临床见症综合推导病机的变化发展。③诊舌必须认真仔细，防止被假象所蒙蔽，比如染舌、搔挖和外伤等，临床上遇到证候与舌象不符时，必须仔细询问。正如叶天士所云："舌苔不燥，自觉闷极者，属脾湿盛也；或有伤痕血迹者，必问曾经搔挖否？不可以有血而便为枯症，仍从湿治可也。"

3. 舌象举例

舌象1

（1）临床特征

舌形：一般正常，无变化。

舌苔：薄白，比较均匀。

舌面：津液少，欠润，或略偏燥。

舌质：淡红，边尖部略红。

（2）临床意义

常见于温病初起，外感风热证。风热邪气，从口鼻而入，初犯于肺，肺主皮毛，故常兼见身热微恶风寒，头痛不重，咽红且干，甚则喉肿白腐，干咳无痰，无汗或头额有小汗，脉象不缓不紧而动数，两寸独大，口渴，大便正常或偏干。

（3）治疗方法

用辛凉轻剂，如桑菊饮加减。参考处方：桑叶6g，菊花6g，薄荷2g（后下），前胡6g，杏仁6g，浙贝母10g，连翘10g，芦根15g。

舌象2

（1）临床特征

舌形：正常，无变化。

舌苔：黄白相兼，白偏多，黄偏少。

舌面：偏干，或略干。

舌质：淡红，边尖红。

（2）临床意义

常见于温病初起，邪在卫气之间。从舌边尖红、偏干、苔黄白相兼来看，是温邪已在卫气之间，卫分证未解而气分郁热渐形成。兼见脉象多滑数而渐有力，逐渐转化向洪脉发展。

（3）治疗方法

辛凉平剂兼以清化为法。参考处方：薄荷2g（后下），连翘10g，金银花10g，竹叶6g，生石膏6g，白茅根15g，芦根15g，前胡6g，黄芩6g，炒栀子6g。

舌象3

（1）临床特征

舌形：正常。

舌苔：白腻，浮罩略黄。

舌面：糙老不干燥。

舌质：略红。

（2）临床意义

常见于温热夹湿或湿热病。从苔白、糙老不燥、浮罩略黄看，是湿邪或温热兼湿。症状必兼见头晕或沉重，胸闷口苦，身热口渴，头面微有小汗，脉象以滑数为主、带有濡象。

（3）治疗方法

可用轻扬宣化之法。参考处方：薄荷2g（后下），佩兰叶10g（后下），大豆卷10g，连翘10g，忍冬花10g，前胡10g，大青叶10g，白茅根10g，芦根10g。

舌象4

（1）临床特征

舌形：偏瘦。

舌苔：薄白。

舌面：干而微有裂痕。

舌质：红、干，尖部色深。

（2）临床意义

常见于素体阴虚又感温邪者。常兼见发热，微恶风寒，头痛，干咳少痰，无汗或少汗，心烦口渴，尿黄少，脉象多细小数或弦滑数。

（3）治疗方法

滋阴液兼以疏卫。参考处方：肥玉竹10g，前胡6g，白薇5g，炒牛蒡子6g，淡豆豉10g，薄荷2g（后下），白茅根15g，芦根15g，炒栀子6g。

舌象5

（1）临床特征

舌形：正常。

舌苔：从淡黄至正黄。

舌面：从略干至干且燥。

舌质：正红，舌纹理偏老。

（2）临床意义

常见于温邪入气分，气分热炽，灼伤胃津者。症状兼见高热恶热，面赤心烦，大渴引饮，蒸蒸汗出，舌苔黄燥，脉洪大而数。

（3）治疗方法

可用辛凉重剂，清热生津，以达热出表。参考处方：生石膏30g（先煎），知母10g，生甘草10g，粳米30g，大青叶15g，花粉15g，芦根20g。

舌象6

（1）临床特征

舌形：基本正常，或偏瘦。

舌苔：老黄，根部厚。

舌面：舌面上已渐干且燥。

舌质：正红，舌纹理偏老。

（2）临床意义

温病热在阳明气分，由于腑实积滞，蕴郁化热，常兼见高热，汗出，腹胀，便秘，溲黄少，两脉洪滑有力、关部尤甚。

（3）治疗方法

清胃热兼以通腑导滞。参考处方：生石膏12g（先煎），知母6g，薄荷2g（后下），栀子6g，连翘10g，前胡6g，杏仁10g，川大黄粉2g（冲）。

舌象7

（1）临床特征

舌形：正常。

舌苔：苔色焦黄，状如沉香，棕黄色，尖部起刺。

舌面：舌面干。

舌质：红，舌纹理糙老。

（2）临床意义

见于温热病，热在气分，阳明实热与积滞内结。常兼见高热、口渴，有汗，腹胀，矢气恶臭，小溲黄少，大便干结。

（3）治疗方法

用通腑清气之法。参考处方：生石膏15g（先煎），知母6g，炒栀子6g，连翘10g，黄芩10g，薄荷2g（后下），芦根15g，玄明粉2g（冲），大黄粉2g（冲）。

舌象8

（1）临床特征

舌形：正常。

舌苔：老黄或根厚。

舌面：津少而干。

舌质：红，中有裂纹。

（2）临床意义

温病热在气分，阳明腑实，热结于内，阴分受伤。故常兼见身热咽干，腹满便秘，口燥且渴，脉洪滑数有力。

（3）治疗方法

滋阴液以制其火，化积滞且攻其实。体壮者可用白虎承气汤；老年或体弱者可用养血育阴通下法。参考处方：细生地黄15g，玄参15g，沙参15g，麦冬10g，当归10g，玄明粉1.5g（冲），大黄粉1.5g（冲），焦三仙各10g。

舌象9

（1）临床特征

舌形：正常或偏瘦。

舌苔：黄黑或黑焦，有芒刺。

舌面：干涩，无液。

舌质：红。

（2）临床意义

温邪热毒炽盛，阴液耗伤。

（3）治疗方法

用大承气或调胃承气法急下之。参考处方：杏仁10g，枳实6g，大黄粉1g（冲），芒硝2g（冲），玄参16g。

舌象10

（1）临床特征

舌形：正常。

舌苔：白如积粉，腻厚干燥。

舌面：湿多则滑腻；积滞内停故成积粉；热盛必干燥。

舌质：深红色，四边绛。

（2）临床意义

温疫初起，蕴热内伏，湿浊蕴郁与积滞互阻。

（3）治疗方法

泄湿浊，导滞热，清热凉气。参考处方：厚朴6g，槟榔10g，草果3g，知母6g，芍药10g，黄芩10g，甘草6g。

舌象11

（1）临床特征

舌形：正常。

舌苔：白干，其状如碱。

舌面：干燥，无津液，扪之若沙面。

舌质：红。

（2）临床意义

温病热在气分，胃有宿积夹秽浊郁伏于内。常兼见口干，心烦。

（3）治疗方法

清气分之热，导胃中宿滞。参考处方：佩兰叶10g（后下），炒栀子6g，连翘10g，黄芩10g，焦三仙各10g，薄荷2g（后下），大黄粉1g（后下），玄明粉1g（冲）。

舌象12

（1）临床特征

舌形：胖大嫩滑，或边尖有齿痕。

舌苔：白滑厚腻。

舌面：滑润液多。

舌质：红。

（2）临床意义

暑热内伏，湿阻中阳，气分受伤。常兼见气短，汗出，乏力，胸闷，脉濡洪等。

（3）治疗方法

芳化益气，兼祛湿邪。参考处方：藿香10g（后下），佩兰10g（后下），苏叶6g，苏梗6g，陈皮6g，茯苓10g，半夏10g，苍术10g，厚朴6g，生黄芪10g，黄连3g。

舌象13

（1）临床特征

舌形：正常或偏瘦。

舌苔：满舌白衣，夹有糜点。

舌面：偏干。虚者不干。

舌质：红。热多则舌红干；虚多则舌粉滑润。

（2）临床意义

温热蕴郁，胃热上灼。若属慢性，考虑心肾不足。

（3）治疗方法

清胃泄热，滋阴养液。参考处方：①生石膏10g，黄连6g，知母6g，生地黄10g，赤芍10g，黄柏6g，沙参10g。②西洋参6g，石斛10g，麦冬10g，知母6g，生山药15g，甘草10g，生地黄15g。

舌象14

（1）临床特征

舌形：正常。

舌苔：黄厚腻，或黄浊。

舌面：滑润。

舌质：红。

（2）临床意义

湿热内蕴或痰热互阻，或痰湿蕴热互阻不化。

（3）治疗方法

清气分之热，化痰浊兼以祛湿。参考处方：佩兰10g（后下），藿香10g（后下），淡豆豉10g，栀子6g，前胡6g，半夏10g，陈皮6g，冬瓜子20g，砂仁2g，焦麦芽10g，黄芩10g。

舌象15

（1）临床特征

舌形：骤然舌体胖大。

舌苔：满布黄苔，黏腻而垢。

舌面：津液偏多。

舌质：红。

（2）临床意义

湿热蕴毒上泛，来势甚猛。兼见心烦，急躁不安，脉象急数。

（3）治疗方法

速速清化湿热，仿"雷少逸芳香化浊法"。参考处方：藿香10g（后下），佩兰10g（后下），陈皮6g，半夏10g，腹皮10g，厚朴6g，鲜荷叶1张（撕碎），六一散10g（冲），并用紫雪丹3g，外敷舌面。

舌象16

（1）临床特征

舌形：偏瘦。

舌苔：无苔或黄苔。

舌面：偏干。

舌质：光绛，或绛，舌纹理粗糙。

（2）临床意义

温邪入于营分，营阴耗伤。常兼见身热夜甚，口反不渴，心烦躁扰，甚或谵语狂躁，或斑点隐隐，脉反细数。

（3）治疗方法

清营透热，养阴生津。参考处方：生地黄15g，玄参15g，竹叶2g，麦冬10g，丹参10g，连翘10g，茅根20g。

舌象17

（1）临床特征

舌形：偏瘦。

舌苔：已渐无苔，目前尚有白黄薄苔。

舌面：干。

舌质：光绛。

（2）临床意义

气分之邪未尽，营分之热又起。兼见口干渴已减，身热夜甚，脉象细弦数。

（3）治疗方法

清气热兼顾其营。参考处方：竹叶3g，生石膏15g，连翘10g，金银花10g，白茅根20g，芦根20g，细生地黄15g，玄参15g，麦冬10g。

舌象18

（1）临床特征

舌形：偏瘦。

舌苔：黄腻或黄腻垢厚。

舌面：津偏多。

舌质：绛。

（2）临床意义

温邪日久，痰热蕴郁，灼液成痰，势将蒙蔽心包。故易兼见身灼热、痰盛气粗、神昏不重、时或谵语、脉象弦滑而数或沉弦细滑数。

（3）治疗方法

清心豁痰，凉营开窍。参考处方：前胡6g，僵蚕10g，蝉衣6g，片姜黄6g，连翘10g，金银花10g，赤芍10g，牡丹皮10g，黛蛤散10g（布包），鲜茅根20g；又，安宫牛黄丸1.5g，分2次冲服（或1丸分2次化服）。

舌象19

（1）临床特征

舌形：偏瘦，中裂。

舌苔：老黄或根黄厚。

舌面：干，糙老，焦。

舌质：绛。

（2）临床意义

温邪化热入里，津液损耗，胃肠实热积滞，互阻不通。常兼见脉象弦滑而数，沉取略感细弱无力。

（3）治疗方法

急下通腑，以保其阴，甘寒育阴，兼折其热。参考处方：蝉衣6g，僵蚕6g，片姜黄6g，牡丹皮6g，生地黄15g，竹叶3g，九节菖蒲10g，生大黄粉2g（冲），玄参20g。

舌象20

（1）临床特征

舌形：偏瘦，甚则有裂痕，重时则舌缩蜷。

舌苔：老黄。

舌面：干燥，糙老。

舌质：绛。

（2）临床意义

温病日久，热入厥阴，阴分过伤。兼见身热夜甚，口反不渴，心烦躁扰，甚或谵语，舌红绛老黄，甚则裂痕缩蜷。肝热阴耗，血不养筋者，甚或角弓反张，阴囊卷缩。

（3）治疗方法

清营透热，凉肝缓急。参考处方：细生地黄15g，玄参15g，麦冬10g，丹参10g，竹叶3g，金银花10g，连翘10g，白芍15g，木瓜10g，羚羊角粉1g（分2次冲服），犀角1.5g（磨汁兑入），也可用水牛角10g代用。

舌象21

（1）临床特征

舌形：瘦薄。

舌苔：黑或干黑。

舌面：干燥。

舌质：红绛。

（2）临床意义

温病延久未愈，肾阴大亏，心火独亢，虚热上灼。故常兼见身热夜甚，心烦梦多，两脉细小弦数。此乃真阴欲竭之象。

（3）治疗方法

泻火育阴，用黄连阿胶汤化裁。参考处方：白芍15g，黄连3g，阿胶10g（烊化），黄芩6g，沙参15g，新鲜鸡子黄2枚（冲）。

舌象22

（1）临床特征

舌形：瘦。

舌苔：黑。

舌面：干燥。

舌质：淡白无华。

（2）临床意义

湿温病后期，湿从燥化，邪毒深入血分，灼伤血络，大量下血而致气随血脱。西医中伤寒并发肠出血时可见此种舌象。

（3）治疗方法

热盛时，考虑用犀角地黄汤；若属中气不足，宜黄土汤。伤寒并发肠出血用内科办法不能控制时，可请外科会诊，行早期手术，防止肠穿孔。

参考处方：①生地黄15g，白芍15g，牡丹皮10g，犀角粉1g（广角粉3g冲代）；②生黄芪20g，灶心土30g，白术20g，阿胶10g（烊化），黄芩10g，附子10g，炙甘草10g。

舌象23

（1）临床特征

舌形：干，瘦。

舌苔：暗黄，有芒刺，状如杨梅。

舌面：干，糙老，暗浊。

舌质：紫。

（2）临床意义

温邪毒热，深入血分，热极动风。脉多弦细小数。此为痉厥之渐，防其抽搐。

（3）治疗方法

清气凉营，泻火解毒。以清瘟败毒饮加减。参考处方：生石膏15g，鲜生地黄40g，黄连6g，鲜石斛6g，栀子6g，黄芩10g，知母10g，赤芍10g，玄参10g，竹叶3g，犀角粉0.5g（以水牛角6g研冲代用）。

舌象24

（1）临床特征

舌形：瘦，薄。

舌苔：无。

舌面：干燥。

舌质：紫暗，色如猪肝。

（2）临床意义

温病经久不愈，深入血分，消耗津液过甚，体弱气衰，肝肾阴竭，病情危重。大有本不胜病之感。

（3）治疗方法

育阴养液，填补肝肾。参考处方：生白芍15g，干地黄15g，麦冬10g，阿胶10g（烊化），生牡蛎30g（先煎），生龙骨15g（先煎），沙参30g，西洋参粉3g（冲）。

舌象25

（1）临床特征

舌形：短缩。

舌苔：黄腻垢厚，干裂。

舌面：干。

舌质：绛。

（2）临床意义

温病日久，已入血分，肝肾阴亏，痰浊内阻，内风扰动。

（3）治疗方法

滋养肝肾，以定风动，化其痰浊，兼退虚热。参考处方：干地黄20g，生白芍20g，麦冬15g，阿胶10g（烊化），麻仁10g，生牡蛎15g（先煎），生鳖甲24g（先煎），生龟甲30g（先煎），钩藤10g（后下），僵蚕10g，羚羊角粉1g（冲）。

（四）案例举隅

案一：舌苔白而微腻案

李某，男，22岁。起病迄今已10天，始觉怕冷，继则发热，体温40℃左右，用抗疟药无效，某医院诊断为副伤寒，予合霉素、链霉素，体温未退，来诊入院。诊见身热不扬，体温39℃，汗出不多，周身酸楚，头昏面黄，胸闷不饥，小便黄，大便干，日行一次。舌苔白而微腻，脉濡。检查：血白细胞4.6×10^9/L，淋巴细胞30%，肥达反应"H"1：16、"O"1：160。证属湿热郁遏气分，湿阻中焦，湿盛于热之候。治拟芳化宣中、淡渗利湿法，仿藿朴夏苓汤意。

处方：藿香、佩兰、青蒿、杏仁、苡仁各9g，川朴、通草各3g，豆蔻2.5g（后下），法半夏6g，陈皮、炒枳壳各4.5g，茯苓、大豆卷、滑石各12g。药后，翌晨热平，午后回升至39.5℃，继进1帖，热降不复再生，惟头昏身倦，纳少，舌苔薄，脉细。原方再投1日，诸证均瘥。转以芳化和中、运醒脾胃。调治数日，痊愈出院。

按：本案患者身热不扬，周身酸楚，头昏面黄，胸闷不饥，脉濡；舌诊见舌苔白而微腻，此为湿热郁遏气分，湿阻中焦，湿盛于热之证。故方用藿朴夏苓汤加减，芳化宣中，淡渗利湿。

——白锋.温病学方论与临床.上海：上海中医学院出版社，1988.

案二：舌红苔黄腻案

马某，女，5岁，1984年12月9日诊。其母代述：发热5日，曾用小儿退热片、四环素、甘草片、止咳糖浆等药，但发热未退，咳喘、汗出、痰鸣，现体温仍39℃左右。诊时见：舌红苔黄腻，脉滑数，指纹色红紫，已达气关。辨证：痰热壅肺。治法：宣郁开肺，清热化痰。

方药：麻黄3g，杏仁3g，生石膏20g，甘草3g，前胡3g，浙贝母3g，蝉衣3g，芦根10g。服2剂。

上药服后热退，咳喘皆平。

按：本案属痰热壅肺"热饮"之证，舌诊见舌红苔黄腻，亦可印证气分有痰热。故治宜宣郁开肺，清热化痰。

——谢路.温病临证破解.北京：中国中医药出版社，2012.

案三：积粉苔案

阿某，男，39岁，于2009年7月30日来诊。诉胃胀痛、干呕、食欲差加重2周。电子胃镜检查示慢性浅表性胃炎。诊见：面色萎黄，呃逆，纳呆，倦怠，大便不爽，小便黄，舌边深红，苔白厚如积粉，脉滑数。证属痰湿阻遏于中，热伏于里，治拟燥湿和胃，清利壅滞。

达原饮加减：槟榔、知母、黄芩、草果、枳壳、桔梗、厚朴、连翘、栀子、佩兰各12g，茵陈蒿、土茯苓各20g。10剂后症状明显减轻。再用藿香正气丸合健脾丸善后。

按：正值暑天，饮食不洁，贪凉贪腻，湿阻胃肠，壅滞不通，积而化热，气机不畅，故见呃逆、纳呆、倦怠、大便不爽、小便黄、舌边深红、苔白厚如积粉。为痰湿阻遏于中，热伏于里，是辨证要点，故用达原饮再加桔梗、佩兰、茵陈蒿、土茯苓、枳壳，行气化湿，连翘、栀子清热化积，使湿化热退，气畅则胃和。

——张莉，安军.达原饮的临床治验.贵阳中医学院学报，

2010，32（6）：61-62.

案四：黄腻苔案

冯某，女，45岁，社员。1979年7月13日入院。出血热，危重型。患者出血热第7日入院，二便均闭，神志迷惑，嗜睡静卧，恶心欲呕，口吐痰涎。舌胖淡苔淡黄腻，脉滑数。小便化验：蛋白（++++）；血常规：白细胞2.3×10^9/L，确诊为出血热少尿期。此为湿滞膀胱，气化失司；湿滞大肠，腑气不通。治宜行滞导浊，淡渗利湿。

方用宣清导浊汤合茯苓皮汤化裁：茯苓皮30g，猪苓15g，大腹皮15g，通草15g，淡竹叶10g，薏苡仁30g，云苓30g，皂荚6g，蚕砂6g，寒水石15g，栀子10g。

二诊：7月16日。服上药2剂，每日小便500mL，大便一次，溏薄不爽。今日口吐白沫，全身抽搐，人事不省，面色萎黄，表情淡漠。舌质淡苔白腻，脉沉细而滑。患者平素脾胃肾阳亏，湿从寒化，聚而为痰，风痰上扰，蒙闭清窍，急以镇肝息风、豁痰开窍。

予三生饮加味主之：生南星6g，生半夏6g，生川乌g（先煮30分钟），附片6g，竹沥6g，白芍12g，钩藤10g，菖蒲10g，郁金10g，开水煎服。

三诊：7月19日。服上药2剂，神志清，小便增多，但仍嗜睡，喉间痰声辘辘。

涤痰汤加味主之：半夏6g，陈皮6g，南星6g，竹茹6g，枳实10g，云苓15g，党参20g，苍术20g，白术30g。服上药3剂，痰减少，日小便5000mL，安全进入多尿期，经治疗病愈出院。

按：本病西医诊为流行性出血热。中医学认为，湿热阻于下焦，膀胱气化失司，因有湿热，故舌体胖淡，舌苔淡而黄腻。选用宣清导浊汤合茯苓皮汤可达到清湿热和消积滞的疗效。

吴兆华，詹锐文.流行性出血热临床概述.新中医，1990，6：106–107.

二、验齿

1. 重要性及临床意义

验齿是温病诊断中的独特方法。叶天士说："再温热之病，看舌之后，亦须验齿。齿为肾之余，龈为胃之络，热邪不燥胃津，必耗肾液。"强调了验齿对于诊断病情的重要性。中医学认为，齿为骨之余，肾家所主；胃之络脉，通过齿龈，故曰龈为胃之络。由于生理上密切联系，病理上当然相互影响。温病热邪伤胃津，而肾主五液，久病则肾液必耗；胃热上灼则牙龈肿痛；胃津久伤则肾气受损。故温病可以从齿龈和牙齿反映出来。因此，临床上通过验齿可以判断病位之所在，邪热之轻重，津液之存亡，从而辨病之虚实。总之，验齿是考察先后天精血盛衰的重要手段。

2. 临床应用

验齿作为温病的特色诊法之一，临床常用于判断热邪之轻重，津液之存亡。叶天士不仅创立了验齿诊法，还将其应用于临床，指导临床用药，如"齿光燥如石……若上半截润水不上承，心火上炎也，急急清救水，待枯处转润为妥。"叶天士还指出："牙本不缩而硬，而牙关咬定难开者，此非风痰阻络，即欲作痉证，用酸物擦之即开，木来泄土也。"此处采用了一些局部处理措施，即通常用乌梅肉擦齿龈往往使牙关得开。又如，"齿焦有垢者，肾热胃劫也，当微下之。或玉女煎清胃救肾可也"。温病过程中出现齿垢，多由热邪蒸腾胃中浊气所结，故凡齿焦而有垢者，虽属胃热劫烁肾水，但气液未竭，预后尚属良好。治疗时以调胃承气汤微攻其下，再予玉女煎清胃热滋肾水，这些均是叶氏应用验齿指导临床的独到之处。张景岳对牙周疾病的治疗做了较详细的论述，"阳明热壅牙痛，宜清胃散、清胃饮之类；火甚者宜抽薪饮、太清饮之类，以清其源也。若肾阴本虚胃火复盛，上实下虚而为热渴肿痛者，玉女煎最妙"［王怡，柴霞．浅谈叶天士验齿诊法及临床应用.天津中医学院学报，2002，21（1）：43-44.］。

当代学者对验齿也有一定的研究。郝文轩认为，齿诊虽不若脉诊重要，但也是医学勘病问疾之要着，他强调"齿诊可以断病，验齿可知疾，察垢可以求证"［郝文轩.齿诊的意义及其主病.福建中医药，1985，（3）：38.］。夏翔等人调查了1210例60岁以上的老年人缺齿与肾虚的关系，结果发现老年人缺齿以五脏虚为主，其中肾虚患者缺齿明显；在老年人气血阴阳证中，以阳虚居首位［夏翔.老年缺齿与肾虚——附1210例老年人调查分析.辽宁中医杂志，1985，（2）：22.］。姚保泰在牙齿改变与胃黏膜病变关系研究中指出，随着胃黏膜病变的轻重不同，多数患者患有不同程度的牙龈炎、牙龈萎缩病变，牙龈改变与胃黏膜病变存在一定的关系。例如，萎缩性胃炎、胃癌和病程较长的胃溃疡患者，牙龈多见萎缩［姚保泰.牙龈改变与胃黏膜疾病关系初探.中医杂志，1988，（9）：32.］。此项调查研究对我们临床诊治疾病起到了一定的指导作用。张璞玉认为，牙痛主要由龋病及牙髓、牙周之炎性病变所致。中医分风热、风寒、胃火及虚火牙痛。李元聪认为，牙痛按病因可分为9种证型，即风热、风寒、胃火炽盛、胃阴不足、虚火上炎、气虚、痰浊流注、瘀血阻滞、心脾两虚，并提出若兼有月经不调、更年期综合征或与情志有关，可按郁证辨证。龋齿牙痛为过食肥甘厚味，湿热蕴于阳明，胃火上蒸而引起，治疗使用止痛药物内服或外用，内服药以疏风清热、清胃泻火、芳香通窍、活血止痛、疏肝解郁为主。外用药以含漱、外敷、内放、取嚏等法为主，常用药物有细辛、荜拨、白芷、高良姜、白胡椒、川芎、薄荷、冰片、麝香等。火热牙痛，症见牙龈红肿糜烂，口气臭秽，多由肠胃积热，胃火炽盛，循经上冲于齿所致，治宜清胃泻火、凉血止痛，用清胃散、凉膈散等治之。火热牙痛合并风热牙痛，为外感风热相搏，症见齿龈肿痛、溢脓腐臭，治宜清散风热、解毒止痛，可用连翘败毒丸、银翘散、五味消毒饮等治之，针刺穴位可选用合谷、下关、颊车、风池、太阳、内庭等〔李元聪.牙痛辨证八法. 辽宁中医杂志，1986，3：31.〕。

验齿的临床操作内容包括诊察牙齿的润燥、齿缝流血等情况，同时也包括了对齿龈、齿垢的审察。

验齿应用具体内容：

（1）验齿燥

①齿光燥如石

特点：齿面干燥而有光泽。

病机：津液不足或津不上布。

辨证：多见于温病气分阶段。以胃热津伤为主。由于胃热盛而津液受伤，牙齿表面失其濡养，故见板齿干燥，表现为轻度干燥而有光泽。此时病情尚不过重，只是胃热，尚未伤及肾阴，所以表现为干燥而有光泽。临床伴有其他胃热见症，如口渴、汗出、烦躁、脉洪数、身热重等。治疗以清胃热生津液为主。若温病初起见到前板齿干燥，多是素体肾阴不足，温邪侵袭肺卫，肺卫失宣，三焦不畅，气机不调，导致津液不能敷布。可用疏卫宣调方法，卫气疏，三焦畅，气机和，则齿燥自愈。

②齿燥如枯骨

特点：牙齿干燥无光泽，状如枯骨。

病机：津液大伤，下元不足，肾精枯竭。

辨证：见于温病后期，津液大伤，热灼肾精。肾主骨生髓，齿乃骨之余。肾精严重亏损，髓不充，肝肾亏竭，牙齿得不到濡养，必然干枯无光泽。治疗宜填补真阴。

③齿燥色黑

特点：牙齿干燥无光泽，颜色焦黑。

病机：邪热深入下焦，肝肾阴伤，虚风欲动。

辨证：见于温病后期，肝肾阴精大伤，牙齿濡养不足，干燥而无光泽，颜色枯黑，肝失濡养，筋脉挛急，有动风趋势。

（2）验齿龈

验齿龈主要观察齿龈的情况，或肿痛，或溃疡，或出血等。

①肿痛：牙龈肿痛，多是胃与大肠之风热。根据脉舌，当疏风解热，治在肺胃。或用漱口药漱口利咽。可用生石膏30g（先煎

30分钟），加入薄荷6g（后下），俟冷漱口，不可下咽。

若属湿邪较重，牙龈肿痛，可用花椒或川椒10g，荜拔10g，煎浓汤30分钟，加醋10g，俟凉漱口，不可下咽。

若属龋齿可转牙科处理。可暂用清胃散、锡类散、绿袍散外敷止痛，每次1~3g外敷。

②溃疡：牙龈溃疡，一般属于胃热，可用疏风清胃热方法，如凉膈散之类。外敷清胃热药物，如清胃散等。

若是长久溃疡，脉濡舌胖、气血不足者，可试用养胃和阴方法，如八珍汤之类。一定要注意饮食生活，嘱患者禁食辛辣、油腻及热量较高的食品。一定做到每晚只喝粥二两左右，保持胃热不再加重。

③牙龈周围脓肿：首先要询问病史。患者多为经常吃零食，尤其是晚饭后吃东西，或素体肾虚，虚热化火者。以六味丸每日早晚服。服药之外，要求病人晚上少食，晨起后增加锻炼。

④牙龈、齿缝出血：若出血多、色鲜红、齿龈肿痛多为胃热迫血分。仍需检血，考虑血液疾病。若出血量少、血色淡、龈部不肿或微痛，或麻木，可按肾阴不足论治。由于虚火上炎，虚热灼伤血络，血不循经外渗，治疗可用滋阴降火方法，如滋阴降火汤。也有可能，本是肾虚阴伤，虚热灼阴，患者不能配合医嘱而自行服增火之药，造成痼疾。如喜饮酒、睡眠少、经常饮食辛辣之味、运动少、胃热过重等全可导致牙龈出血。

（3）验齿垢

①齿焦有垢：热盛伤津，但气液未衰。

②齿焦无垢：肾水枯，胃液竭。

③垢如灰糕：胃肾两虚，津气耗竭，湿浊用事。

3．案例举隅

案一：齿缝出血实证案

王某，男，32岁，1982年7月10日就诊。患者因过食辛香燥热之品而齿缝出血、牙龈肿痛已2天，疼痛时含漱冷水颇感舒服，并有口干、口臭、大便秘结等症。舌质红苔黄，脉洪数。诊为阳明热炽，热从火化，循经上扰。治以清胃泻火，方选清胃散加减，药用黄连、牡丹皮、知母、大黄、石膏、生地黄、当归、升麻等。

按：本例病人阳明热盛，胃火上扰，故齿诊见齿缝出血，伴牙龈肿痛。

——黄清河.验齿一得．广西中医药，1985（2）：87-88.

案二：齿缝出血虚证案

陈某，男，48岁，诉牙齿松动、酸痛1年，加重5天。臼齿松动，牙齿酸痛无力，以咀嚼时为甚，时有腰酸腿软。平素嗜酒及辛辣之品。诊见上、下牙龈均轻度肿胀，色潮红，以下牙为甚，后牙有不同程度松动。舌质红苔薄黄，脉沉细。诊断为慢性牙周炎。证属肾气虚弱，胃热虚火上炎。予以地榆10g，细辛10g，麦冬10g，石膏20g，首乌6g，桑寄生6g，栀子10g，菟丝子20g，白芷10g，牛膝10g，菊花10g。2剂。嘱忌酒及辛辣食物。2日后复诊，患者牙齿松动减轻，咀嚼时自觉有力，但仍感松动，舌脉如前。以前方再服2剂，患者牙酸痛等症消失，已不觉松动，牙龈肿胀已减，舌质红苔薄白，脉平。于上方去菊花、白芷，再服2剂。

按：素体虚弱或久病耗伤，肾气渐衰，肾主骨生髓。齿为骨之所终，髓之所养。肾气虚损症见全口多数牙有不同程度的松动，牙齿酸软无力，咀嚼时疼痛，牙根宣露，或见腰酸腿软、脱发、耳鸣。饮食不节，脾胃郁热，则牙龈潮红，口干喜饮，舌质红苔薄黄，脉沉细或细数。此案病人肾虚胃热，治宜补肾固齿、清热养胃。

——詹云，赵波，杨自国，等.杨宗才治疗牙周炎经验. 中医文献杂志，2009，4：45-46.

案三：牙龈充血肿胀案

李某，男，31岁。诉左下后牙痛2天，加重1天。伴发热，张口受限，大便干燥，小便黄赤。诊见牙龈充血肿胀，无波动，颏下淋巴结肿大小约1cm×2cm，压痛（+），体温37.8℃，白细胞11.2×10^9/L，中性粒细胞81%，淋巴细胞19%；舌质红苔黄，脉洪数。诊断为急性牙周炎，证属脾胃积热，胃有实火循经上炎。予以地榆10g、细辛10g、麦冬10g、石膏30g、黄芩6g、黄连6g、生地黄10g、牡丹皮10g。2剂。2日后复诊，体温36.5℃，牙龈红肿基本消退，压痛不明显。上方中石膏减半，再服2剂痊愈。

按：本病证系脾胃积热或胃有实火循经上炎于牙龈所致。故牙龈肿痛；经热不散，热灼脉络，经络受损，故牙龈易出血。方中黄连苦寒清泻胃火；地榆凉血止血；生地黄凉血滋阴；麦冬养阴润燥；牡丹皮凉血清热，与黄连相伍，使上炎之火得散，内郁之热得降；黄芩清热解毒；石膏性寒，质重而降，偏于清阳明里热；配以细辛反佐，使火邪散发，祛风止痛。诸药合用，共具清胃与凉血之功。火热清泄，血热清润。

——詹云，赵波，杨自国，等.杨宗才治疗牙周炎经验. 中医文献杂志，2009，4：45-46.

案四：牙龈肿痛案

辛某，女，42岁，2009年11月17日初诊。症见口干、眼干1月余，伴发热1周。2009年在宁夏医科大学附属医院经体检测及唇腺活检明确诊断为原发性干燥综合征。近日无明显诱因反复发热，西医院建议加用强的松口服，患者改往中医院求治。现症见发热，T：37.5℃～38℃，微恶风寒，略感口渴，咽干咽痛，大便干，牙龈肿痛，舌红苔薄黄，脉浮数。用吴鞠通《温病条辨》翘荷汤加减。

处方：生石膏30g，蒲公英20g，牛蒡子、板蓝根各15g，连翘、桔梗各12g，薄荷、栀子、荆芥、淡竹叶各10g，大黄6g（后下），甘草8g。每天1剂，水煎服，7天为1疗程。

用药1周后，发热缓解，体温正常，原方续服1周后自行停药，3月后随访未再出现发热等症。

按：此案病人口干、眼干1月余，咽干咽痛，大便干，牙龈肿痛，表现为清窍不利，对证属上焦气热化火，上扰清窍，符合翘荷汤"燥气化火，清窍不利，耳鸣目赤，龈胀咽痛"证治，故处方予翘荷汤加减以达疏风清热、利咽清肿、通泄里热之功效。

——余春童，安荣，魏冬梅等.翘荷汤治疗早期干燥综合征体会.陕西中医，2011，32（12）：1695-1696.

第二节　辨斑疹、白㾦

一、辨斑疹

1. 重要性及临床意义

斑疹是温病过程中常见的体征之一，在温病诊断上占有很重要的地位。通过辨斑疹的色泽、形态、分布及疏密等情况，可以帮助了解感邪轻重、病变浅深、气血津液盛衰、病势进退、预后顺逆等，对于指导临床治疗具有重要意义。发斑和出疹在温病中常同时出现，故并称为斑疹。但二者形态不同，病机亦异。

2. 斑疹成因、形态、分布

（1）成因　热闭于里，内侵营血。陆子贤说："斑为阳明热毒，疹为太阴风热。"

斑：热郁阳明，胃热炽盛，内迫血分，灼伤血络，血从肌肉外溢而致。

疹：风热郁肺，内窜营分，达于肌肤血络而成。

（2）形态

斑：点大成片，有触目之形，无碍手之质，压之不褪色。

疹：小而琐碎，形如粟米，突出于皮面，抚之碍手，疹退后常有皮屑脱落。

（3）分布

斑：多先起于胸腹，继而分布于四肢。

　疹：外发有多种形式，如麻疹，一般先起自上腭、口腔，继而布于耳后、头面及背部,再则布于胸腹、四肢。

3. 临床应用

在温病过程中出现斑疹,往往提示邪热炽盛,深入营血,同时也标示邪气有外透之机。故对斑疹的辨察,既能指导临床辨证,也能指导临床治疗。斑疹一般出现在风温、春温等温热类温病的病变过程中。当温邪迫入营血,则很有可能外发斑疹。如风温病肺热发疹证,病人除身热、咳嗽、胸闷、舌红苔薄白、脉数等见症外,往往伴见肌肤红疹。治宜银翘散去豆豉,加生地黄、牡丹皮、大青叶,倍玄参。此方宣肺泄热、凉营透疹。而春温病热灼营阴证则可见斑疹隐隐,热盛动血证则常见斑疹密布,分别予清营汤加减以清营养阴、透热转气和犀角地黄汤加减以凉血散血、清热解毒。

现代临床对斑疹也有诸多研究和临床应用。西医学疾病,如肺炎、流行性乙型脑炎、麻疹、登革热、登革出血热、红斑狼疮、玫瑰糠疹、荨麻疹、钩端螺旋体病等,在病程中也可出现斑疹样症状,可参考温病斑疹理论进行辨治。孙赫等人认为,对于温病斑疹的治法,历代医家各有不同,大体总结为清营凉血法、凉血散血法和透热转气法,而其中尤以透热转气法最为有效,祛邪以"透"为关键,并将其向外延伸,归纳为宣透、凉透、养透三法,强调"透"法治疗斑疹的理论内涵〔孙赫,吴栩,李文雄.浅谈透热转气法治疗斑疹的理论内涵. 环球中医药,2014,7(3):206-208.〕。有人将温病学斑疹辨证理论应用于各种炎症性皮肤病的诊治中,疗效显著。

4. 斑疹的诊察要点

（1）形态 松浮洋溢，如洒于皮表，多为邪热外达的顺证；紧束有根，如履透针，如矢贯的，为热毒锢结的逆证。

（2）色泽 "红轻，紫重，黑危"。红活荣润为气血流畅、邪热有外达之机；红如胭脂为血热炽盛；色紫赤如鸡冠花为热毒深重；晦暗枯槁为邪气深入，气血郁滞，正气衰退；色黑为火毒极盛；黑而光亮，说明气血尚充；黑而隐隐，四旁赤色，为火郁于内，气血尚活；黑而晦暗，为热毒锢结且正气衰败；色淡红，多为气血不足，邪热无力透发。

（3）分布 斑疹发出量少，稀疏均匀，为热毒较轻，邪热有外达之机；斑疹发出量多，甚至稠密融合成片，为邪热过盛，病情深重。叶天士指出，斑疹"宜见不宜见多"。

（4）兼症 斑疹透出后身热渐退，脉静身凉，神志转清，呼吸平稳则外解里和；身热不退，烦躁不安则正气内溃；斑疹刚出即隐，神昏谵语亦为正气内溃；二便不通或腹泻不止，或呼吸急促，鼻翕痰鸣，或痉厥，或体温骤降，大汗淋漓，四肢厥冷等则为逆证或险重证。

5. 斑疹的治疗

斑总以清胃泄热、凉血化斑；疹以宣肺达邪、清营透疹。若斑疹并见，治以化斑为主，兼以透疹为法。

6. 斑疹的治疗禁忌

（1）忌用辛温药 斑疹的出现是温热邪气内窜营血所致。治疗当以寒凉之品，切忌辛温发汗法。因温热蕴毒而发斑疹，若再用辛温则助热伤阴，必导致昏迷、吐衄。

（2）忌用壅补药　斑疹外透说明邪有外达之机，治疗应因势利导，宣通气机，达邪外出。甘温滋补之品，既阻塞气机，又助热增火，使气血壅滞，热毒内陷，而致邪永无出路，必致邪陷心包，故忌用。

（3）忌升提药物　温毒蕴热发于营分，阴津大伤，势将内陷心包，发为昏迷。若再用升提，火上浇油，使气血上并，阴液下竭，可造成神明逆乱、咳呛吐血。吴鞠通在《温病条辨》中说："忌葛根、升麻、柴胡、羌活、三春柳等升提药物。"

（4）忌大泄　温热蕴郁不解，发为斑疹，此属温毒蕴热。如数日不大便，若腹中无满燥实坚等承气汤证，且斑疹出而不畅，可用轻微通下，以疏调气血，透出邪热为主。但切忌苦寒大下。因斑疹外透，需正气鼓舞，若纯用攻泄之味，可伤阳气，阳伤正衰则邪气易内陷入里。

（5）忌过用苦寒之品　斑疹乃温毒蕴热，迫于营血，治疗温热病时时顾其津液最为重要，当滋水制火，补阴津之不足。若纯用苦寒，苦有燥性，寒则壅涩气机，用之无益，反为害也。

7. 案例举隅

案一：胸、背、颈部红紫斑点案

李某，男，19岁，社员，1965年8月14日就诊。患者3天前在酷日下劳动，晚即壮热头痛，汗出淋漓，口渴引饮，当地药农给草药一帖（药物不详），其热持续不解，小便极少，延至次日晚，复神志不清，今晨口鼻出血，急邀余诊。其面赤肢厥，答非所问，胸、背、颈部出现红紫斑点，体温40.2℃，身热如燔，尺肤如灼，脉细微数，舌质绛干。病势险恶，余急投凉血散血、清心开窍之剂，选用余氏犀地清络饮加减。药用：水牛角100g，生地黄、麦冬各30g，牡丹皮、赤芍、桃仁、淡竹叶、菖蒲、郁金、紫草各10g，白茅根50g，灯心草5寸。日进2剂。服药前先服童便一杯，灌下紫雪液1支。次日汗止神清，热亦解，体温37.6℃，斑疹稀疏，渴、汗俱减，小便短赤，脉细数，舌红无苔，更与生脉散加味。药用：太子参、麦冬、白茅根各30g，五味子6g，石斛20g，淡竹叶、天花粉各10g，丹参15g，另予益元散20g。每日1剂，告愈。

按：此证为暑邪内陷心包、兼夹瘀痰，直入血分，阳邪益张，伤阴欲竭，由于营血被灼，脉络壅滞，血行受阻而溃脉外，发为斑疹。故宗叶氏"入血就恐耗血动血，直须凉血散血"之旨，主以余氏犀地清络饮加减，取效神速。

——洪中孝.危重出血治验二则.安徽中医学院学报，1985，4（2）：46-47.

案二：温毒动血案

稽某，男，8岁，2月14日就诊。温毒窜入督脑，发热5日，神志不清，烦躁痉厥，手足搐搦，头痛目赤，所谓疫痉者是也。症起之日，呕吐带有血液，至今仍吐血块，口气臭恶，舌苔灰腻垢厚，大便今日一次，泻下黑水，粪质不多，胸部红疹隐而不透，两脉弦劲不驯，更非善征，湿毒炽盛，肝风内动，质小症危，深恐正不胜邪，致有厥闭之危。犀地清络饮化裁。鲜生地黄30g，鲜金斛30g，川连3g，鲜菖蒲45g，龙胆6g，川郁金5g，金银花10g，陈金汁30g（冲），羚羊角2g，乌犀角（水牛角代）2g，赤芍10g，白芍10g，小枳实6g，瓜蒌仁10g，玳瑁1g（研末，分4次冲服）。

二诊：15日，厥阴肝风痉搐之势，幸得平静，良以时行毒厉深窜络，故受毒深而来势暴，进清瘟透毒之剂，得奏小效。惟是病起之前，阳明胃府夹有积滞，曾经旁留数次。刻诊两脉弦劲稍驯，舌质红绛，苔转灰垢，口气臭恶，足见胃肠实邪燥结之甚。为今之计，当以通腑存阴为急。若得解有正粪、舌苔化薄，庶可许入坦途。鲜金斛12g，鲜生地黄45g，生石膏30g，生知母6g，川锦纹6g，小枳实10g，玄明粉10g，川连10g，金银花10g，陈金汁30g（冲）。后以上方加西洋参6g，连翘10g，玄参10g，进服4剂而痊愈。

按：本案温毒入脑，动血吐血，苔灰腻垢厚，神志不清，知为热闭心包，兼夹瘀痰，又有动风之象，正虚无力托毒而见胸部红疹隐而不透，故以犀地清络饮化裁，随症加减，自然疗效神速。

——白锋.温病学方论与临床.上海：上海中医学院出版社，1988.

案三：白疕案

吴某，男，47岁，2008年1月26日初诊。主诉：银屑病史2年，加重3个月。现病史：患者素喜饮酒，贪食肥甘，2年前于双下肢外侧发现几粒红色小丘疹，渐成红斑，上覆白色磷屑，未予治疗，后逐渐漫及双前臂及左股外侧，数目不多。1月前因感冒，全身泛发红色皮疹并逐渐扩大。检查：全身泛发红色斑丘疹，小则蚕豆大小，大则核桃大小，部分已融合成片，瘙后起屑，屑起可见点状出血，伴口干、便秘、溲黄，舌红苔黄，脉象弦数。中医诊断：白疕。西医诊断：银屑病。辨证：血热风燥，肌肤失养。治法：清热解毒，凉血祛风。

处方：普济消毒饮加减。药用：黄芩12g，黄连6g，牛蒡子9g，板蓝根12g，玄参12g，陈皮9g，金银花15g，连翘15g，薄荷6g，白僵蚕9g，生甘草9g，土茯苓30g，白鲜皮20g，牡丹皮15g，赤芍15g。7剂水煎服。

2010年2月3日复诊：药后皮损变薄，白屑减少，但自觉瘙痒加重，斑疹基底颜色变淡，大便通畅，小便微黄，舌脉同前。

处方：前方去薄荷，加蝉衣9g。7剂水煎服。

2010年2月10日三诊：患者面部及双上肢皮损已消退过半，余处皮损部分已见中心消退，瘙痒减轻，知药已中的，前方加减共进三十余剂而告痊愈。嘱其忌食辛温发物及戒烟酒。随访2年，未见复发。

按：本例患者平素恣酒肥甘，故血热内蕴，加之外受风热，内外相引，遍生斑疹，选用普济消毒饮以清热解毒、凉血祛风。去桔梗、升麻、柴胡、马勃，加金银花、土茯苓、白鲜皮、牡丹皮、赤芍意在减疏风散邪之功，而加重清热解毒、凉血退疹之力。二诊时因其瘙痒加重，故加蝉衣，不仅散风清热，更可退疹止痒。

——贾利生.普济消毒饮在皮肤科中的应用.中国中医药资讯，2011，3（21）：287-288.

案四：风热闭肺案

蒙某，女，8个月，1961年4月10日会诊。患者腺病毒肺炎，高热7天，现体温39.8℃，咳喘，周身发有皮疹，惊惕，口腔溃烂，唇干裂，腹微胀满，大便稀，日行5次。脉浮数有力，舌红少津无苔。属风热闭肺。治宜宣肺祛风、辛凉透表法。

处方：桑叶一钱，菊花一钱，杏仁一钱，薄荷七分（后下），桔梗七分，芦根三钱，甘草八分，连翘一钱，僵蚕一钱半，蝉衣（全）七个，葛根一钱，黄芩七分，葱白二寸（后下）。1剂。一剂二煎，共取120mL，分多次温服。

4月11日复诊：中西医结合治疗，热势稍减，体温39℃，昨夜有抽搐预兆，用镇静剂。脉同前，舌红苔微黄少津。面红，腹微满，四肢不凉。原方去葛根，加淡豆豉三钱，再服一剂，煎服法同前。

4月12日三诊：身热已退，咳嗽痰减，皮疹渐退，思睡，不爱睁眼，大便稀好转，次数亦减少，腹已不胀满。脉浮数，舌红苔薄白，舌唇仍溃烂。原方去葱白；加炙枇杷叶一钱，前胡七分，煎服法同前，连服二剂而渐愈。

按：本案属风热闭肺，肺热发疹，治宜辛凉透表、宣肺祛风。用神解散加减，药后诸症自愈。

——中国中医研究院.蒲辅周医疗经验.北京：人民卫生出版社，1976.

案五：发斑（阳证）案

徐某，女，22岁，工人，入院日期：1984年9月7日。主症：壮热6天，伴脸部、四肢红斑及关节疼痛。患者6天前开始发热，体温在38℃以上，时感怯寒，得衣则减。并感头晕、心悸、少量脱发，经常鼻衄，二便自调。查体发现面部见蝶形红斑，双上肢、颈部、前上胸、手足掌指（趾）部均可见到散在的小如赤豆、大如蚕豆的结节，阳光暴露部位尤为明显，两小指指端关节呈水肿样红斑，无溃疡，口无气味，语声低微，全身皮肤干燥、灼热，体温逐日上升，高达39.6℃，关节疼痛日渐加重，尤以二肘关节、膝关节、小指关节为重，活动受限，其他未见异常。舌尖红舌苔黄腻，脉细滑数。中医诊断：发斑（阳证）；痹证。西医诊断：系统性红斑狼疮。治疗经过：根据患者入院时症状考虑为热痹湿阻，湿热内蕴，热重于湿。身发红斑主要位于面部、颈及双上肢，并见皮下结节，为湿热蕴结于肌肤。方选白虎汤、宣痹汤加减。

处方：生石膏30g，肥知母9g，甘草9g，青防风9g，光杏仁9g，生苡仁30g，焦栀子9g，块滑石30g，赤小豆30g，晚蚕沙9g（包煎），连翘壳9g，制半夏15g，川羌活9g，川独活9g，净麻黄9g，木防己9g，川桂枝9g。每日1剂，水煎服。

服药3剂，体温下降到37.4℃，再以原方增损进3剂，热退到正常，全身红斑色素逐渐变浅，鼻衄好转。原方去白虎汤及麻黄、桂枝，继加入益气补血之品合清热祛风药物以资调理。但1周之后，患者关节疼痛又加剧，低温逐起，缠绵不退，持续时间达1月余。复于方中加麻黄、桂枝以助祛风通络散寒。全方以清为主，寒热并用。服药2剂，低温即除，药已中病，故以原方调治近1月，低温未发，红斑未起，诸证皆安。患者虽大病已去，然尚遗有腰酸、下肢软、偶有眩晕等症。虑其肾气已衰，正气未复，故又于方中加入补肾益气凉血之品。

处方：生苡仁30g，青防风9g，木防己9g，光杏仁9g，焦栀子9g，块滑石15g，连翘壳9g，制半夏10g，晚蚕沙9g（包煎），锁阳30g，白花蛇舌草30g，虎杖根9g，红藤15g，生黄芪15g，花生衣9g。每日1剂，水煎服。

药进6剂，症无加重，病情日趋稳定。在中医治疗过程中，未用任何西药，但为了明确西医学对本病的诊断，曾先后三次请外院皮科专家会诊，皆诊断为系统性红斑狼疮。理化检查，除血沉复查尚有反复，其余各项检察均有不同程度的好转。纳谷增进，体重由入院时46kg增加到59kg，精神转佳，于1984年12月29日出院。

患者出院4月余随访，高热红斑未发，无自觉不适症状，舌苔正常，脉缓和，实验室检查指标均较前明显好转。

按：本案病人发斑、痹证并发，故采用凉血化斑、清热除痹、祛风通络的治疗方案。

——王华明.壮热、发斑、痹痛案.中医杂志，1986，27（5）：23–25.

二、辨白㾦

1. 重要性及临床意义

凡有白㾦发出，即说明湿热为患。㾦出晶莹饱绽，颗粒清楚，白色晶莹，热势递减，神情清爽，称为"晶㾦"，为津气充足、正能胜邪、邪却外透的佳象。若㾦出空壳无浆，如枯骨之色，平塌凹陷，形如糠皮，并见身热不退、神志昏迷等症，则称为"枯㾦"，为津气俱竭，正不胜邪，邪气内陷的危险征象。故观察白㾦可辨别病邪性质和津气盛衰程度。

2. 白㾦的成因、形态、分布

成因：湿热病邪郁阻气分，蕴蒸于肌表，失于开泄。

形态：皮肤上出现的细小白色疱疹。①晶㾦：形如粟米，内含透明浆液，白色晶莹，突出皮肤。②枯㾦：内无浆液，平塌凹陷，形如糠皮。白㾦一般不融合成片，周围无红晕，摸之碍手，消退时皮屑脱落，无色素沉着和斑痕形成。

分布：多见于颈、胸、腹等部，四肢较少见，头面极少见。

3. 临床应用

白㾦多见于属湿热性质的湿温、暑湿、伏暑等病。对这些病证如误用滋腻，或失于轻清开泄，则尤易出现。因湿热病邪黏腻滞着，非一汗即能透解，每随身热增高，热达汗出，白㾦即透出一批，所以白㾦常反复多次透发。一般在透发之前，患者每因湿热郁蒸而有胸闷不舒之症，既透之后，由于病邪外达，则胸闷随之缓解。白㾦的特点：每随发热与出汗而透发。

临床上白㾦应注意与水痘鉴别。水痘多见于小儿，水痘往往比白㾦大几倍，白㾦是一片形态一致、细小晶莹的小疱，成批出现，一批消退，一批再现。白㾦退后皮肤脱屑，一般不留斑痕及色素沉着。

随着白㾦的透发，患者症状如发热、胸脘满闷、腹中胀满、周身酸楚无力等，皆有减轻之势，则预后良好。白㾦的治疗常用透热化湿、宣畅气机之法。可用薏苡竹叶散，或三仁汤等皆可。饮食禁忌尤为重要。但若透发的是枯㾦，或出㾦后，患者身热、胸闷、乏力、脘痞不轻，心烦不去，此为正不胜邪之征，预后不良，医者特当注意。治疗时仍须清化湿热为主，但用药要轻，兼以益气养阴扶正。因体质过弱，湿热蕴郁不解，如脉象力弱、面色淡白、舌白质淡、气短乏力加重时，当考虑中气不足，湿郁不解，酌情略加益气之品。但不是甘温益气，更不是用桂附温阳。而是在清化湿热的基础上，酌加一些益气之味。如三仁汤中加用焦薏米、茯苓皮、生白术、生山药、冬瓜仁等。若舌红口干渴者，加北沙参10g，麦冬5g，五味子3g；也可增加些牛奶、百合粉、藕粉等。

现代临床上，白㾦的辨治思想常被应用于手足口病、中暑、黄水疮、产褥感染等中医证属湿热性质，病程中皮肤改变与白㾦相类病证的辨证治疗中。虽然水痘、带状疱疹与白㾦形态不同，但其治法方药均可参考白㾦论治。有报道张德祥辨治产褥感染1例。患者症见发热胸痞，面色黄而垢腻，精神委靡，昏沉欲睡，不思饮食，颈项、胸腹白㾦密集。面目全身略有浮肿，身重而痛，小便短少色黄，舌红苔白如积粉，脉大而滑数。辨证属感受暑温夹湿毒邪乘虚侵犯脏腑，蕴结肌肤之证。治以养血活血、解暑祛风、清热利湿之法。用胡氏暑㾦方，二诊施以益气养血、祛风利湿之法调理善后，疗效显著［张德祥.白㾦证治初探.陕西中医，1995，16（8）：356–357.］。

4. 案例举隅

案一：手足口病案

伍某，男，3岁半，2008年6月26日初诊。其父代述：2天前患儿出现流涎、拒食，昨日发现口腔有疱疹，遂来我院求治。查体：T 37.8℃，口腔硬腭、颊部、齿龈及舌部多处有小溃疡，疼痛，手足掌心部、臀部、腿部有米粒至绿豆大小的疱疹，分布稀疏，疹色红润，疹液明亮，小便短赤，大便干燥，舌质红苔黄腻，脉浮数。诊为手足口病。治以疏风解毒、清热化湿。方用甘露消毒丹加减。

处方：薄荷6g，荆芥6g，连翘10g，黄芩10g，藿香10g，菌陈10g，白豆蔻3g，石菖蒲3g，滑石12g，木通3g，赤芍6g，制大黄3g，板蓝根10g。服药1剂后，热退，口腔溃疡缩小，手足、臀、腿部疱疹明显减退。小便清利，大便微溏。在上方的基础上减木通、石菖蒲、制大黄、荆芥，加淡竹叶9g，再服2剂而告愈。

按：本病由外感时行邪毒所致，其病变主要在肺、脾。肺主宣发肃降，司呼吸，外合皮毛，开窍于鼻，为水之上源。脾主四肢肌肉，司运化，开窍于口，为水谷之海。邪毒由口鼻而入，内犯于肺，下侵于脾，水湿内停，与时行邪毒相搏，蕴蒸于外，则生本病。病人手足掌心部、臀部、腿部有米粒至绿豆大小的疱疹，分布稀疏，疹色红润，疹液明亮，其性状如温病白㾦，可参考论治。处方中薄荷、荆芥、黄芩疏风清热于上；白豆蔻、石菖蒲、藿香芳香化湿于中；滑石、木通、菌陈清热利湿于下；板蓝根、赤芍、制大黄解毒凉血通腑，截断病邪，使瘟毒不能热结血分。如此分而治之，使热清湿去，雾露敷布而病愈。

——马文红.甘露消毒丹治疗儿科诸疾验案.中医儿科杂志，2008，4（6）：35-36.

案二：湿温案

朱幼，湿温半月，身热有汗起伏，白㾦层出不穷，神倦且躁，四肢清冷，泛恶便溏，渴不多饮，舌薄润，脉软数。气阳不足，余邪留恋，恐转为慢惊，治拟温化。黄厚附片9g（先煎），磁石30g（先煎），川桂枝2.4g，杭白芍4.5g，银柴胡4.5g，青蒿9g，朱茯苓9g，仙半夏9g，橘皮4.5g。2剂。复诊2次，以上方加减出入而愈。

按：湿温最易伤津耗液，在小儿则损及亦复不少，故后期有神昏瞳散、肢冷脉微、汗出如油等阳虚欲脱之症。湿热内蕴，熏蒸肌肤，则白㾦层出不穷。湿盛者合芳香化浊，燥湿健脾；兼见阴虚者予阴阳两顺；心火旺盛，烦躁不宁者，与黄连同用；正虚邪恋，低热稽留者，取银柴胡、青蒿等配伍。本例湿温，气阳不足，余邪留恋，故以附子、青蒿、桂、芍、二陈等，合温阳化湿，退热合营为一方。

——陆鸿元，徐蓉娟.徐小圃医案医论集.北京：中国中医药出版社，2010.

案三：染发皮炎案

吴某，女性，42岁，2011年10月15日初诊。主诉：染发后头面部红，肿、痒、痛3天。现病史：患者4天前染发，第二天晨起即觉头面及耳后红肿、发痒，自行口服扑尔敏、维生素C，2两天未见好转，且自觉症状加重，并出现疼痛。检查：头皮、前额、耳前后皮肤红肿连及成片，边界明显，触之灼热，耳郭及额部可见集簇性水疱，个别疱壁已破，流津黄黏，上眼睑肿胀，双目开合受限，伴畏寒、溲赤。舌红苔黄，脉洪大而数。中医诊断：风毒肿。西医诊断：染发皮炎。辨证：血热内壅，外染毒邪。治法：清热解毒，凉血消肿。

处方：普济消毒饮加减。黄芩12g，黄连6g，金银花15g，连翘15g，大青叶15g，生地黄24g，牡丹皮12g，赤芍15g，玄参9g，升麻6g，柴胡6g，薄荷6g，苦参6g，白茅根30g，生甘草9g。5剂水煎服。外用：黄芩30g，黄柏30g，马齿苋40g，生地榆20g。5剂水煎冷敷，每日2次，每次15分钟。

2010年10月20日复诊，患者双眼睑肿胀已消，余处皮损微红，肿消过半，水疱干涸，自觉痒轻痛止，舌脉同前，守前方再进5剂而愈。

按：此例病人因秉性不耐，血热内壅，外染毒邪，发与体肤，故而红肿起疱，痛痒皆盛。选普济消毒饮去牛蒡子、白僵蚕、桔梗、马勃、陈皮、板蓝根，而加金银花、大青叶、生地黄、牡丹皮、赤芍、白茅根、玄参，意在加重清热解毒、凉血消肿之功。并配合外用药以清热燥湿，解毒消肿，内外夹击，使热毒速清，故红肿痒痛告愈。

——贾利生.普济消毒饮在皮肤科中的应用.中国中医药资讯，2011，3（21）：287-288.

案四：丘疹案

陈某，女性，38岁。患者3日前出现右胁下疼痛，如针刺，夜间症状加重。继之皮肤出现簇集性丘疹，间有水疱，应用抗病毒药效果不佳。予三黄二香散加苦参、蒲公英各等份共研细末，醋调外敷，每日2次。并口服龙胆泻肝丸。3日后疼痛明显减轻，水疱结痂，丘疹消失，继续用药2日后痊愈。

按：本例病人所患为带状疱疹，三黄二香散加苦参、蒲公英醋调外敷，其中三黄二香散清火解毒、消肿止痛，再加苦参以清热燥湿，蒲公英清热解毒。并口服龙胆泻肝丸清泄肝胆湿热毒邪，效果明显。

——潘凤芝.三黄二香散外敷治疗外科皮肤病.中国民间疗法，2002，10（7）：27-28.

案五：手足口病案

邵某，女，3岁，2008年4月3日初诊。主因口腔黏膜、手掌、足跖多发疱疹、斑疹就诊。患者发病前有轻微发热，诊时疱疹周围发红，有痛感，食欲欠佳，精神略差，他症不著，舌淡红苔薄黄，脉浮稍数。西医诊断：手足口病。中医诊断：风热郁于肺卫证。治以疏风散热解毒，用清咽栀豉汤化裁治疗。

处方：金银花、连翘、板蓝根各15g，马勃10g，栀子、豆豉、牛蒡子、薄荷、蝉衣、玄参、白僵蚕、甘草各6g。每天1剂，水煎频频呷服，3剂后，口腔、掌跖部斑疹、疱疹明显减轻，继服3剂后疱疹、斑疹完全消退。

按：手足口病是以发热，手掌、足跖、口腔内等部位发生斑疹、疱疹为主要特征的一种病毒性传染病，主要以3岁以下婴幼儿发病为主，其轻微型中医辨证属风热郁于肺卫，临床用清咽栀豉汤化裁治疗，起效迅速。

——高飞凌.温病古方治疗皮肤病举隅.山西中医学院学报，2009，（3）：55.

第四章　温热类温病的特色辨治

第一节　风　温

一、概述

1. 定义

风温是感受风热病邪所引起的急性外感热病。临床常见发热、微恶风寒、口微渴、咳嗽等表现。发于冬季者，也叫冬温。其特点为初起以肺卫表热证为主要证候，本病四季均可发生，但以冬春两季多见。

2. 病因病机

风温的病因为风热病邪。

风热初袭，病在手太阴肺经，肺卫失宣，故初起即见发热、微恶风寒、咳嗽、口微渴等肺卫证候。风温初起邪在肺卫，若感邪不甚，并及时治疗，可终止病变发展，早期治愈。

如肺卫之邪不解，则其发展趋向大致有两种情况：

一是顺传于胃，二是逆传心包。凡邪热由卫入气，可见邪热壅肺证，若肺气壅遏严重，不能制约肝木，金囚而木旺，可引动肝风而兼见抽搐。肺与大肠相表里，肺热不解可下移于大肠，或迫津下泻而见下利色黄热臭；或与肠中燥屎搏结而见咳喘、便秘。病程中邪热易化燥伤阴，可由上焦传入中焦，或邪热旺于阳明之经，里热蒸腾而成阳明热炽证；或邪热炽于阳明之腑，热与肠中燥屎搏结而成阳明热结证。若病情进一步发展，可由气分深入心营。邪入心营，可见如灼营阴，内扰心神，或灼伤营阴等病机变化。若素秉不足，或邪气过盛，或误治失治，邪热可由肺卫直接内陷心营，即叶天士所说"温邪上受，首先犯肺，逆传心包"，则邪热扰闭心窍，必见神志异常表现。在病变过程中，常有因邪热壅肺而出现痰热喘急，或因邪热窜扰血络而外发红疹者；另外，素体下焦阴亏，肺经病变严重者，肺之化源欲绝，可出现骤然大汗淋漓，喘咳不止，鼻翕，脉散乱，甚则咳唾粉红色血水、烦躁欲竭等表现。

总之，人体感受风热病邪，病变以肺经为主。初起以肺卫表热证为特征，肺卫之邪内传，即可顺传气分，壅塞肺气，或入阳明，或郁于胸膈；亦可逆传直接内陷心营。病变过程中易化燥伤阴，后期多见肺胃阴伤病变。

二、辨证要点

1. 辨析肺经证候

风温以手太阴肺为病变中心，初起即见肺卫表证，症见发热微恶寒、咳嗽、头痛，咽痛等；继则邪热壅肺，症见身热、咳喘、汗出、口渴；若伤及肺络，可见胸痛、咳痰带血或吐铁锈色痰；后期多表现为肺卫阴伤，症见低热、咳嗽少痰、口干咽燥等。

2. 重视肺经与相关脏腑的病变

如肺热传入阳明胃经，症见壮热、汗出、口渴、脉洪大等；

肺热移肠，导致热结肠腑者，可见潮热、便秘、腹痛等；肺热下移而热迫大肠者，可见下利色黄热臭；肺热波及营分，扰及血络者，则见肌肤红疹。

3. 注意证候的演变

邪热由肺卫传入肺、胃、肠腑，热势虽盛，但邪尚在气分，病势较稳定；若出现神志异常、神昏谵语，多为邪热传入心包，病情较重；如出现正气外脱或化源欲绝，则病情更为危重。

三、分型论治

1. 邪在肺卫证治

（1）证治

【证候】发热，微恶风寒，头痛，无汗或少汗，口微渴，微咳，咽喉红痛，舌边尖红，舌苔薄白欠润，脉浮数。

【分析】此为卫阳被遏，肺气失宣。风热之邪自口鼻而入，首先犯肺，外应于卫，故肺卫先病。风热袭表，卫阳郁闭，正邪相争而发热恶寒并见；腠理表气郁闭，开合不利则少汗或无汗；肺气失宣，上逆为咳；风热上壅故咽红咽痛；邪热初伤津液则口微渴；舌边尖红，苔薄白欠润，脉浮数为风热在表之征。发热，微恶风寒，口微渴，咽喉红痛，苔薄，脉浮数为本证辨证要点。

【治法】辛凉解表，宣肺泄热。

【方药】银翘散（《温病条辨》）连翘，金银花，桔梗，薄荷，竹叶，生甘草，荆芥穗，淡豆豉，牛蒡子，鲜芦根。

桑菊饮（《温病条辨》）杏仁，连翘，薄荷，桑叶，菊花，桔梗，芦根，生甘草。

风温初起，邪袭肺卫而偏于表热较重，以发热微恶寒、咽痛为主症者，宜用银翘散；偏于肺失宣降，表症较轻，以咳嗽为主症者，宜用桑菊饮。

（2）临床运用

银翘散广泛用于急性发热性疾病的初起阶段，如感冒、流行性感冒、急性扁桃体炎、肺炎等辨属银翘散证者。现代临床在应用此方的基础上向三个方向发展：一是加青蒿、黄芩等增强清热之力，使其治疗发热头痛之力更佳。二是加强解毒利咽之效。如去薄荷、荆芥，加玄参、僵蚕、山豆根等。三是配入生地黄、牡丹皮、大青叶、玄参等透疹之药，治麻疹、风疹，治疗既有银翘散证表现，又有某些营血分证表现的病证，如系统性红斑狼疮、结节性红斑、皮肌炎、痤疮、荨麻疹、过敏性皮炎等变态反应性疾病，以及肾炎、尿毒症等泌尿系统疾病所出现的风热郁伏血分证。

临床在治疗风温发疹时，采取辛凉解表，宣肺透疹的治法。方多用牛蒡子、薄荷、浮萍、桔梗辛凉宣肺透疹，金银花、连翘清热解毒，豆豉、竹叶以除胸中烦热，配芦根以清热生津，从而使温邪得清，肺气得平，波及营分之热亦除而病告痊愈。临床运用银翘散时，不管如何加减，方中金银花、连翘两味药物使用最广，这组药物配对是银翘散在临床运用中必不可少的药对。

临床运用时应当随症加减，通常高热加青蒿、黄芩；夹惊者，酌加蝉蜕、钩藤、地龙；口渴甚者，加天花粉；烦渴汗出者，加石膏、知母；咽喉肿痛者，酌加马勃、射干、玄参、板蓝根；颌下、耳后及枕部臖核（淋巴结）肿大者，加僵蚕、浙贝母、夏枯草；咳甚者，去牛蒡子、竹叶加杏仁、黄芩、瓜蒌皮、前胡、射干、枇杷叶；唇红、出疹者，加生地黄、牡丹皮、大青叶、玄参；鼻衄者，去荆芥穗、桔梗加栀子炭、白茅根、侧柏炭；苔白厚夹湿者，加滑石；呕恶胸闷者，加藿香、郁金；伴下肢关节疼痛者，加姜黄、海桐皮；兼夹食滞者，加山楂、神曲；大便秘结、腑气不通者，加大黄通腑泄热。

（3）案例举隅

案一：风热闭肺案

蒙某，女，8个月，1961年4月10日会诊。患者为腺病毒肺炎，高热7天，体温39.8℃，咳喘，周身发有皮疹，惊惕，口腔溃烂，唇干裂，腹微胀满，大便稀，日行5次。脉浮数有力，舌红少津无苔。证属风热闭肺，治拟：宣肺祛风，辛凉透表。

处方：桑叶一钱，菊花一钱，杏仁一钱，薄荷七分（后下），桔梗七分，芦根三钱，甘草八分，连翘一钱，僵蚕一钱，半蝉衣七个（全），葛根一钱，黄芩七分。一剂。一剂两煎，共取120mL，分多次温服。

4月11日复诊：中西医结合治疗，热势稍减，体温39℃，昨夜有抽搐预兆，已用镇静剂。脉同前，舌红苔微黄少津。面红，腹微满，四肢不凉。原方去葛根，加淡豆豉三钱，再服一剂，煎服法同前。

4月12日三诊：身热已退，咳嗽痰减，皮疹渐退，思睡，不爱睁眼，大便稀好转，次数已减少，腹已不胀满，脉浮数，舌红苔薄白，舌唇仍溃烂。原方去豉，加炙枇杷叶一钱，前胡七分，煎服法同前，连服二剂而渐愈。

按：此例根据临床表现综合分析，属风热闭肺，治宜辛凉透表、宣肺祛风。用桑菊饮加僵蚕、蝉衣、葛根、黄芩等清热祛风，药后热势减轻。仍以原方加减治疗而愈。

——高辉远.蒲辅周医案.北京：人民卫生出版社，1972.

案二：邪郁肌表案

郭某，男，2岁3月，1959年4月10日住某医院。患者发热已13日之久，高热不退，周身无汗，咳而微烦，诊其脉数，舌质微红苔黄腻，此属表邪未解，肺卫不宣，热不得越，治宜清宣透表，邪热乃有外出之路。

处方：苏叶一钱，僵蚕一钱五分，金银花二钱，连翘一钱五分，杏仁一钱，桔梗八分，牛蒡子一钱五分，苡仁二钱，淡豆豉四钱，黄芩一钱，竹叶二钱，苇根五钱。一剂。

二诊：服药后微汗而热减，但仍咳嗽，苔灰腻，脉沉数，原方去金银花、淡豆豉，加枳壳一钱再服。

三诊：热全退，咳嗽息，肺水泡音减少，舌苔减为灰薄，脉缓，此风热虽解，肺胃未和，湿热未净，以调和肺胃并通阳利湿为治。

处方：连皮茯苓二钱，法半夏一钱五分，陈皮一钱，苡仁四钱，桑皮二钱，冬瓜仁三钱，通草一钱，麦芽二钱，谷芽二钱。服二剂而愈。

按：此属表邪未解，肺卫不宣，热不得越，治宜清宣透表，邪热乃有外出之路。

——高辉远.蒲辅周医案.北京：人民卫生出版社，1972.

案三：风温风热伤肺案

韩某，男，74岁，1960年3月28日初诊。昨晚发热，体温38.5℃，微咳，咽红，今晨体温37.9℃，小便黄。脉浮数，舌赤无苔。属风热感冒，治宜辛凉解表。

处方：桑叶6g，菊花6g，牛蒡子6g，连翘6g，桔梗4.5g，芦根15g，僵蚕6g，竹叶6g，甘草3g，香豆豉9g，薄荷2.5g（后下），葱白3寸（后下）。水煎2次，共取200mL，分早晚2次温服，连服2剂。

3月30日复诊：患者服药后热退，体温36.4℃，咳嗽减轻，但痰黏滞不利。舌红无苔，脉缓和。感冒基本已愈，治宜调和肺胃，兼化痰湿。

处方：瓜蒌皮6g，橘红6g，川贝母4.5g，前胡4.5g，茯苓9g，天冬9g，竹茹6g，枇杷叶9g，芦根12g。水煎2次，共取160mL，兑蜂蜜30g，分早晚2次温服，连服2剂。

按：肺为娇脏，清虚而处高位，选方多宜清轻，不宜重浊，这就是治"上焦如羽，非轻不举"的道理。患者脉证属风热感冒，故用桑菊饮合葱豉汤辛凉透表、宣肺化痰，治疗而愈。

——高辉远.蒲辅周医案.北京：人民卫生出版社，1972.

2. 肺热腑实证治

（1）证治

【证候】身热，痰涎壅盛，喘促不宁，腹满，便秘，苔黄腻或黄滑，脉右寸实大。

【分析】本证是肺经痰热壅阻，肠腑热结不通之肺肠并病之证。气分邪热不解则身热；痰热阻肺，肃降无权，致使痰涎壅盛，喘促不宁；阳明腑实热结，腑气不通则腹满、便秘；右脉实大，舌苔黄腻或黄滑为痰热征象。由于肺气不降则腑气难得下行，腑气不通则肺热无从外泄，所以本证实系肺与大肠之邪互相影响所致。痰喘、潮热、便秘为本证辨证要点。

【治法】宣肺化痰，泄热攻下。

【方药】宣白承气汤（《温病条辨》）。生石膏、生大黄、杏仁、粉瓜蒌皮。

此证多见于风温。临证运用时，肺系感染性疾病在高热、咳喘的同时，常伴有便秘，清泄肺热佐加通腑，可提高疗效；若肺热炽盛，加黄芩、桑白皮、鱼腥草以清泄肺热；若痰涎壅盛，加浙贝母、葶苈子以泻肺涤痰；如胸闷甚者，可加入郁金、枳壳以宽胸理气。若系燥热伤肺，肺津不布，燥干肠液，传导失司而成肺燥肠闭证，宜选用五仁橘皮汤（甜杏仁、松子仁、郁李仁、柏子仁、桃仁、橘皮）肃肺化痰、润肠通便。

（2）临床应用

临证治疗时，若肺热炽盛，加黄芩、桑白皮、鱼腥草以清泄肺热；若痰涎壅盛，加浙贝母、葶苈子以泄肺涤痰；如胸闷甚者，可加入郁金、枳壳以宽胸理气。若系燥热伤肺，肺津不布，燥干肠液，传到失司而成肺燥肠闭证，宜选用五仁橘皮汤（甜杏仁、松子仁、郁李仁、柏子仁、桃仁、橘皮）肃肺化痰、润肠通便。

本方的应用范围并不局限于痰热壅肺、喘促不宁一证。凡风、火、痰、湿、食为患，上、中、下三焦气滞不行而致的喉痹、宿食、便秘、水肿、癃闭等证，均可按本方化裁使用。可用于治疗各种肺炎。对发热较重者，加紫菀、款冬花，加用物理降温；胸痛较重者，加川芎、延胡索；咳痰较多兼有血性脓痰者，加贝母、前胡、白前。治疗急性气管炎、支气管炎，若咳嗽加桑叶、桔梗宣肺止咳；咳痰加紫菀、款冬花润肺化痰；咽喉肿痛加玄参、牛蒡子利咽散结；咳痰黄稠加胆南星、贝母清热化痰。

（3）案例举隅

案一：鼻衄案

王某，男，25岁，1988年4月2日诊。患者初罹风温，经治后热已退而咳未除。两日前突然鼻衄量多，两服犀角地黄汤合四生丸加味，量稍减而衄未已，色鲜红有块，且胸闷、眩晕、神疲、口臭、干渴欲饮、纳少、小溲赤、大便三日未下。脉弦有力，舌红苔黄而厚。为肺火内蕴，热盛灼伤脉络而血热妄行。用凉血止血效欠佳，应去其肺胃火热，故主以宣白承气汤方加味。

处方：生石膏30g，淡黄芩、川贝母各6g，瓜蒌皮霜、马兜铃、光杏仁、锦纹黄（后下）、黄郁金、白茅根各10g，粉甘草3g。2剂。

4月4日复诊。服1剂而血减十之八；2剂即止，咳嗽大减，胸闷已开，渐思纳谷。惟仍神疲乏力，眩晕，此病后气血两伤使然，予归脾汤合泻白散加蒌、贝增损，调治而愈。

按：本例始病风温，热退后突然鼻衄，已服凉营止血之剂而不应。此乃风温犯肺，迫血妄行，循肺窍上溢而出，于是衄血。肺热于先，脏病及腑，胃肠亦随之热闭，而致口臭、口渴欲饮、大便秘、苔黄厚等。单纯泻肺，而肠胃之热不得下泄，势难收全

112

功。《医学入门》云："衄血热溢肺与胃。"基于此，清太阴、泻阳明，实为两全之策。今方选宣白承气汤为主是为合拍，结果不用止血而血自止。

——王少华.宣白承气汤运用经验.江苏中医，1990（2）：28-29.

案二：肺胃实热内蕴案

李某，女，22岁，未婚，2011年8月6日初诊。患者面部痤疮反复发作，患者经中西药物治疗效果不佳，发作时局部痤疮色红瘙痒，伴脓性分泌物，平素口干苦，大便干结，一行诊见形体较胖，痤疮色红，舌质红苔薄黄，脉弦。证属肺胃实热内蕴，通降失司。治予清肺通腑泄热方，选宣白承气汤加减。

药用：冬桑叶10g，槐花10g，桑白皮10g，桃仁10g，杏仁10g，制大黄10g，厚朴10g，炒枳壳10g，赤芍10g，连翘10g，白蒺藜30g，甘草3g。

药进7剂，大便通畅，口干苦显减，痤疮色淡前方显效，守方共进30余剂，痤疮渐退，大便日行偏烂，舌质淡红苔薄腻。脉弦痰湿之体者，予化痰祛湿之方口服，以防湿蕴化热。随访1年，未见复发。

按：面部痤疮多见于青春期人群，表现为面部皮疹色红或暗红，或伴有脓性分泌物、皮肤瘙痒。其发病机制复杂，多认为与雄激素痤疮丙酸杆菌增殖毛囊皮脂腺导管的异常角化环境因素及遗传等因素有关。西医学尚缺乏有效治疗手段。邵师根据肺主皮毛、肺与大肠相表里的理论，结合患者多伴有便秘、口干苦等内热症状，认为阳明胃腑通降失司，大肠传导失职，导致肺失宣肃，气血郁滞，发为本病。应用通降胃腑、清肺泄热、凉血解毒的方法治疗本病，方选宣白承气汤加减，取得了理想的效果。邵师认为，白蒺藜具有祛风止痒美容美肤的作用。其有效成分分子量小，能快速渗入皮肤细胞，加速皮肤细胞分裂，延长细胞寿命，提高细胞自身抗氧化酶作用，有缓解皱纹、增白消炎、祛斑等效果。

——顾庆华.邵荣世从脾胃论治疑难病.吉林中医药，2014，（9）：882–882，908.

3. 热结肠腑证治

（1）证治

【证候】日晡潮热，大便秘结或纯利清水，腹满硬痛，或时有神昏谵语，舌苔焦燥或起芒刺，脉沉实有力。

【分析】本证多由肺经邪热不解，传入胃肠，与肠中积滞互结而致。里热熏蒸，热结腑实已成，故日晡潮热；邪热与肠中糟粕相结，传导失常，故大便秘结不通；亦有因燥屎内结，热迫津液下注，以致粪水从旁而下，纯利稀水，称为"热结旁流"。无论便秘不通或热结旁流，总因肠中有燥屎停滞，肠腑气滞，故腹胀硬痛，或按之作痛；腑气不通，里实壅塞，浊气上扰神明，则时有谵语；苔焦燥或灰黑而燥或起芒刺，脉沉实有力，均为里热成实之象。日晡潮热，大便秘结或热结旁流，腹满硬痛，舌苔焦燥，脉沉实有力为本证辨证要点。

【治法】攻下软坚泄热。

【方药】调胃承气汤（《伤寒论》）。炙甘草、芒硝、大黄。

（2）临床应用

此证多见于风温。临证运用时，若腑实兼小肠热盛，症见身热便秘、小便短赤，以"二肠合治"法，方用导赤承气汤（赤芍、生地黄、大黄、黄连、黄柏、芒硝）攻下热结、清泻火腑；如腑实兼热闭心包，症见身热便秘、神昏舌謇，方用牛黄承气汤（生大黄粉调服安宫牛黄丸）攻下热结、清心开窍；若腑实兼阴液亏损，症见身热便秘、口干咽燥、舌苔焦燥，治以增液承气汤（大黄、芒硝、生地黄、麦冬、玄参）攻下燥结、滋阴增液；如腑实兼气液两亏，症见大便秘结、口燥咽干、倦怠少气、苔焦脉弱，治以新加黄龙汤（大黄、芒硝、麦冬、生地黄、玄参、人参、甘草、姜汁、海参、当归）攻下燥结、补益气阴。

（3）案例举隅

案一：腑气不通案

患者，男，48岁，口腔溃疡反复发作近1个月。患者之前每次发作均到当地社区门诊注射先锋霉素后疼痛稍止，症状略能改善，但稍有饮食不慎或生气，即复发疼痛难忍甚则连及两颞侧疼痛，极为痛苦。刻诊：患者口腔黏膜舌之两侧及舌底牙龈处约有六七处溃疡面，溃疡面周围红肿，凹面呈灰白色，疼痛难忍，甚则不能张口说话进食，口臭较重，伴有口渴欲饮、烦躁，大便稍感黏滞不爽，小便色黄、臭秽，舌红苔黄腻，脉微滑数。诊为湿滞中焦，脾失健运，胃失和降，腑气不通，遂处以调胃承气汤原方，意在通腑气、降湿浊。

处方：生大黄9g，甘草6g，芒硝9g。3剂，冲水当茶饮；并嘱其饮食清淡，勿食过饱。后患者反馈，服1剂痛止；服2剂溃疡面开始愈合；3剂后，口腔溃疡竟全部收口，大便亦较前顺畅。后随访，患者诉口腔溃疡发作次数明显减少，偶一有症状，即以上方泡服，遂愈。后笔者又用此方治疗数例难治性口腔溃疡，均收到较好疗效。

按："调胃承气汤，治膏粱太过之徒，其毒酿于肠胃，升降失政，潮热寝汗，微咳脉数，大便或秘，或作下利者；形如虚劳，心气迫塞，悲喜无时，胸动而行步难，其腹微满，或里急拘挛者；凡胃府酿成食毒，发诸症，或下流郁结于肠中，小腹微满，大便不快，月事为之失政者，视证施之，则有万全之效。"本例患者形体肥胖，嗜酒贪肉，正是上述之"膏粱太过之徒"，湿热蕴于肠道，故用此方效如桴鼓。

——马倩倩.经方临床验案3则.河南中医，2012，32（4）：416-417.

案二：少阴阳郁案

患者，女，65岁。其十多年来经常出现小便频急，重则淋沥刺痛，点滴不尽，小腹坠胀，腰部酸痛。多次查尿常规示：尿白细胞（+），少许红细胞。先后服用抗生素及中药汤剂治疗，效果可，但劳累或生气后反复。观前医所开药方，皆是清热通淋之剂。时症见每昼夜小便数十次，量极少，淋沥刺痛，点滴不尽，小便灼热，腰及小腹亦觉胀痛，四肢不温，舌边尖红苔白滑。此为少阴阳郁，气机不利之证。治宜宣通气机、化阴通腑，遂以四逆散加味治之。

处方：柴胡12g，白芍12g，枳实12g，甘草6g，桔梗15g，茯苓15g。连服3剂，小便通畅。尿检示各项指标均为阴性，余症皆平，病遂愈。后随访数次，病未复发。

按：《伤寒论》云："少阴病，四逆，其人或咳，或悸，或小便不利，或腹中痛，或泄利下重者，四逆散主之。"本例之小便不利，四肢不温，并腹中痛，为邪入少阴，阳为阴郁。少阴为三阴之枢，邪气滞于中，清浊不分，加之患者久病不愈，气机阻滞日甚，投以四逆散举下陷之阳郁，疏不宣之气机。以柴胡升达阳气，兼解郁滞；芍药养阴，调节肝脾，土木和而气机畅；柴、枳同用，一升一降，清浊分行。仲景原方注："小便不利加茯苓，恐其力缓，仅渗湿不足以畅气机，又肺为水之上源，主一身之气，喜清肃，取下行为顺，故重用桔梗，辛开苦降；茯苓利水，与桔梗之开提相合，亦为一升一降，气机畅，诸症自平。"又《素问·灵兰秘典论》曰："膀胱者，州都之官，津液藏焉，气化则能出矣。"可见小便虽由膀胱所司，若无气机之转化，焉能排出而为溺？故小便之病变，与肾、肝、脾、肺、三焦之气化关系密切。对各种原因之小便不利或不禁，往往应联系相关脏腑经络全面考虑。

——马倩倩.经方临床验案3则.河南中医，2012，32（4）：416-417.

案三：少阴咽痛案

患儿，男，9岁，平素易感冒，每次感冒皆先起于咽部疼痛，需静脉注射抗生素疼痛方能缓解，但小儿日渐纳差，挑食偏食，时值初冬，天气转寒，小儿感咽部疼痛，食物不能顺利咽下。检查示咽部红肿，扁桃体II° 肿大。诊其脉，脉虽浮，但较弱，重按即无，诊为少阴咽痛。

处方以半夏散，方药：半夏12g，桂枝10g，甘草5g。3剂，煎汤喂服。2剂后咽喉疼痛尽除，次日再服1剂而痊愈。

按：半夏散出自《伤寒论》，原文记载："少阴病，咽中痛半夏散及汤主之。"原文除"咽中痛"三字外，尚不可忽视"少阴病"三字。同是少阴病之咽痛证，甘草汤证、桔梗汤证只是咽痛，不至咽中痛，疼痛程度、部位、深度是有区别的。甘草汤或桔梗汤属于浅证、轻证，半夏散与半夏苦酒汤则属于重证、深证。一般医生治咽痛，多用玄参、生地黄等甘寒药，视半夏之燥、桂枝之温为大禁。但《黄帝内经》云："火郁发之。"本例患者素体虚弱，久服寒凉之药，阳气虚少，复感风寒，寒邪直中少阴，虽脉浮，但按之无力，证属少阴咽痛，于此方剂即取效。

——马倩倩.经方临床验案3则.河南中医，2012，32（4）：416-417.

4. 热陷心包证治

（1）证治

【证候】身灼热，神昏谵语，或昏愦不语，舌蹇肢厥，舌色鲜绛，脉细数。

【分析】本证多因上焦肺卫证误治、失治，或素体心阴不足，心气素亏，或感邪过重，邪气猖獗，深陷内传，径入心包所致。邪热闭阻于内故身灼热；阳气不能达于四肢，而肢厥，此热闭愈重，肢厥愈重，即"热深厥亦深，热微厥亦微"；热灼津液为痰，痰热闭窍扰神，故神昏、谵语或昏愦不语；痰热阻于心窍，脉络不利，舌体转动不灵则言语不利；热陷心包，热伤营阴，则舌红绛，脉细数。以身热肢厥、神昏谵语、舌色鲜绛为本证辨证要点。热灼营阴证与本证均有昏谵，其营热扰心，神志异常较之本证为轻，仅表现为心烦不寐，或时有谵语。非本证邪热直接闭阻心窍，昏谵舌謇可比。

【治法】清心凉营，豁痰开窍。

【方药】清宫汤送服安宫牛黄丸，或至宝丹、紫雪。

清宫汤（《温病条辨》）：玄参心，莲子心，竹叶卷心，连翘心，犀角尖（水牛角尖代），连心麦冬。

安宫牛黄丸（引《温病条辨》）：牛黄，郁金，犀角（水牛角代），黄连，朱砂，冰片，麝香，珍珠，栀子，雄黄，黄芩。

紫雪（引《温病条辨》）：滑石，石膏，木香，磁石，羚羊角，寒水石，犀角（水牛角代），沉香，丁香，升麻，玄参，炙甘草。

局方至宝丹（引《温病条辨》）：犀角（水牛角代），朱砂，琥珀，玳瑁，牛黄，麝香，安息香。

（2）临床应用

安宫牛黄丸、至宝丹、紫雪三方皆性凉而有清热解毒、开窍止痉之功，属凉开之剂，治疗温热病窍闭神昏之危证有温病"三宝"之称。

三方临证宜区别使用。安宫牛黄丸药性最凉，长于清热解毒，多用于高热昏迷证；紫雪药性偏凉，长于凉肝息风止痉，多用于高热痉厥证；至宝丹长于芳香辟秽，开窍醒神，多用于窍闭谵语证。

此证多见于春温、暑温。临证运用时，诸方中水牛角可配合大青叶、生地黄同用，以发挥凉血解毒作用；如痰热闭窍较甚，加竹沥、胆南星、菖蒲、郁金以豁痰开窍；如暑热卒中心包，症见盛夏炎热而猝然昏倒、不省人事、身热气粗、喉中痰鸣、脉滑数，病发中暑，甚则兼见四肢厥逆，脉沉伏或沉涩，则为暑厥，当方用安宫牛黄丸或紫雪以芳香开窍、宣通气机；若热陷心包兼瘀血阻络，症见灼热、昏谵、舌蹇、舌紫暗、脉沉涩，方用犀地清络饮（水牛角、粉牡丹皮、青连翘、淡竹沥、鲜生地黄、生赤芍、桃仁、生姜汁、鲜茅根、灯心草、鲜石菖蒲）以清心豁痰、通瘀开窍。

（3）案例举隅

案一：痰蒙心包（黄疸重症）案

田某，男，20岁，1961年5月9日初诊。患者全身乏力、食欲不振已2周，双眼巩膜发黄4天。全身皮肤明显黄染，无皮疹及蜘蛛痣。西医诊断为"黄疸型传染性肝炎"，予以保肝治疗。5月8日病情恶化而收入住院。现症见：患者神志不清，时有谵语。舌质红苔薄黄，脉弦滑。予犀角散、清宫汤加减，加安宫牛黄丸。

处方：犀角粉3g（水牛角粉代，分冲），升麻10g，茵陈3g，栀子10g，连翘15g，莲子心9g，竹叶心1g，玄参15g，麦冬15g，甘草10g。安宫牛黄丸1丸，日2次。

二诊5月10日。神志昏迷，肝上界位于第5肋间，肝下界位于第10肋间。仍于原方加广郁金15g，石菖蒲15g，益元散10g

（包煎）。

三诊5月11日。患者神志已清。舌红苔灰黑而润，脉数无力。效不更方。

四诊5月12日。神志完全清醒，且能说话，仍宗原方。

按：黄疸重症，湿热痰浊内陷心包，急则治标，当以清心辟秽、开窍醒神为要，故选犀角散合清宫汤。方中犀角辟秽解毒，莲子心、竹叶心等以心达心、开窍醒神，更以安宫牛黄丸清心开窍，辅以连翘、升麻清热解毒，茵陈、栀子清热利湿，玄参、麦冬养阴生津，乃溯本求源之治。标本兼顾，则起死回生有望也。

——董建华.中国现代名中医医案精华.陆剑尘医案.北京：北京出版社，1990.

案二：邪闭心包案

顾某，饮酒又能纳谷，是内风主乎消烁。当春尽夏初，阳气弛张，遂致偏中，诊脉左弦且坚，肌腠隐约斑点，面色光亮而赤，舌苔灰黄。其中必夹伏温邪，内闭神昏。治法以清络宣窍，勿以攻风截痰、扶助温邪。平定廓清，冀其带病久延而已。

犀角、生地黄、玄参、连翘心、郁金、小青叶、竹叶心、石菖蒲。

又目暝舌缩，神昏如辟，邪入心包络中，心神为蒙，为之内闭。前已经论及，温邪郁热，乃无形质，而医药都是性质气味，正如隔靴搔痒。近代喻嘉言议谓芳香、逐秽宣窍，颇为合理。绝症难挽天机，用意聊尽人工。至宝丹四丸，均四服，凉开水调化。

按：本案为温邪所致神昏窍闭，治当清络宣窍。方中玄参味苦属水补虚；犀角善通心气，色黑补水。二药清心解毒养阴。连翘心能退心热。竹叶心锐而中空，能通窍清火。石菖蒲、至宝丹芳香醒神开窍。

——刘更生.临证指南医案.北京：华夏出版社，1997。

四、与现代疾病的关系：

1. 概述

西医学的流行性感冒、大叶性肺炎、病毒性肺炎、乙脑、流脑、流行性出血热，面部痤疮等均可参考风温进行辨证治疗。

2. 临床报道

现代临床报道，中医辨证论治流行性乙型脑炎参照本病治疗33例，总有效率为100%［陈俊，涂晋文.中医辨证论治流行性乙型脑炎临床观察.湖北中医药大学学报，2014，16（2）：83-85.］。也有人研究银翘散证明银翘散具有很好的抗菌、抗病毒、抗感染、增强免疫力等作用［王强，刘亚欧，李兴平.银翘散对呼吸道黏膜Th1/Th2细胞因子的影响.中成药，2013，35（3）：165-167.］。其也可用于治疗流行性感冒、急性扁桃体炎、大叶性肺炎等表证相关疾病［谢慧珺，王玉涛，招穗珊，等.银翘散体内抑制甲1流感病毒FML作用的实验研究.新中医，2011，43（12）：108-110.］，总有效率为97.1%［王利，胡园.麻杏甘石汤加味治疗急性支气管炎69例.时珍国医国药，2008，19（5）：1223.］。也有人参照本病辨证治疗寻常痤疮28例，效果显著［林慧川.麻杏甘石汤加减治疗寻常痤疮28例.中医研究，2000，13（2）：24.］。

3. 医案精选

案一：肺炎案

唐某，男，8岁。发热恶寒，咳嗽口干，有痰色黄，呼吸急促，听诊双肺有啰音。查血白细胞15.2×10^9/L，中性粒细胞91%；胸透：肺炎。3日后，腹部胀痛，大便不通。脉弦数，舌质红苔厚腻。西医诊断：肺炎并发中毒性肠麻痹。中医辨证：肺热及腑，热毒壅滞。治宜攻下泻肺、清热解毒。

处方：生大黄6g（后下），玄明粉6g（冲），枳壳10g，桑白皮10g，葶苈子6g，金银花20g，连翘20g，黄芩10g，栀子10g，杏仁6g。药后，大便得通，发热减轻，但仍腹胀，守原意加减，10天后病情稳定向愈。

按：中医学认为肺与大肠相表里，如温邪袭肺，热邪内盛，以致肺气不降，可直接影响大肠的传导功能，而出现阳明腑实之证。有人主张用麻杏甘石汤合小承气汤，吴鞠通提出用宣白承气汤，先生仿其上下合治之义而延伸其法。还有人提出，治疗急性肺炎，先用生大黄、芒硝、玄参、甘草组成的泄热汤1~3天，以突击泄热，对以后治疗有利。这对"肺与大肠相表里"的理论有所充实。

——张云鹏.中国百年百名中医临床家丛书——张云鹏.北京：中国中医药出版社，2002.

案二：急性肾炎案

周某，男，23岁，已婚，农民。患者于1959年初发现两眼睑微肿，乏力，小便黄少，继则面足皆肿。至6月中旬，浮肿遍及全身。尿检：蛋白（+++），脓细胞3~6/HP，红细胞0~1/HP，颗粒管型0~3/HP，血非蛋白氮24.17mmol/L，肌酐300.5μmol/L。某医院诊断为"急性肾炎"，使用抗生素及利尿剂，后又用中药温阳行水治疗，效皆不著，浮肿有增无减。同年9月中旬，患者来宁请邹老诊治。当时全身浮肿，腹部及下肢为甚，按之没指。腹部有移动性浊音，腹围90cm，溲少，每日200~300mL。气短不能平卧，纳少，口渴喜热饮，脉沉细，舌尖红苔薄白。尿检：蛋白（+++），红细胞1~2/HP，脓细胞14~20/HP，颗粒管型1~3/HP，血非蛋白氮15.76mmol/L，肌酐353.6μmol/L，二氧化碳结合力38.3%，酚红排泄试验25%（2小时）。肾阳不足，膀胱气化失常，三焦决渎无权，致水湿泛滥，子病及母，上凌肺金，故而气短不能平卧。方用温阳利水，苦降宣肺无效，又予温阳利水，攻补兼施亦无效。9月30日起转用宣肺利尿法，小便略增多，每日在400至700mL之间，浮肿如故。至10月19日，患者新感外邪，头昏、鼻塞、喉痛、微咳，脉细小而数，舌红苔薄。外感风热，急则治标，予以辛凉平剂治之。

处方：冬桑叶6g，苏薄荷2.4g，白蒺藜9g，金银花9g，净连翘9g，大贝母9g，玉桔梗2.4g，生甘草2.4g。药后小便量明显增多，当天尿量达1000mL。

10月20日于原方中加牛蒡子9g，光杏仁9g，大腹皮9g，小便量继续增加，每日在1500mL以上，头面部之浮肿逐渐消退，外感亦解，复觉胸胁作痛。X线透视示胸腔积液。22日方去银、翘，加入通络逐水之品。旋覆花9g（包），桑白皮9g，葶苈子9g，牛蒡子9g，玉桔梗3g，大贝母12g，光杏仁9g，丝瓜络9g，通草2.4g，生甘草3g，控涎丹3g（分吞）。此方连服6剂，小便量每日在1000mL以上，大便正常，至10月28日浮肿完全消退。X线胸透复查示胸腔积液已吸收，腹围已缩至72cm，体重由64.5kg减至50kg。血非蛋白氮10.33mmol/L，肌酐114.92 μmol/L，二氧化碳结合力51.8%，酚红排泄试验54%（2小时），尿检结果亦好转。水肿完全消退后予服养肺健脾宜肾之剂2月许，症状完全消失，尿检基本正常，临床治愈。

按：本例为严重水肿，使用温阳行水、温阳逐水和宣肺利水等法皆难取效，而于并发外感时，使用辛凉平剂，水肿得到迅速消退，肾功能亦随之恢复正常，终获临床治愈。"益火之源以消阴翳"，然水肿未退则可能与肺气不宣有关，气短不能平卧乃肺气失宣之征象。展肺气、开鬼门，上窍启而下窍利，由此阳气来复，阴翳消散。

——邹云翔.邹云翔医案选.南京：江苏科学技术出版社，1981.

第二节　春　温

一、概述

1. 定义

春温是因温热病邪郁伏而发的急性外感热病。临床初起即见里热亢盛，既可病发于气分，又可病发于营分，甚则气营两燔同时并见。整个病机以精（津）血亏耗甚至脱精为特点，终致留下不可逆转的后遗症。

2. 病因病机

一般认为本病外因是温热病邪，内因是阴精（肾精为主）先亏，正气不足。由于正虚邪袭，病邪在里，故起病即见里热炽盛诸证。由于本病为素体阴精亏虚，内有蕴热之人复感温邪发病，邪热内郁，故初起即表现为里热炽盛，呈现高热烦渴之象。故其治疗当以清泄里热为主，并需注意透邪外出、固护阴精。若热在气分则苦寒清泄里热。代表方：黄芩汤加豆豉玄参方（柳宝诒所创）。若热在营分则予清营透热外出。代表方：清营汤。若邪热在里，出现发斑、神昏、抽搐的严重证候，如为热盛动血、迫血妄行，见斑疹或出血者，治宜清热凉血，代表方如犀角地黄汤等；如为热盛动风而为抽搐者，则宜凉肝息风，代表方为羚角钩藤汤。一旦邪陷正衰，热毒内陷、气阴耗竭，导致亡阳虚脱，此时急当扶正固脱，代表方为回阳救急汤。在后期肝肾之阴损伤则宜滋养肝肾阴精，代表方如加减复脉汤等。

二、辨证要点

1. 辨初起证候

首先辨发于气分与发于营分之不同。发于气分者多从少阳而发，病情尚轻。症见身热、口苦而渴、心烦尿赤、舌红苔黄、脉数等。发于营分者，病情较重。症见身热夜甚、心烦躁扰甚或时有谵语、咽燥口干、口反不甚渴饮、斑疹隐现、舌红绛、脉细数等症。

其次，辨别表证之有无。若为风寒所致，则见恶寒头、项强痛、无汗、肢体酸痛等症；若为风热所致，则见微恶风、咳嗽、口渴、咽痛等症。

2. 辨邪正虚实证候

本病初起即见里热炽盛，兼有阴液耗伤之证，但邪实是辨证之关键所在。中期，热炽阴伤并重，例如春温所致阳明腑实之证时可见热邪炽盛且有阴液耗损之证，甚或气液两虚之证。病变后期可见邪少虚多为主要特征。此时虽然肝肾阴伤为主要矛盾，亦要关注邪气渐缓，不可再如气分证时之过用苦寒攻邪。

3. 辨动风证之虚实

实证多见春温之极期，以热盛动风为多见。此乃里热炽盛，引动肝风，风火相煽所致。虚证多见阴虚动风之证，此乃肝肾阴虚，筋失所养所致。

三、分型论治

1. 热郁胸膈证治

（1）证治

【证候】见身热不甚，心烦懊侬，坐卧不安，欲呕不得呕，舌苔微黄不燥，脉数。

【分析】此为邪热在胸膈气分，郁而不宣，故见身热、心烦懊侬、坐卧不安、脉数等症。本证虽属邪热在里，但里热未甚，津液未伤，所以一般多身热不甚，舌苔微黄而无舌燥口渴等症。

【治法】清宣郁热

【方药】栀子豉汤。栀子、香豉。

栀子豉汤以栀子清解膈热，豆豉宣郁达邪，合之以清宣胸膈郁热。

临床运用加减：津伤口渴者，可加天花粉以生津止渴；里热渐盛者，可加黄芩以苦寒清热；气逆呕吐者，可加枇杷叶、竹茹以降逆止呕。

（2）临床运用

本方临床广泛运用于因郁热所致的情志不遂之病证。包括常见的心烦失眠等。临床常见面颊烘热，体温正常，但自觉身热心烦。本方最初来自《伤寒论》，用于治疗"心中懊恼或热痛"之证。虽然只有两味药物，但是临床运用疗效甚佳。需注意的是，若患者平素大便溏，则需慎用，恐栀子太过寒凉损伤胃肠。

（3）案例举隅

案一：春温咳嗽案

李某，寒热微汗，口渴呛嗽，脉浮洪。乃春温犯肺，用辛凉轻剂，为手太阴治法。栀子、淡豆豉、桔梗、花粉、杏仁、象贝母、桑皮（蜜炙）、薄荷、蔗汁（冲）。2服嗽减。去栀、豉、桔、粉，加瓜蒌、橘红、前胡，服愈。

按：此案乃春温内热郁太阴，故咳嗽、口渴。药证对应服之即效。二诊时以方测症，知热势渐减，故去栀、豉、桔、粉，加强祛痰之功，而愈。

——林佩琴.类证治裁.北京：人民卫生出版社，2010.

案二：汗后心烦懊恼案

袁某，男，24岁。患伤寒恶寒，发热，头痛，无汗。予麻黄汤1剂，不增减药味，服后汗出即瘥。历大半日许，患者即感心烦，渐渐增剧，自言心中似有万虑纠缠，意难摒弃，有时闷乱不堪，神若无主，辗转床褥，不得安眠，其妻仓皇，恐生恶变，乃复迎余，同往诊视。见其神情急躁，面容怫郁。脉微浮带数，两寸尤显，舌尖红苔白，身无寒热，以手按其胸腹，柔软而无所苦。询其病情，曰心乱如麻，言难表述。余曰无妨，此余热扰乱心神之候。乃书栀子豉汤1剂：栀子9g，淡豆豉9g。先煎栀子，后纳豆豉。一服烦稍安，再服病若失。

按：本案乃伤寒误汗之后出现心烦懊憹、神若无主、辗转床褥、不得安眠之症。乃以栀子豉汤治之，以栀子之苦寒清心阳，以豆豉之芳香复心阴。1剂之后诸症若失。

——湖北省卫生厅.湖北中医医案选集.武汉：湖北科学技术出版社.

案三：心悸（病毒性心肌炎）案

魏蓬春医案。陈某，男，13岁，1983年11月5日初诊。1周前感冒发热，家长给服感冒药后好转（药名不清）。5天前晚上发热又起，仍给服前药，但热不退，且见心烦、心悸、寐差。经某医院西医检查：体温37.8℃，心率132次／分，律整，第1心音稍弱，各瓣膜区未闻及杂音，心界不增大。心电图检查：Ⅰ度房室传导阻滞，T波低平。诊断为"病毒性心肌炎"，因家属不同意住院，门诊医生给予青霉素等抗生素、维生素C、乙酰辅酶A等治疗3天，症状无改变而来就诊。现症：发热，心烦闷，心悸心慌，寐差纳呆，恶心呕吐，二便正常，舌苔薄黄，脉数。邪热内蕴，热扰心窍，治宜清宣邪热、宁心除烦。处方：栀子10g，淡豆豉15g，生姜3片，姜竹茹6g。3剂。

11月8日二诊，心烦、心悸、恶心、呕吐见减，仍纳差，苔薄黄，脉稍数。守上方加鸡内金6g，怀山药15g。再进2剂。

11月10日三诊：心烦、心悸、恶心、呕吐止，饮食渐增。复查心电图：窦性心律。予一味薯蓣饮调理善后。

　　按：本案乃因春温内变，如叶天士所云"温邪上受首先犯肺逆传心包"之证。虽然见到"病毒性心肌炎"的西医诊断，但是并没有按照西医的思路"抗病毒"治疗，依然以患者的症状进行辨证施治。患者心烦闷，心悸心慌，寐差纳呆，恶心呕吐，此症与栀子豉汤证相似，故在栀子豉汤之基础上加生姜3片，姜竹茹6g，加强和胃止呕之功。后以一味薯蓣饮调理脾胃中焦以善后。

　　　　——魏蓬春.魏蓬春医案.新中医，1985，12（20）：12-142.

　　2. 阳明热炽证治

　　（1）证治

　　【证候】壮热，面赤，汗多，心烦，渴喜凉饮，舌质红苔黄而燥，脉洪大或滑数。

　　【分析】此为热邪未从少阳外解，反传入阳明，形成里热亢盛之候。邪盛正旺，正邪剧烈抗争，外蒸肌肉，内迫胃津，乃见壮热、恶热、心烦、汗液大出等症。阳明之脉荣于面，阳明热甚则面甚、目赤。邪热既盛，汗泄又多，津液大为耗损，故渴喜凉饮。热邪内盛，故脉形洪大。舌苔黄燥亦系热盛津伤之症。总之，本证以高热、汗多、渴喜凉饮、脉洪大有力为辨证关键。

　　【治法】清热生津

　　【方剂】白虎汤。石膏，知母，粳米，甘草。

　　临证加减，白虎汤加味，即在白虎汤基础上加玄参、麦冬、石斛、芦根之类，以增强生津之力；若兼肺热痰咳，可加入杏仁、瓜蒌、枇杷叶、浙贝母等清肺化痰之品；若波及营血，症见身热烦渴、斑疹、出血、苔黄、舌绛者，宜用白虎加生地黄汤。

（2）临床运用

白虎汤广泛运用于各类热势较显著的温热类疾病之中。如20世纪50年代运用于流脑的治疗就是一个很成功的案例。若夹湿则可加苍术等；若津液耗损较重时可予白虎汤加西洋参等。

（3）案例举隅

案一：热入血室案

李氏，女，素禀怯弱。春间汛事不行，胁腹聚气如瘕，减餐肌削，屡服温通之药。至孟秋，加以畏寒壮热，医仍作经闭治，势濒于危。乃母托伊表兄林豫堂措办后事，豫堂特请孟英一诊以决之。孟英切其脉时，壮热烙指，汗出如雨，其汗珠落于脉枕上，微有粉红色，乃曰：虚弱是其本也。今暑热炽盛，先当治其客邪，急则治其标法，庶可希冀。疏白虎汤加西洋参、玄参、竹叶、荷杆、桑叶。及何医至，一筹莫展，闻孟英主白虎汤，乃谓其母曰：危险至此，尚可服石膏乎？且《本草》于石膏条下致戒云，血虚胃弱者禁用，岂彼未之知也。豫堂毅然曰：我主药，与其束手待毙。盍从孟英死里求生之路耶？遂服二帖，热邪退，汗渐收。改用甘凉清余热，日以向安。继与调气养营阴，宿瘕亦消。培补至仲冬，汛至而瘥。

——王士雄.回春录.上海：上海科学技术出版社，1998.

案二：高热不退案

吕某，男，48岁，农民。患者初秋患外感，发热不止，体温高达39.8℃，到本村医务室注射"氨基比林"等退烧剂，旋退旋升。四五日后，发热增至40℃，大渴引饮，时有汗出，而手足却反厥冷，舌绛苔黄，脉滑而大。急疏白虎汤：生石膏30g，知母9g，炙甘草6g，粳米一大撮。仅服2剂，即热退厥回而病愈。

按：本案为春温外感内热案例。此证正是春温热淫于内，治以咸寒、佐以苦甘之正法。此案说明，中医一样可以治疗急症，其疗效之速可见一斑。

——刘渡舟.刘渡舟医案.北京：学苑出版社，1988.

案三：寒冬运用白虎汤案

1972年隆冬，天空飘着大雪，一患者家属突然闯入门诊，哀求刘老去病者家中出诊，刘老见状，携弟子前往。一进患者家中，见一人横卧房间的水泥地板上，牙关紧闭，意识不清，四肢厥冷。刘老诊脉，脉细如丝，难以切评。其呼吸微弱，但出气烫手，如返蒸笼，接着翻开其眼睑，巩膜布满血丝，舌苔干裂色黄。刘老当下令弟子出门外，择干净雪花捏成雪团，徐徐放入患者口边，融成雪水，令其缓缓咽下，一连喂入八个雪团，20分钟后，病人体温骤升至40℃，满床翻动，惊叫"热死了！热死了！"刘老见患者已醒，复诊脉，见脉数，予白虎汤一剂：生石膏2斤，知母2两，粳米2两，甘草1两，令其煎汤2000mL，徐徐温服，1日服尽，次日患者身热退尽，神智恢复如初。刘老复处以麻杏甘石汤，7日而愈。

按：此案乃冬时内热之案，一般医家以为冬天严寒，畏惧白虎汤之寒凉，不敢用。但里热亢盛之时，亦可用之。患者当时的症状是最重要的依据，依此可用方也。

3. 热结肠腑证治

（1）阳明热结，阴液亏损

①证治

【证候】身热，腹满便秘，口干唇裂，舌苔焦燥，脉象沉细。

【分析】温为阳邪，最易伤阴，病至热结肠燥，津液耗伤更甚。身热、腹满便秘皆阳明腑实内结之见症；口干、唇燥、舌苔焦燥则属阴液亏损之见症。脉沉细是腑实阴亏之象。

【治法】滋阴攻下

【方药】增液承气汤。玄参，麦冬，细生地黄，大黄，芒硝。

②临床运用

本方由增液汤（玄参、麦冬、生地黄）加硝、黄而成。其中玄参咸寒，滋阴降火；麦冬、生地黄甘寒，滋阴润燥。三药相合有养阴生津、润燥通便之效。大黄、芒硝泄热软坚、攻下腑实。如邪热已去，仅是阴亏而肠燥便秘的，可减去硝、黄，以防克伐伤正，只需用增液汤以"增水行舟"即可。

③案例举隅

案一：增液承气汤治疗肠梗阻案

患者裴某，女，30岁，因腹痛、腹胀、肛门排气、排便停止2天就诊。患者有便秘史，时腹痛、腹胀，但不剧烈，2天前无明显诱因上述症状加重，伴肛门排气、排便停止，恶心，无呕吐，村卫生所曾予大承气汤及西药治疗（具体不详），未能获效。查：患者呈痛苦面容，其腹微隆，全腹触痛，左下为著，叩呈鼓音，肠鸣音亢进。予X线透视，见肠管充气明显，左下腹有梯状气液平面，提示低位肠梗阻。血常规示白细胞11.2×10^9/L。患者拒绝住院治疗，查其脉，一派数急，查其舌，红而苔剥。此津亏热结，无水行舟之象。法当泄热通腑、增水行舟。即予增液承气汤：玄参30g，大黄10g，生地黄25g，麦冬25g，芒硝10g。1剂，水煎分服。嘱服药后症状不解，即随诊。一服见效，服完病去若失。

——王安生.增液承气汤治疗肠梗阻1例.甘肃中医.2006，19（10）：13.

案二：增液承气汤治喘证案

赵某，男，32岁，2006年10月初诊。患者前2日发热头痛，起病后，恶寒重，口渴但不欲饮，四肢酸痛，鼻塞流涕，自服银翘解毒丸不见好转，来所就诊。症状：身体壮热，胸痛，咳喘，咳吐铁锈色痰，口渴，舌质红苔黄厚，脉数有力。辨证：痰热壅肺。治则：清热化痰，降气平喘。

处方：桑白皮汤治疗并配合西药抗生素。

5天后症状大减，又诊，微喘，胸闷，腹部胀痛，口干口臭，咳嗽轻，无胸痛。大便7日未解，苔黄燥，乃属热病后期，大肠津亏，腑气不通，肺失肃降所致，急投增液承气汤。

处方：生地黄24g，麦冬24g，北玄参30g，大黄10g（后下），芒硝6g（冲）。

服后2小时，大便下，腹痛消失，喘满亦随之消失。1个月后，患者又因重感而发高热，热退后大便干燥，小便不通，喘满胀痛。分析热退后，余热未尽，导致大肠津亏，腑气不通，症状突出，符合增液承气汤证，仍按上方投用，10剂后，患者康复。

——王爱华.增液承气汤治喘1例报道.辽宁中医药大学学报，2008，139.

案三：老年腰痛所致便秘案

某女，81岁，2001年5月8日诊。患者因腰痛、活动困难，由家人抬来就诊。患者体瘦，不能站立行走，转侧活动困难，腰部无明显按压痛，无叩击痛、放射痛，纳差，舌红苔黄，脉弦，无明显外伤史。进一步询问病史获知患者已1周未解大便，有便意，但无力排出。故诊为腹源性腰痛，属阳明腑实证。由于患者年老体弱，治疗不宜峻攻，故予增液承气汤1剂急煎服。

患者药后解出燥屎数枚及大量秽臭粪便。第二天自行步行来诊，给予增液汤调理而愈。

按：腹源性腰痛乃腹部原因引起以腰痛为主的一类疾病。此例患者年老体瘦，津液严重亏损，胃得不到津液濡润而致大便干结。有便意，但排出困难，日久腑气不通而致腰痛，活动受限。腑实当以攻下，攻下当以承气汤，但大小承气力猛而患者体弱，故选用增液承气汤，以生地黄、麦冬、玄参增水行舟，大黄攻下，芒硝软坚散结。全方既能攻下又能保津。腑气通畅后腰痛自然而除，活动恢复正常。

——黄爱民，吴曼玲.增液承气汤临床举隅.中国中医药现代远程教育，2005，3（10）：53.

案四：津枯火炽便秘案

某女，53岁，2004年5月23日诊。患者因舌痛半月、舌上起芒刺而诊。自觉口干舌燥，小便短赤，大便干结，舌红，起芒刺，苔燥黄，脉滑数。诊为舌痛。证属胃火炽盛。治以急下存阴，方以增液承气汤原方2剂。药后大便通畅，舌痛减轻，舌上芒刺消，继以增液汤滋阴调理而愈。

按：此例舌痛、舌起芒刺乃胃火炽盛所致。胃火炽盛，下灼津液，津液亏少则大便干结，排便不畅；胃火上炎则舌苔燥黄，舌起芒刺，舌干裂而痛，治以清胃火。清·吴坤安在《察舌辨证法》中说："如厚黄燥刺，或边黄中心焦黑起刺，脐腹胀满硬痛，乃阳明里证，承气下之""如不解……速宜重加鲜生地黄、麦冬、玄参之类"，故此用增液承气汤而愈。

——黄爱民，吴曼玲.增液承气汤临床举隅.中国中医药现代远程教育，2005，3（10）：53.

（2）阳明热结，气液两虚证治

①证治

【证候】身热，腹痛，便秘或伴见口干咽燥，倦怠少气，撮空摸床，肢体震颤，目不了了，苔干黄或焦黑，脉沉弱或沉细。

【分析】本证是燥结腑实，应下失下，气液两虚之候。身热，腹满便秘，苔干黄或焦黑为阳明腑实之象。口干咽燥，唇裂舌焦为阴液亏损之征。倦怠少气，撮空肢颤，目不了了，脉沉弱、沉细为正气虚衰所致。本证与前证相比。虽均为虚实互见之证，但前者为腑实而阴液耗伤，此则属腑实而气液俱虚，这是两者的区别点。

【治法】攻下腑实，补益气阴。

【方剂】新加黄龙汤。生地黄，麦冬，玄参，生大黄（后下），芒硝（冲），当归，人参，生甘草，姜汁（冲），海参（洗）。

②临床运用

本方系以陶节庵之黄龙汤加减变化而成，故名新加黄龙汤。方中用人参、生甘草扶补正气；生大黄、芒硝泄热软坚；麦冬、生地黄、玄参滋阴润燥；海参滋补阴液，咸寒软坚；姜汁宜胃肠气；当归和血分之滞，以使气血和畅。胃气宜通，则药得以运化，而能施展其祛邪扶正之作用。

③案例举隅

案一：腹痛案

秦某，女，45岁。因患腹痛伴消瘦2月，曾诊断为"结核性腹膜炎"，予抗痨治疗1月，腹痛不减。刻诊见：腹痛，午后潮热，盗汗，神疲少气，面色苍黄，口干咽燥，不思饮食，大便秘结，多日一行。查体：形体消瘦，痛苦面容，腹部平坦，腹壁按之有柔韧感，压痛，未触及包块，腹水征阴性，舌红苔黄燥，脉细数。证属气阴两虚，热结里实。治当滋阴益气，泄热通腑。方以新加黄龙汤加味。

生地黄15g，高丽参10g（冲服），麦冬10g，玄参15g，沙参15g，当归6g，生大黄9g（后下），芒硝3g，生甘草6g，玉竹10g，生姜10g。每日1剂，水煎2次，对匀分早晚服，同时各加服海参1条。

3剂后腹痛明显减轻,大便清稀,精神好转。原方去芒硝;变高丽参为党参,生大黄同煎,继服10剂,腹痛消失,食量增加,面色红润。治疗2个月后复诊,诸症消失,痊愈。

按:本例患者系气阴两伤,阴虚火旺,阴津暗耗,燥热内结所致腹痛,虽患者以阴虚火旺,气阴两伤为其主要病机,但其舌红苔黄燥有燥热之邪,惟恐单一滋补以助邪,故治以攻补兼施,新加黄龙汤正适其证,攻不伤正,补不助邪,滋阴益气与泄热通便并行为治,使大便得通,腹痛渐止,正气恢复。既避免了大量纤维增生,肠袢相互粘连致肠梗阻的发生,又能增强人体免疫力,故使用本方甚效。

——宋鹏飞,余丽雅.新加黄龙汤临床应用举隅.甘肃中医,2008:21(4).

案二:胃痛案

贾某,女,73岁。患者有慢性胃炎病史7年,7天前胃痛加重。诊见:胃脘隐痛,不思饮食,口干咽燥,恶心,神疲倦怠,少气懒言,大便多日不行,面色萎黄,倦卧于床,舌红苔黄燥,脉细数。胃镜诊断为慢性萎缩性胃炎。中医辨证属胃阴不足,燥屎内结。治宜滋阴养胃通便。方用新加黄龙汤加减。

玄参15g,麦冬15g,玉竹10g,石斛10g,沙参15g,当归9g,生地黄15g,高丽参8g(冲服),生大黄8g,芒硝3g,生姜10g,生甘草6g。8剂,水煎2次,对匀分早晚服。

2剂后大便得通,如羊屎状,3剂后大便溏薄,色黑,渐思饮食，胃痛明显减轻。去芒硝、生大黄、当归、高丽参；加党参15g，扁豆10g，山药15g，加冰糖适量。继服5剂，原有症状消失。

按：本患者年老体衰，胃病日久，胃阴不足，脾失健运，气血生化无源，气血亏虚，虚火灼津，肠液干枯，燥屎内结而发胃肠隐痛、纳差、乏力、大便不通诸症。此为正虚而大便秘结者，攻实则正气更虚，不补则无以救虚，补虚则里实亦壅，惟有攻补兼施，攻不伤正，补不助邪，才为两全之策，新加黄龙汤正适其证，3剂后腹气得通，后治以滋胃养阴，方以益胃汤而诸症消失获全效。

——宋鹏飞，余丽雅.新加黄龙汤临床应用举隅.甘肃中医，2008：21（4）.

案三：肠结案

路某，男，73岁，因腹部胀痛、呕吐2天入院。诊见：腹部胀满疼痛拒按，恶心，食入即吐，矢气不通，身热，头晕乏力，面色苍黄，神疲少气，口干咽燥。曾做过阑尾摘除术。查体：消瘦，急性重病容，舌红苔焦燥，脉细弱。心肺正常，右下腹可见一纵行伤痕，下腹部压痛，可扪及一条索状物，肠鸣音活跃。腹部平片：下腹部可见3处液平。诊断：粘连性肠梗阻。中医证属热结里实、气阴两伤、本虚标实之肠结。治以滋阴益气、泻结泄热。方以新加黄龙汤加减。

生地黄15g，高丽参10g（冲服），麦冬15g，玄参15g，当归6g，生大黄9g（后下），芒硝6g，生甘草6g，生姜10g。每日1剂，水煎2次兑匀，同时给予胃肠减压、维持水电解质平衡等治疗，每间隔6小时胃管注入中药150mL，保留2小时。

2剂后大便得通，停胃肠减压，患者少量进流食。原方去芒硝，继服3剂后，患者呕吐、腹痛消失，诸症好转。予香砂六君子丸健脾益气。随访1年未复发。

按：本病属中医学之肠结，多因饮食不节，热邪郁闭，燥屎内结，导致肠道通降功能失常，滞塞不通引起。患者虽热结于腹，但其年老体弱，不仅阴血将竭，亦精气大虚，故见神疲少气，口干咽燥，头晕乏力，面色苍黄，舌红苔焦燥，脉细弱，虽用承气辈攻下，亦不得通。此时唯有泄热通便与滋阴益气并行为治，或可一战成功。方中生大黄、芒硝泄热通便、软坚润燥；生地黄、麦冬、玄参滋阴增液；高丽参、当归、生甘草补益气血。诸药合用使正气得运，阴血得复，则药力得行，大便得通，邪热自平获效。

——宋鹏飞，余丽雅.新加黄龙汤临床应用举隅.甘肃中医，2008：21（4）.

案四：胰瘅案

王某，男，57岁，因饮酒后出现左上腹疼痛，恶心2天来诊。该诊见：左上腹部胀满疼痛，并向腰背部放射，恶心，呕吐，身热，咽干唇燥，倦怠乏力，大便秘结，面色苍黄。曾有胆囊炎病史。体查：T 38℃，急重病容，舌红苔黄燥，脉细数。心肺正常，腹平坦，左上腹微有压痛，无反跳痛，无腹肌紧张。实验室检查：白细胞13.5×10^9/L，中性粒细胞87%；血淀粉酶360U/L；尿淀粉酶1350U/L。腹部平片：未见异常。CT提示：胰腺轻度增大、边缘不规则，考虑急性胰腺炎。诊断为：急性轻症胰腺炎。中医属脾胃实热证，兼气阴不足，标实本虚之胰瘅。治以通里攻下泄热、滋阴益气。方以新加黄龙汤加减。

生地黄15g，党参10g，麦冬15g，玄参15g，当归6g，生大黄9g（后下），芒硝3g，柴胡15g，莱菔子15g，白芍12g，栀子10g，金银花15g，生甘草6g，生姜10g。6剂，水煎2次兑匀，同时给予抗生素、营养支持等治疗。

3剂后身热渐退，腹痛减轻，呕恶消失，大便得通，原方去芒硝、生大黄，同煎继服3剂后，患者腹痛消失，诸症好转。

按：本例患者由于饮食不节，以致肝胃不和，气机升降失司，实热内结，灼伤津液而见腹痛、恶心呕吐、身热、便秘诸症；气阴暗耗，津液不足，气阴不足而见倦怠乏力、咽干唇燥、面色苍黄、舌红苔黄燥、脉细数。治宜通里攻下泄热，同时给予滋阴益气。方以新加黄龙汤酌加柴胡、莱菔子行气和胃，消食导滞；栀子、金银花清热解毒；白芍缓急止痛，攻补兼施，除邪扶正。其治则与本病西医学的胰腺间质性炎症引起水、电解质丢失的病理变化相呼应。

——宋鹏飞，余丽雅.新加黄龙汤临床应用举隅.甘肃中医，2008：21（4）.

（3）阳明腑实，小肠热盛

①证治

【证候】身热大便不通，伴见小便涓滴不畅，溺时疼痛，尿色红赤，时烦渴甚，舌红脉数。

【分析】本证为阳明腑实，小肠热盛之候。热盛于里，腑实内阻，故身热而大便不通。小肠热盛，下注膀胱，则小便涓滴不畅，溺时疼痛而尿色红赤。热盛，津液不上承，则时烦渴甚。

【治法】通大便之秘，泄小肠之热。

【方剂】导赤承气汤。大黄，芒硝，生地黄，赤药，黄连，黄柏。

②临床运用

本方是由导赤散合调胃承气汤加减而成，故名导赤承气汤。方取大黄、芒硝攻下腑实；生地黄、赤芍、黄连、黄柏滋阴泄热。临床上每见肠腑热结得去，膀胱之热亦解，而小便自可通利。

③案例举隅

案一：春温热结阳明案

王皱石弟患春温，始则谵语发狂。连服清解大剂，遂昏沉不语，肢冷如冰，目闭不开，遗溺不饮，医者束手。孟英诊其脉弦大而缓滑，黄腻之苔满布，秽气直喷。投承气汤加银花、石斛、黄芩、竹茹、玄参、石菖蒲，下胶黑矢甚多，而神稍清，略进汤饮。次日去硝黄，加海蜇、莱菔、黄连、石膏。服二剂而战解肢和，苔退进粥，不劳余力而愈。

按：《温病条辨》有云："温病死状百端，大纲不越五条……一曰阳明太实，土克水者死。"本案乃因春温热结阳明太盛导致神昏谵语，王孟英当机立断予以大承气汤加味，釜底抽薪，大便一通患者很快苏醒。对于此等急诊治疗之时需"胆大心细"若轻剂缓投，则无济于事，缓缓延之数日之后则成不治之症。

——王士雄.王孟英医案.上海：上海科学技术出版社，1998.

案二：嗜食鸦片所致便秘案

庞某，女，80岁。初诊，素嗜鸦片烟已30余载，经常便秘，大便7~8日一行。自4月28日感受风温邪气，身热咳嗽，咽红肿痛，经中西医治疗10天未见好转。目前身热未退，体温38.3℃，两脉细弦小滑，按之细数，头晕心烦，身热腹满，口干唇焦，咽干微痛，舌苔黄厚干燥，焦黑有裂痕，精神委靡，全身乏力。老年阴分素亏，久吸鸦片，虚火更甚，津液早亏，病温将及半月，阴液更伤。老年正气不足，热结阴伤，燥屎内结。必须急攻其邪以祛其热，扶其气分防止虚脱，仿新加黄龙汤以攻补兼施。

鲜生地黄60g，生甘草10g，玄参25g，麦冬15g，赤芍25g，白芍25g，当归10g，生大黄末1.2g（和玄明粉1.5g共研细末冲服），人参25g（另煎兑入）。1剂。

服药约2小时，候腹中有动静，或转矢气者，为欲便也。在便前另服：已煎好之人参汤25g，西洋参粉4.5g，调匀分服，再去厕所，以防虚脱。服汤药后约2小时，腹中痛，意欲大便，即先服人参汤送西洋参4.5g，再去排便，数分钟后，大便畅解甚多，病人微觉气短，又服人参汤少许，即复入睡。

二诊，昨日服新加黄龙汤，大便已通，未出现虚脱症状。这是在气阴两虚之人身上用攻补兼施方法的成功例证。药后患者静睡通宵，今诊两脉细弱无力，身热已退净，体温36.7℃，腹满、头晕、心烦皆减，舌苔焦黑干裂已除，仍属黄厚近焦，自觉一身疲惫异常。老年病温已久，重伤津液，一时难以恢复，再以甘寒育阴以折虚热，甘微温益气兼扶中阴，饮食寒暖，皆宜小心。

海参片15g（先煎），沙参30g，玄参30g，麦冬25g，黄精25g，鲜石斛30g，生白芍30g，生地黄25g，熟地黄25g，西洋参粉10g（分三次药汁送下）。2剂。

按：老年阴分素亏，久吸鸦片，虚火更甚，津液早亏，病温将及半月，阴液更伤。老年正气不足，热结阴伤，燥屎内结。必须急攻其邪以祛其热，扶其气分防止虚脱，故以新加黄龙汤以攻补兼施。二诊：老年病温已久，重伤津液，一时难以恢复，再以甘寒育阴以折虚热，甘微温益气兼扶中阴，饮食寒暖，皆宜小心。

——王士雄.王孟英医案.上海：上海科学技术出版社，1998.

案三：产后阳明病案

同乡姻亲高长顺之女嫁王鹿萍长子，住西门路，产后六七日，体健能食，无病，忽觉胃纳甚佳，食肉甚多。数日后，日晡所，觉身热烦躁，中夜略瘥，次日又如是。延恽医诊，断为阴亏阳越。投药五六剂，不效。改请同乡朱医，谓此乃桂枝汤证，如何可用养阴药？即予轻剂桂枝汤，内有桂枝五分，白芍一钱。二十日许，病益剧。长顺之弟长利与余善，乃延余诊。知其产后恶露不多，腹胀，予桃核承气汤，次日稍愈。但仍发热，脉大，乃疑《金匮》有产后大承气汤条，得毋指此证乎？即予之，方用：生大黄15g，枳实9g，芒硝9g，厚朴6g。

按：此案乃产后误治导致阳明内结之征象。故以承气汤大下之，病愈。平素此等误治案例并不鲜见，医者畏惧产后体虚不敢用下法。但有此等病证之时，即不可畏惧。俗语曰：有故无损也。

——曹颖甫.经方实验录.北京：学苑出版社，1988.

4. 热盛迫血证治

（1）证治

【证候】身体灼热、躁扰不安，甚或昏狂谵妄，斑疹密布，色深红甚或紫黑，或吐衄便血，舌质深绛，脉数。

【分析】本证为血分热毒炽盛，迫血妄行之候。心主血、藏神，热陷血分，扰于神明则躁扰不安，甚或昏谵狂妄。热盛于营血则身体灼热。热邪伤络，迫血妄行，滋于脉外而见不同部位的出血。如阳络伤，血溢于上则见吐血、衄血；阴络伤，血溢于下则见便血、溺血；表络伤，血滋肌肉，瘀于皮下则斑出稠密成片。斑色紫黑、舌反深绛、脉数是血分热盛毒重之象。本证与"热灼营阴"比较，病势更重。营分证仅见斑疹隐隐，本证则不只斑点显露，且分布稠密，甚至成片，有的还见上下、内外不同部位的出血症状。本证与气营（血）两燔证比较，二者虽都有血热迫血见症，但本证是热毒内陷血分，迫血妄行，而无大渴、苔黄之气热表现；气血两燔证则血热炽而气热亦盛。

【治法】凉血散血，清热解毒。

【方剂】犀角地黄汤。干地黄，生白芍，牡丹皮，犀角（水牛角代）。

（2）临床运用

临床加减：如热毒重而热势高者，可加知母、大青叶以增强清热解毒之效；若斑色紫黑者，可加大青叶、玄参、丹参、紫草以增强解毒活血之功；衄血者，加白茅根、侧柏叶、牛膝；尿血者，加小蓟、白茅根；便血者，加地榆、槐花、白头翁；吐血者，加茜草、白茅根；如神昏谵妄明显，则加服安宫牛黄丸以清心开窍。

（3）案例举隅

案一：王孟英运用犀角地黄汤医案

顾奏云，季秋患感，医作虚治，补及旬日，舌蜷痉厥，腰以下不能略动，危在须臾。所亲石诵羲延孟英设死里求生之策，察脉虚促欲绝。先灌紫雪一钱，随灌犀角地黄汤二大剂服下，厥虽止而舌腭满黑，目赤如鸠，仍用前汤。三日间计服犀角两许，黑苔渐退，神志乃清，而呃忒频作，人犹疑其虚也。孟英曰：营热虽解，气道未肃耳。以犀角、玄参、石花、连翘、银花、竹茹、知母、贝母、竹叶为方服之。次日即下黑粪甚多，而呃忒止。又三剂，连解胶黑粪四次，舌色始润，略进米饮，腿能稍动，然臀已磨穿矣。予甘润育阴药，续解黑粪又五次，便溺之色始正。投以滋养，日渐向安。己酉举于乡。其弟翰云，患左胯间肿硬而疼，暮热溺赤，舌绛而渴。孟英按脉细数，阴虚血热。用西洋参、生地黄、麦冬、楝实、知母、花粉、银花、连翘、甘草、黄柏等药，服旬余而愈。

按：本案乃大剂犀角地黄汤治疗神昏惊厥案例。因目前犀角一药为国家明令禁止使用药，故运用所求甚难。一般以水牛角代之，但是疗效不及犀角，故对于神昏惊厥之重症非大剂量使用不可。王孟英对于此症的治疗使用此方三日用犀角两许方才奏效，可见对于识证之后亦当守方。否则一不见效即改弦易辙，转去转远则难以为效。

——王士雄.王孟英医案.上海：上海科学技术出版社，1998：46.

案二：病毒性肺炎案

万某，女，5岁，2007年6月3日诊。患儿咳嗽伴高热1周，大量使用抗生素与激素6天，疗效不佳。查体：体温39℃，精神委靡，声音低微，喉中痰鸣，肺部有细湿啰音，舌苔黄而干，脉细数无力。实验室检查：白细胞8×10^9/L。X线检查：右肺部有小片状阴影。痰涎涂片检出病毒。诊为病毒性肺炎。治以清心开窍、宣肺化痰，犀角地黄汤加味。

处方：水牛角15g，生地黄12g，白芍6g，麦冬6g，半夏6g，知母6g，大贝母5g，桔梗10g，梨汁为引。水煎频服。每日1剂。

服药第二日，便下秽臭，精神好转。第三日咳嗽减轻，体温下降至37.5℃，舌苔黄腻，唇转润且红，较前有力。在原方基础上生地黄减为8g，加白蔻仁、果仁各3g。再服药5剂后，神安，痰涎量少，胃纳渐增。查：双肺呼吸音清，啰音消失，痰涎涂片检查病毒消失而痊愈。

——严伟.犀角地黄汤儿科临床运用举隅.江苏中医.2009，41（9）：47–49.

案三：手足口病案

戴某，女，2岁，2008年5月13日诊。患儿初起出现发热、流涕、纳差、哭闹不安，予以抗感染治疗，效果欠佳。近2日手掌和足趾出现红色米粒大斑丘疹，个别皮疹上有小水泡，口腔颊侧黏膜可见一溃疡面，拒食，大便2日未行，小便黄，舌红苔黄腻，脉滑数。诊断为"手足口病"。治以清热凉营、解毒祛湿。方用犀角地黄汤加味。

处方：水牛角15g，生地黄6g，生石膏10g，黄连3g，黄芩6g，知母6g，赤芍6g，玄参6g，牡丹皮6g，淡竹叶6g，紫草6g，白术3g，怀山药3g，甘草5g。水煎，分早中晚3次服用，每次服30mL。

3天后手足水泡消失，病变部位仍有少许红晕，大便通，纳转佳。继守上方去黄连、黄芩，改白术、怀山药各6g。再服3剂，症状及体征均消失。

——严伟.犀角地黄汤儿科临床运用举隅.江苏中医，2009，41（9）：47-49.

5. 肾阴耗损证治

（1）证治

【证候】身热不甚，日久不退，午后面部潮红颧赤，手足心热甚于手足背，咽干齿黑，或心悸，或神倦耳聋，舌质干绛，甚则紫暗痿软，脉虚软或结代。

【分析】本证为春温重证后期的表现。热毒余邪久羁，损伤肝肾真阴，以致精血耗伤，虚热不退，属邪少虚多之候。阴虚不能制阳则阳偏亢而低热不已，手足心热甚于手足背。咽干齿焦，是肾阴亏损，津难上承之象。舌质干绛，甚则紫暗，是肝血肾液耗伤之证。邪少虚多则脉虚软无力，阴亏液涸则脉行艰涩，神倦欲眠则为虚衰疲惫的表现。

【治疗】滋补肝肾，润养阴液。

【方剂】加减复脉汤。炙甘草，大生地黄，生白芍，麦冬，阿胶（烊冲），麻仁。

（2）临床运用

本方由《伤寒论》炙甘草汤去参、桂、姜、枣加白芍组成，为温热病邪深入下焦，肝肾阴伤之治疗主方。吴鞠通说："热邪深入，或在少阴，或在厥阴，均宜复脉。"方中用炙甘草为主药，以补益化生气血之本的中气，而达津充阴复的目的；生地黄、阿胶、麦冬、生白芍都是益阴生津之品，以滋养肝肾之阴；麻仁亦可润燥。全方共奏滋阴退热、养液润燥之效。如因误治，汗之不当，劫灼阴液，耗伤心气，以致气不外固而汗自出，心失所养，中无所主而震震悸动者，则宜本方去麻仁，加生龙骨、生牡蛎（方名救逆汤）以滋阴敛汗，摄阳固脱；如脉虚大欲散，更加人参以补益元气、增强固脱之力。

（3）案例举隅

案一：心肾阴虚，气滞血瘀案

刘某，男，65岁，退休干部，2006年10月17日诊。患者确诊为冠心病已有8年，近年来时常出现胸闷不适、时有心悸烦热、口干咽燥、大便秘结，西药无法改善其阴虚燥热症状，遂来就诊。查其舌质光绛边有瘀点无苔，脉沉细缓。辨证为心肾阴虚，气滞血瘀。治宜滋养心肾阴液、理气通络。方用加减复脉汤加味。

处方：炙甘草10g，干地黄24g，生白芍15g，麦冬15g，阿胶10g（烊化冲服），麻仁10g，丹参15g，全瓜蒌24g。5剂。常法煎服。

药后口干咽燥症状明显好转，大便通畅，胸闷得以舒缓，原方再进5剂。患者感觉舒适，诸症缓解。嘱其注意饮食清淡，适当活动，不定期服用本方，1年多来症状基本得以解除。

按：本例患者见胸闷不适、心悸烦热，乃阴血不足、心脉失养所致；口干咽燥、大便秘结、舌光绛无苔、脉沉细缓，乃阴液亏虚，无津上承、无液润肠见症；胸闷、舌边有瘀点，乃久病入络之症状。用炙甘草补益心脾之气；干地黄滋补肾阴；麦冬、阿胶滋心阴、养心血；麻仁润肠通便；丹参活血通络、祛瘀止痛；全瓜蒌宽胸散结、润肠通便。所用药物切中病机，故能获得良效。

——陈锦芳.冠心病治疗验案.江苏中医药，2008，40（3）：12-13.

案二：心肾气阴亏虚案

曾某，女，70岁，退休教师，2007年12月14日诊。患冠心病多年，近年来时常发生心前区憋闷疼痛，经冠状动脉造影确诊为冠状动脉右侧支管腔狭窄，直径缩小95%，严重影响血供。3天前在南京军区某医院做经皮冠状动脉支架置入手术，术后第2天极度疲乏、汗出淋漓。患者有糖尿病，要求中药配合治疗。就诊时见精神疲惫、自汗多、口渴不欲饮、胸微闷、大便偏干、舌质光红无苔、脉细弱。辨证为心肾气阴亏虚，气不敛津；治宜益气养阴、敛阴止汗；方用加减复脉汤合生脉散加减。

处方：炙甘草10g，干地黄24g，生白芍15g，麦冬15g，人参15g，五味子10g。3剂。常法煎服。

药后汗止，诸症好转，夜寐稍差，舌苔薄白，脉细缓。照上方去五味子，加茯苓10g。再服5剂，症状基本消除。

按：本例患者有糖尿病病史，素体气阴不足，术后气阴更加亏虚。临床上阴液亏虚心肾失养则神疲倦怠、口渴不欲饮、舌质光红无苔、脉细弱；心气虚则胸微闷、脉弱无力；气虚不能敛津液则自汗多；阴虚肠道失润则大便干。方用加减复脉汤滋养阴液，生脉散益气生津、敛阴止汗，阴复气升则诸症得以消除。

—— 陈锦芳.冠心病治疗验案.江苏中医药，2008，40（3）：12-13.

案三：真阴亏虚，肌体失养案

黄某，男，73岁，退休干部，2007年10月20日诊。患者有冠心病、高血压病史10余年，平日无明显不适，仅在活动时感到头晕、胸闷、气促。2007年以来2次因排便用力突然晕厥，送省立医院急诊，确诊为"急性心肌梗死"，经冠状动脉造影发现冠状动脉各支均有不同程度的狭窄，较为严重的是右束支管腔狭窄，直径缩小96%，在省立医院做经皮冠状动脉支架置入手术。术后已经3个月，西药按照术后要求服用，但心前区仍感不适，时有隐痛，上楼梯时气促，口干咽燥，大便干结，遂来就诊。查其面色苍白，消瘦，肌肤干燥，舌质红绛少苔，脉细无力。辨证为真阴亏虚，肌体失养。治宜养阴补血、宣通心阳。方用加减复脉汤加味。

处方：炙甘草10g，干地黄24g，生白芍15g，麦冬15g，阿胶10g（烊化冲服），麻仁10g，全瓜蒌24g，人参15g，桂枝10g。5剂，常法煎服。

药后心前区隐痛缓解，大便通畅，继前方，再服5剂，诸症消除，自我感觉良好。停服中药2天，大便又见干结，再予加减复脉汤。

处方：炙甘草10g，干地黄24g，生白芍15g，麦冬15g，阿胶10g

（烊化冲服），麻仁10g。5剂，常法煎服。嘱患者注意休息，多吃滋阴养液之品，适当活动，以养心肾之气阴。药后，症状消失。

按：本例患者阴液亏虚较为严重，出现机体失养的症状较为明显。手术后心之气阴恢复较慢，故心前区持续不适，时有隐痛，活动则气促。用加减复脉汤养阴复脉。人参补益心气；桂枝温通心阳；全瓜蒌宽胸理气。心之气阴得以滋养，功能得以恢复，症状自然得以消除。

—— 陈锦芳.冠心病治疗验案.江苏中医药，2008，40（3）：12-13.

6．虚风内动证治

（1）证治

【证候】手足蠕动或瘛疭，心中憺憺大动，甚则时时欲脱，形消神倦，齿黑唇裂，舌干绛或光绛无苔，脉虚。

【分析】本证为水不涵木，以致虚风内动之候。多由肾阴耗损证发展而来，故多见于本病的后期。肝为风木之脏，赖肾水以滋养，热邪羁留，真阴被灼，水亏木旺，筋脉失养而拘挛，以致出现手足蠕动，甚或瘛疭之动风见症。心中憺憺大动，系心之气阴双亏，心失所养之故。若阴液亏虚，而将有阴阳离决的危象时，则可出现时时欲脱。形消神倦，齿黑唇裂，亦是阴液枯涸，失养失润所致。舌干绛或光绛无苔、脉虚皆为肾阴耗损之证。本证与热盛动风证虽均为肝风内动，但病机有虚实之别，证情亦有差异。热盛动风证多见于病的极期阶段，为"热极生风"，其证属实，多在发痉的同时伴有壮热、肢厥、神昏、头胀痛、渴饮、苔燥、脉弦数等症状；本证多见于病的后期阶段，为"血虚生风"，其证属虚，故呈现一派虚象，两者不难辨别。何秀山说："血虚生风者，非真风也，实因血不养筋，筋脉拘挛，伸缩不能自如，故手足瘛疭，类似风动，故名曰内虚暗风，通称肝风，温热病末期多见此证者，以热伤血液故也。"

【治法】滋阴息风。

【方药】三甲复脉汤（《温病条辨》）。炙甘草，干地黄，生白芍，麦冬，阿胶，麻仁，生牡蛎，生鳖甲，生龟甲。水八杯，煮取八分三杯，分三次服。

大定风珠（《温病条辨》）生白芍，阿胶，生龟甲，干地黄，麻仁，五味子，生牡蛎，麦冬（连心），炙甘草，鸡子黄二枚，生鳖甲。水八杯，煮取三杯，去滓，再入鸡子黄搅令相得，分三次服。

（2）临床运用

三甲复脉汤系加减复脉汤加牡蛎、鳖甲、龟甲而成，在滋养肝肾之阴的同时，加三甲以潜阳息风。如因误治阴衰严重而时时欲脱，纯虚无邪者，宜用大定风珠，以留阴敛阳，防止虚脱。

加减法：悸者，加茯神、人参、小麦。喘加人参；自汗者，加龙骨、人参、小麦；大定风珠，系三甲复脉汤加鸡子黄、五味子而成。取鸡子黄血肉有情之品，以增强滋阴息风之效；五味子补阴敛阳以防厥脱之变。

（3）案例举隅

案一：哮喘病案

丁某，男，36岁，1990年7月22日初诊。哮喘反复发作7年余，每年夏季加重，历次发作均需使用抗生素及肾上腺皮质激素方能逐渐缓解，西医诊为"支气管哮喘"。于半月前宿恙又发，历经上述治疗5天无效，病情仍无好转。刻下：患者张口抬肩，哮喘不能平卧，胸膈满闷如塞，痰少色白而黏，头晕心悸，口干喜饮，小便黄赤，形瘦面晦，精神委靡，舌干红无苔，脉沉细数。T 36.9℃，BP 80~120 mmHg，两肺满布哮鸣音，心率108次/分，律齐。胸透提示轻度肺气肿。证属肺阴亏虚，真阴暗耗，虚风内生，虚风伏痰交阻肺络，气道拘挛滞塞而致本病。治宜滋阴息风、化痰宣肺。拟三甲复脉汤加减。

生鳖甲、生白芍、钩藤（后下）各18g，生龟甲24g，生牡蛎、全瓜蒌30g，北沙参15g，赤芍、僵蚕各12g，阿胶（烊化）、地龙各9g，蛤蚧1g（研末冲服），炙甘草6g。文火久煎，日1剂。

服药5剂，哮喘明显减轻，精神转佳，舌质转润，仍感胸闷，夜间时有小喘，两肺偶闻及哮鸣音。原方去赤芍；加丹参15g，沉香3g（后下），更进7剂，哮喘消失，余症悉除。

——孙继铭.三甲复脉汤新用举隅.实用中医内科杂志，1992，6（2）：41-42.

案二：阴虚头痛案

程某，女，3岁，1987年5月4日入院。头痛4年余，时轻时重，痛如针刺，两太阳尤甚，时向巅顶走窜。曾做脑电图及脑扫描未见异常。应用麦角胺咖啡因、利眠宁、索密痛，效不佳。后入本院服中药归脾汤、血府逐瘀汤、半夏白术天麻汤等30余剂，仍无好转。刻诊：除头痛如上述外，患者面色晦暗，面肌拘挛，目睛无神、干涩，久视则眩晕欲仆，失眠，健忘，懒言，四肢酸麻，手足心热，舌红少苔，脉弦细。血象：血红蛋白90g/L，红细胞3.5×10⁹/L。此乃久病缠绵，真阴暗耗，阴虚阳旺，虚阳上扰及水不涵木，肝血亏虚，清窍失养所致。拟三甲复脉汤加减。

生鳖甲、白芍、熟地黄各18g，生龟甲24g，生牡蛎30g，麦冬15g，枸杞子、川芎各12g，阿胶（烊化）、陈皮、菊花（后下）、炙甘草各9g。文火久煎，日1剂。

服药6剂，头痛锐减，睡眠及精神转佳。连进12剂，诸症悉除，痊愈出院。随访1年未复发。

——孙继铭.三甲复脉汤新用举隅.实用中医内科杂志，1992，6（2）：41-42.

案三：阴虚致痉案

胡某，男，64岁，1987年11月6日初诊。患者有中风（脑血栓形成）病史6月余，失语，半身不遂。近10日无明显诱因出现阵发性四肢拘挛，发无定时，一日数次，每次持续约5分钟，可自行缓解。发作时，两手紧握，四肢屈而不伸，微微震颤，项强，呼吸加促，时有面肌𤄊动。目下：患者神呆面晦，形体消瘦，舌短缩而歪，质光红无苔，脉细数。血压90~158 mmHg，血钙98g/L。属中医痉证范畴。患者大病之后，肝血暗耗，肾水大亏，筋脉失于濡养，虚风内动而致本病。三甲复脉汤加减。

生鳖甲18g，生龟甲24g，生牡蛎20g，生地黄20g，熟地黄20g，白芍15g，白蒺藜15g，阿胶12g（烊化），枸杞子9g、炙甘草9g。文火久煎，日1剂。

进药5剂，发作次数明显减少，且持续时间缩短；10剂服完，症状停止发作，神色舌脉亦转佳。守原方继服5剂，以固疗效。

——孙继铭.三甲复脉汤新用举隅.实用中医内科杂志.1992，6（2）：41–42

7. 邪留阴分证治

（1）证治

【证候】夜热早凉，热退无汗，能食形瘦，舌红苔少，脉沉细略数等。

【分析】本证多见于春温后期，由于余邪留伏阴分所致。人体卫气日行于阳，夜行于阴。阴虚余热内留，卫气夜入阴分鼓动余热，则两阳相得，阴不能制，故入夜身热；至晨卫气出阴分而行于阳则热退身凉，但因余热混处营阴，不随卫气外出，故热虽退而身无汗。邪留阴分，病不在胃肠，故能进饮食。然余热久留，营阴耗损而不能充养肌肤，故形体消瘦。舌红苔少，脉沉细略数，都是余热耗损阴液之象。阴虚夜热病情虽轻，但低热久延，耗阴伤正，也不能忽视。

【治则】滋阴透热。

【方药】青蒿鳖甲汤（《温病条辨》）。青蒿，鳖甲，细生地黄，知母，牡丹皮。水五杯，煮取二杯，日再服。

（2）临床运用

本方以鳖甲滋阴入络搜邪；青蒿芳香透络，配合鳖甲领阴分余热外出；牡丹皮泻伏火；生地黄养阴清热；知母清热生津润燥。合为养阴透热之方。本方不仅治疗温病有效，对于其他阴虚夜热证者也可使用。

（3）案例举隅

案一：长期不明原因发热案

孙某，男，50岁，于2009年12月10日因发热就诊。患者于3个月前无明显诱因而突发高热，反复发作，体温在38.2℃至39.5℃之间，在多家医院经一系列检查均未找到病因，多方求治西医，未愈，故转而求中医治疗。就诊时患者体温达38.4℃，两颧红赤，精神不振，倦怠乏力，咽干不适，睡眠欠佳，多梦，纳食尚可，小便色黄，大便干结，舌质红绛苔腻，六脉皆细缓滑。中医诊断：内伤发热，阴虚夹湿。治疗以养阴透热为主，方选青蒿鳖甲汤加减。

方药：青蒿15g，生地黄30g，鳖甲30g，知母12g，牡丹皮12g，玄参15g，麦冬15g，半边莲10g，蝉蜕15g，石韦15g，沙参15g，柴胡10g，砂仁5g，佩兰15g，石斛15g。7剂，水煎服，每日1剂，分3次温服。

7天后体温降至37.1℃，精神好转，无倦怠乏力，咽干不适减轻，效不更方，原方继服7剂，患者病愈。6个月后随访，未再发热。

按：发热本身可由感染、肿瘤、自身免疫疾病、血液病等多种疾病引起。然而临床上5%~10%的发热始终无法找到病因。长期不明原因发热（FUO）是内科医师经常面对的疑难杂症之一，然而中医发挥自身优势，通过辨证施治，多能取得满意疗效。长期发热患者大多素体阴虚，复感外邪，属虚实夹杂之证，病案中患者阴精亏虚，阴衰则阳盛，水不制火，阳气偏盛则发热。湿性黏滞、重浊，则疾病缠绵难愈，反复发作。故用青蒿、鳖甲、知母、牡丹皮、生地黄共奏养阴透热之功；更加麦冬、玄参、沙参、半边莲、石斛以滋阴清热、凉血解毒；蝉蜕轻清透邪；柴胡、砂仁、佩兰行气以化湿浊；石韦清热利湿通淋。加味后的青蒿鳖甲汤大大增强了清热养阴、凉血透邪之功。方证相符，故获良效。

——王慧芬，钞建峰，周华.青蒿鳖甲汤加减治疗发热体会.中西医结合杂志，2011，24（11）.

案二：阴虚发热案

刘某，男，38岁，于2010年5月20日就诊。自觉发热1月余，每日入暮至夜半，自觉全身发热，手足心热甚（体温37.8℃～38℃），心烦少寐，口干咽燥，舌质偏红少苔，脉细略数。患者曾就诊于某西医院，经骨髓象及各项理化检查未查明病因，用西药（药物不详）治疗无明显效果而出院。辨证此为典型的阴虚发热，给予青蒿鳖甲汤。

鳖甲30g（先煎），青蒿10g，牡丹皮10g，生地黄20g，知母10g，3剂。

3日后患者复诊，诉发热及全身症状明显改善。原方再服3剂，以巩固疗效。

按：阴虚夜热症，临床是以夜热早凉、热退无汗为主要临床表现的病证。探其病因、病机，多为阴虚于内，邪热内留伏于阴分所致。清代温病学家吴鞠通所著《温病条辨》曰："夜热早凉，热退无汗者，邪热深伏阴分，热自阴来也，青蒿鳖甲汤主之。本案与其所述证型颇为相符，故临床运用效如桴鼓。

——王慧芬，钞建峰，周华.青蒿鳖甲汤加减治疗发热体会.中西医结合杂志，2011，24（11）.

案三：术后发热案

宋某，男，43岁，于2010年3月16日以混合痔入肛肠科住院，行手术治疗。术后第二天患者即出现发热，抗感染治疗3天后发热仍不退，请张师会诊。会诊时患者自感身倦乏力，动则汗出，口渴喜饮，体温38.2℃，伤口处渗液较多，味腥臭，舌质红苔薄黄。脉细涩，血常规：白细胞 8.0×10^9/L，中性粒细胞78.9%。中医诊断：发热，病机为阴液耗伤，邪伏阴分；西医诊断：术后吸收热。给予青蒿鳖甲汤加减。

鳖甲20g（先煎），青蒿10g、牡丹皮10g，生地黄30g，知母15g，天花粉15g，赤芍30g，蒲公英30g，败酱草30g。

服3剂后发热减退，继用3剂而愈，刀口愈合良好。

按：中医学认为，肛肠病多由湿热下注搏结引起，手术又耗伤阴液，术后里虚兼湿热，邪伏阴分，不能透达于外，以致发热。吴鞠通在《温病条辨》中载有："脉左弦，暮热早凉，汗解渴饮，少阳证偏于热重者，青蒿鳖甲汤主之。"虽临床见症与吴鞠通之说不尽相同，但师其法用其方亦符合辨证施治之原则。

——王慧芬，钞建峰，周华.青蒿鳖甲汤加减治疗发热体会.中西结合杂志，2011，24（11）.

案四：系统性红斑狼疮发热案

吴某，女，28岁，于2009年11月16日就诊。患者患系统性红斑狼疮6年，近2年持续低热，曾多次用激素及退热药治疗，效果不佳，经介绍前来求张师诊治。患者诉低热，午后为甚，面部见红斑，消瘦，易疲劳，手震颤，关节疼痛，纳少眠差，二便尚调，查舌红苔薄黄，脉细数。西医诊断：系统性红斑狼疮。中医诊断：阴虚发热。治以滋阴清热的青蒿鳖甲汤加味。

青蒿15g，鳖甲30g（先煎），生地黄20g，知母15g，牡丹皮15g，玄参15g，柴胡10g，麦冬30g，僵蚕15g，金银花30g，生甘草10g。6剂，日1剂，分3次温服。

复诊时患者发热退，关节疼痛、纳眠好转。原方去僵蚕；加红藤、牛膝、秦艽等活络利湿之品，续服6剂后诸症消失，随访3个月未再发热。

按：系统性红斑狼疮多见于女性，发热是其常见症状，是临床上常见的内科疑难疾病之一。张师认为，该病属中医学温病范畴，肾阴不足，邪伏阴分是其基本病机之一，发热能耗伤阴津，使阴气更加不足。对系统性红斑狼疮发热的治疗既要滋阴治其本，又要透邪以治其标，正如吴鞠通所言："邪气深伏阴分，混处于气血之中，不能纯用养阴，又非壮火，更不得任用苦燥。"青蒿鳖甲汤功效养阴退热，主治温病后期，邪伏阴分之证，正呼应系统性红斑狼疮发热的病机，用此方加减，使养阴与祛邪并进，故能获得较好的疗效。

——王慧芬，钞建峰，周华.青蒿鳖甲汤加减治疗发热体会.中西结合杂志，2011，24（11）.

案五：急性发热案

陈某，男，28岁，2009年6月22日就诊。患者无明显诱因发热5天，体温波动在38.7℃到39.5℃之间，伴有头痛、稍咳，无恶寒、汗出、口不渴。曾用青霉素、复方氨基比林肌注及激素等治疗3天，热势不退，改用头孢曲松静脉滴注及银翘散加减治疗，用药后发热暂退，3小时后又发热而收入住院。入院时患者体温39.1℃，表情淡漠，面色不红，虽高热数日而不渴，食欲稍差，大便无干结，小便略少，伴轻微头痛、咳嗽。咽部轻度充血，扁桃体不肿大，舌质稍红苔薄白，脉沉稍数。血常规：白细胞9.2×10⁹/L。胸透正常。中医诊断：温病（邪热伏于阴分）。西医诊断：发热原因待查。治宜清热透络、引邪外达。方用青蒿鳖甲汤加减。

青蒿30g，鳖甲10g（先煎），知母15g，牡丹皮15g，生地黄15g，桔梗10g，大青叶15g，生甘草5g，玄参15g，白豆蔻30g。每日2剂，分4次口服。

6月24日患者体温降至38℃，药证相合，守方继服，改为每日1剂；6月26日患者体温降至37.2℃，诸症消除，惟感精神疲倦。

按：急性发热因其起病急、热势高，容易诊断为外感表证，多采用辛凉解表或清热泻火的治法，往往疗效不佳。此患者起病即出现发热但无恶寒，既无恶寒当无表证，也无汗出、口渴之气分热盛之证，更无热入营血、生风动血之发斑出血，因此，诊断此发热为温病邪热直入阴分伏而不出，故采用青蒿鳖甲汤加减治疗。方中重用青蒿以清热透络、引邪外出；牡丹皮泻伏火；佐以生地黄、知母、玄参、大青叶养阴清热，同时可清热凉血以防邪热迫血妄行、动血生风；而鳖甲取其咸寒入阴分，仅以少量作引经药；加白豆蔻化湿；桔梗止咳化痰。诸药合用，共奏清热透络、引邪外出、热退病除之功。

——王慧芬，钞建峰，周华.青蒿鳖甲汤加减治疗发热体会.中西医结合杂志，2011，24（11）.

四、与现代疾病的关系

1. 概述

根据本病的发病季节和证候特点，发生于春季的流行性脑脊髓膜炎、病毒性脑炎、重症流感等发病即见里热较重的疾病，可参照本病进行辨证治疗。春温是由温热病邪引起的急性热病。临床上以发病急、病情重及初起以里热较盛证候为其特点。本病初发有热郁气分和营分之别，但初起也有兼见卫分证的。本病诊断要点主要应抓住初起里热盛的证候特点，结合发病季节进行审辨。并与风温初起以表热证为主者加以区别。春温是病发于里的温病。发病之初，里热已盛，既病之后，伤阴也快，所以初起以苦寒坚阴，直清里热为主，并需处处固护阴液，以鼓邪外出。本病初起热郁气分，病发胆腑者，治宜黄芩汤加味以苦寒清热，宣郁透邪；病发气分，郁于上焦胸膈者，治宜栀子豉汤；如邪热灼于胸膈者，则治宜凉膈散；阳明热盛者，治宜白虎汤清热保津；热结肠腑者，治宜调胃承气汤攻下泄热；若兼阴液亏损，宜合以增液汤以滋阴；兼气液两虚的则宜新加黄龙汤攻补兼施；兼小肠热盛，小便不利者，可用导赤承气汤扩通肠腑之结，泄小肠之热；初起热郁营分而热灼营阴的，治宜清营汤清泄营热；气营两燔，一般治宜加减玉女煎气营两清；如斑疹重的用化斑汤清热化斑，证情严重的，用清瘟败毒饮清气血、解热毒；热盛迫血的，治宜犀角地黄汤凉血散血；热与血结的，治宜桃仁承气汤凉血逐瘀；邪热闭于心包者，宜用清宫汤加"三宝"清心开窍；如兼有外脱者，宜用生脉散或参附汤配服至宝丹之类以开闭固脱；热盛动风的，治宜羚角钩藤汤凉肝息风。病至后期，热灼真阴，宜加减复脉汤滋阴养液；如属阴虚火炽的，治宜黄连阿胶汤育阴清热；如为肾阴耗损或邪留阴分的，则以青蒿鳖甲汤滋阴透热为宜。

2. 临床报道

犀角地黄汤不仅对于春温所致内陷营血者疗效显著，其作为热入血分证时最主要的代表方剂，还广泛运用于临床各科。如周晴等运用犀角地黄汤加味治疗慢性乙型肝炎热毒炽盛型46例，结果犀角地黄汤能显著改善患者临床症状，降低血清TBiL、ALT、AST、gGT、HBV-DNA等水平〔周晴，徐燎宇，陈晓蓉.犀角地黄汤加味治疗慢性乙型肝炎热毒炽盛型46例.上海中医杂志，2008.42（2）：41-42.〕。李莹发现犀角地黄汤有抑制抗血小板抗体的生成，减少血小板的破坏的作用〔李莹.犀角地黄汤加味治疗慢性免疫性血小板减少症的临床研究.河南中医学院，2014.〕。而据笔者的临床经验是只要有血分证候，如身热夜甚、烦躁不安、神昏谵语、吐血、尿血、斑疹密布、色质深绛等时，方可酌情选用犀角地黄汤。

3. 医案精选

案一：重症迁延性肺炎案

张某，女，1岁。发热、咳嗽已5日。查体：体温38℃，皮肤枯燥，消瘦，体重4.16kg，色素沉着，夹有紫癜，口四周青紫，肺叩及浊音，水泡音弱，肝大。血化验：白细胞4.2×10⁹/L。诊断：重症迁延性肺炎；三度营养不良；贫血。病程与治疗：入院时精神委靡，时有烦躁，咳嗽微喘，发热，四肢凉、拘紧，病势危重。因感染，前医给予抗生素治疗1个半月，后请蒲老会诊。症见肌肉消瘦，形槁神呆，咽间有痰，久热不退，脉短涩，舌无苔，属气液枯竭，不能荣五脏，濡筋骨，利关节，温肌肤，以致元气虚怯，营血消烁，宜甘温咸润生津，并益气增液。

处方：干生地黄12g，清阿胶9g，麦冬6g，炙甘草9g，白芍9g，生龙骨9g，龟甲24g，鳖甲24g，党参9g，远志5g。浓煎300mL，鸡子黄1枚另外化冲，童便1小杯先服，分2日服。

连服中药3周后，大便次数较多，去干地黄、童便，加大枣3枚，浮小麦9g，再服2周。痰尚多，再加胆星3g，天竺黄6g。自服中药后，病情逐渐好转。

按：此案乃久热不退，气液枯竭，不能荣五脏，濡筋骨，利关节，温肌肤，以致元气虚怯，营血消烁，宜甘温咸润生津，并益气增液。以复脉汤加减，以荣其筋骨复其津液为治。

——蒲辅周.现代著名老中医名著重刊丛书——蒲辅周医案.北京：人民卫生出版社，2005.

案二：病毒性脑炎案

王某，男，10岁。主因高热2天伴抽搐、呕吐，于1998年12月29日入院。当时体温39.1℃，嗜睡，意识模糊，时有抽搐，腹胀便干、舌质红苔黄腻，脉弦数。查白细胞6.2×10⁹/L。脑脊液外观透明无色，氯化物103g/L，蛋白0.38g/L，糖0.5g/L；镜检：白细胞2.0×10^9/L，中性粒细胞70%。脑电图示广泛异常。心电图、胸片未见异常。辨证为温毒化火、热盛动风。宜清热泻火、镇惊息风，予凉膈散加减。

大黄（后下）、栀子、薄荷（后下）、竹茹各6g，芒硝3g（冲服），连翘12g，羚羊粉0.5g（冲服），石菖蒲、钩藤各8g，大青叶10g，甘草3g。水煎取汁200mL，服药1剂，热势减退，仅抽搐1次，呕吐止，连服3剂后，热退神清。

按：患者高热2天伴抽搐、呕吐、嗜睡，意识模糊，时有抽搐，腹胀便干，舌质红苔黄腻，脉弦数。此乃温毒化火，热盛动风之症。故急予凉膈散，以泄代清之法治之，甚效。

——施光其，张洁.凉膈散临证应用举隅.陕西中医，2004，25（6）.

案三：支原体肺炎案

岳某，女，8岁，2002年12月15日入院。发热已4天，咽痛，头痛，偶有咳嗽。曾于外院静点"赛福隆""鱼腥草注射液"等，热未退。入院时体温仍为39.8℃，食欲不振，大便3天未行，化验血常规：白细胞5.6×10^9/L。脑电图正常。冷凝集试验1∶64。胸片示左肺纹理增粗。望舌红苔黄腻，诊脉弦数。治以清热解毒、泻肺通腑。投凉膈散加减。

金银花10g，连翘10g，板蓝根12g，栀子8g，竹叶8g，桑皮8g，薄荷（后下）6g，杏仁6g，青黛6g，黄芩10g，菊花9g，大黄4g（后下），芒硝3g（冲服）。

服药2天体温降至37.5℃，大便通畅；3天后体温正常，头痛、咽痛均消失，食欲转佳，惟咳嗽有痰，遂以麻杏甘石汤加减治疗；住院8天痊愈出院。

按：患者发热已4天，咽痛，头痛，咳嗽，舌红苔黄腻，脉弦数，此乃热毒亢盛，腑实热结证。故以凉膈散清上通下，甚效。

——施光其，张洁.凉膈散临证应用举隅.陕西中医，2004，25（6）.

案四：化脓性扁桃体炎案

李某，男，5岁。曾因患扁桃体炎先后5次住院。此次就诊于2001年10月8日。发热持续3天。曾静点"头孢噻肟钠""炎琥宁"未见显效，故寻求中医治疗。症见：发热面赤，T 38.9℃，唇红而干，口臭。查体可见咽喉红肿，扁桃体Ⅲ°肿大，有脓性分泌物，舌质红苔黄燥，脉滑数。血常规：白细胞$18 \times 10^9/L$，中性粒细胞 82%，淋巴细胞18%。此乃肺胃热盛，气血壅滞，火毒上攻咽喉。拟清热解毒、凉血利咽。凉膈散加减。

栀子、竹叶、丝瓜络各6g，黄芩、连翘、板蓝根、牡丹皮、金果榄各10g，银花12g，生石膏15g，公英、薄荷（后下）各8g，大黄、甘草各3g，芒硝2g（冲服）。水煎服。

用药1剂，解稀便2次，热退，咽痛减轻；3剂则咽喉红肿及脓性分泌物消失。

复诊观舌质红苔少，遂以竹叶石膏汤调理善后。随访1年未再发。

按：患者反复扁桃体炎发作，咽肿舌红，此乃肺胃热盛，气血壅滞，火毒上攻咽喉。故拟清热解毒、凉血利咽之法治之，予凉隔散加减，后以竹叶石膏汤清理余邪善后，甚效。

——施光其，张洁.凉隔散临证应用举隅.陕西中医，2004，25（6）.

第三节 暑 温

一、概述

1. 定义

暑温是感受暑热病邪所致的急性外感热病。其特点为初起以阳明气分热盛为主要证候，临床常见壮热、烦渴、汗多、面赤、脉洪大等表现。本病多发生在夏至至立秋之间。

2. 病因病机

暑温的病因为感受暑热病邪。夏季暑气当令，暑性炎热酷烈，在此季节人若劳倦过度，汗出过多，津气耗伤，致正气亏虚；或素禀不足，正气虚弱，机体抗御外邪的能力减弱，暑热病邪则乘虚侵袭人体而发病。正如王安道所说："暑热者，夏之令也，大行于天地之间，人或劳动，或饥饿，元气亏虚，不足以御天令亢极，于是受伤而为病。"

暑热乃火热之气，燔炎酷烈，伤人极速，侵袭人体多径入阳明，一病即见壮热、烦渴、汗多、面赤、脉洪大等阳明气分热盛的证候，即所谓"夏暑发自阳明"。若起病兼有卫分证者，大多暑热兼夹其他病邪为患，但卫分证很短暂，一现即过。暑热内炽气分，内蒸外迫，烧灼津液，逼津外泄，"壮火食气"，极易伤津耗气，甚则导致津气欲脱；暑热内盛阳明，耗劫胃肠津液，液亏肠燥，邪热与肠中糟粕搏结形成燥屎而大便秘结。若气分暑热不能及时清解，暑气通于心，暑热之邪最易内陷心营；且暑热可煎熬津液为痰，即戴思恭所说的"有暑即有痰"之意，痰热互结可闭阻心窍，而见神昏谵语；暑热内盛可引动肝风，风火相煽，里热愈炽，极易发生痉厥；暑热燔灼营血，脉络受损及血热妄行而见各种出血等危重病证；正如王孟英所说"温热暑疫诸病，邪不即解，耗液伤营，逆传内陷，痉厥昏狂，谵语发斑等证"。若暑热炽盛时，适逢人体正气虚弱，尤其在小儿稚阴稚阳之体，暑热可直中心包而猝然神昏肢厥，名曰"暑厥"；暑热直入肝经而突发痉厥，名曰"暑风"，亦称"暑痫"；暑热炽盛亦可犯及肺，甚至损伤肺络，而骤然咯血、衄血、咳嗽气促，名曰"暑瘵"。暑温后期，热渐退，津气未复，多见暑伤心肾、气阴亏虚及余邪兼痰夹瘀留滞等正虚邪恋的证候；部分在病程中因闭窍、动风而神昏、痉厥持续时间较长的病例，可因痰热瘀滞留伏而出现各种后遗症。

总之，本病发病急骤，传变迅速，病变初起径犯阳明，病程中极易伤津耗气，易出现闭窍、动风及津气欲脱等危重病变。

二、辨证要点

1. 初起辨暑热入气分、暑伤津气证证候

暑温初起，暑入阳明气分，见壮热、烦渴、大汗、脉洪大等里热炽盛证候；若兼见恶寒头痛等卫分表证者，多为暑热兼夹其他病邪为患，但卫分阶段较短暂，其辨治方法可参见湿热类温病有关证治；暑热内炽阳明，极易伤津耗气，见身热心烦、口渴自汗、气短而促、神疲肢倦、小便短赤等症；若汗出太多，而见背微恶寒，此并非邪在卫分，而是气随汗泄的表现，临证时应注意分辨；若津气耗伤太甚，可致津气欲脱，而见身热骤降、汗出不止、喘喝不宁、脉散大等症；暑热内炽阳明，郁蒸肠腑，伤津耗气，邪热与糟粕搏结形成阳明腑实证者，见身灼热日晡为甚、腹胀满硬痛、大便秘结或热结旁流、时有谵语、循衣摸床、舌蜷囊缩、舌红苔黄燥、脉沉数等症。

2．再辨暑入心营证

暑热内陷心营，炼津为痰，痰热闭窍，或因正气虚弱，猝发暑厥者，可见身热肢厥、神昏谵语、舌謇、舌绛、脉数，或突然昏仆、不省人事、身热肢厥、气粗如喘、牙关紧闭等症；暑热引动肝风或猝发暑风者，可见身灼热、手足抽搐、甚则角弓反张、神志不清等症；若暑热犯肺，可见身热、头晕、心烦、咳痰等表现，损伤肺络而见骤然咯血、衄血、咳嗽气促、头目不清、灼热烦渴、舌红苔黄、脉弦数等症。若暑热燔灼血分，迫血妄行，扰乱心神，引动肝风，则可见身灼热躁扰、神志谵妄、四肢抽搐、斑疹密布、各种出血见症、舌绛苔焦等症。

3．注意后遗症

暑温后期多正虚邪恋，多表现为暑伤心肾之心热烦躁、消渴不已、麻痹、舌红绛苔黄黑干燥、脉细数等症；或肝肾阴虚，虚风内动之手足徐徐蠕动，甚则瘈疭、形消神倦、齿黑唇裂、舌光绛无苔、脉虚弱等症。后遗症者为余邪兼夹痰热瘀留滞所致，若痰热余邪留滞包络，机窍失灵者，见痴呆、失语、失聪等症；若痰瘀阻滞经络，筋脉不利者，见肢体强直、手足瘫痪等症；若气阴两虚，瘀血阻滞，筋脉失养者，见肢体震颤等症。

三、分型论治

1. 邪热犯胃证治

（1）证治

【证候】壮热，不恶寒反恶热，面赤，多汗，心烦，渴喜凉饮，舌质红苔黄燥，脉洪大有力。

【分析】本证为邪正剧争，热炽伤津之证。胃经多气多血，邪热入里，正邪剧烈交争，里热蒸腾，发越内外，故壮热面赤，不恶寒反恶热；热迫津液外泄则多汗；里热伤津，汗多失津，引水自救故口渴引饮；热扰心神则心烦；舌红苔黄燥，脉洪大有力为里热炽盛之征。壮热、多汗、渴饮、脉洪大为本证辨证要点。

【治法】清热生津。

【方药】白虎汤（《伤寒论》）。生石膏，知母，生甘草，粳米。

（2）临床应用

此证多见于风温、春温、暑温。临证运用时，如兼肺热痰咳，可加入杏仁、瓜蒌皮、金银花、鱼腥草以清肺化痰；若火炽津伤者，症见高热、小便短涩不利、口渴无汗、苔黄燥苍老，可用冬地三黄汤（麦冬、细生地黄、玄参、黄连、黄芩、黄柏、银花露、苇根汁、生甘草）清热泻火、甘苦化阴；若气分燥热炽盛，波及营血，扰动心神，而见身热、烦渴、斑疹出血、苔黄舌绛者，宜用白虎加生地黄汤（生石膏、知母、生甘草、粳米、生地黄）以清气凉血养阴；若气热引动肝风，症见高热、烦渴、痉厥、脉弦数，可配合羚羊角、钩藤、菊花等以凉肝息风；如热扰神明而谵语，加水牛角、连翘、竹叶卷心、莲子心以泄热清心。

有关暑温，叶天士云："夏暑发自阳明。"暑热初起，阳明热盛而兼有津气耗伤，宜用白虎加人参汤；若暑伤津气明显、身热、体倦少气、脉虚无力者，方用王氏清暑益气汤（西洋参、石斛、麦冬、黄连、竹叶、荷梗、知母、甘草、粳米、西瓜翠衣）清涤暑热、益气生津；如汗出不止、津气欲脱者，症见大汗不止、气短喘喝、脉虚欲绝或散大无根，方用生脉散（人参、麦冬、五味子）补气敛津、生脉固脱；若汗出过多，阳气将脱，症见冷汗淋漓、四肢厥冷、脉微欲绝、神志不清，是属亡阳危象，应于生脉散中加附子以回阳固脱，亦可改用参附汤加龙骨、牡蛎以益气回阳、敛汗固脱。

（3）案例举隅

案一：高热案

刘某，男，20岁，民工。受凉后出现高热，体温38.5℃～40.5℃，同时伴有头痛、身痛、汗出、全身困乏、口渴欲饮，大便干，2日未解。先后服用"感冒通""螺旋霉素片"等药物，并在附近诊所用"头孢噻肟钠针""地塞米松针"等药物治疗2天，诸症不解，夜间体温39.2℃而急诊求治。化验：白细胞9.5×10^9/L，红细胞5.0×10^{12}/L，血红蛋白150g/L，中性粒细胞75%，淋巴细胞21%。查体：意识清，心率96次/分，呼吸音粗，双肺未闻及明显干湿啰音，巴宾斯基征阴性，脑膜刺激征阴性。发热，体温

39.2℃，头痛连及颈项，时有汗出，口渴欲饮，小便利，大便干，舌质红苔白，脉洪大有力。脉症合参，辨属阳明气分热盛证，方用白虎汤加味。

处方：生石膏30g，知母9g，甘草3g，金银花20g，连翘20g，蔓荆子15g，粳米9g。1剂，水适量，武火急煎，以米烂为度，频服不拘时。

服药后2小时，大便1次，4小时后体温渐降至37.8℃，6小时后恢复至正常体温，无反复，诸症若失。

按：本例高热，汗出，口渴欲饮，大便干，脉象洪大，是典型的阳明气分热盛之证。伤寒化热传阳明之经，邪从内传，里热正盛，故见壮热不恶寒；热灼津伤，乃见烦渴引饮；热蒸外越，故热汗自出，脉洪大，为热盛于经所致。本方君臣佐使，具有清热生津之功，使其热清烦除、津生渴止，诸症皆可顿挫。由于辨证精当，药专力宏，故效如桴鼓。

——郭志生.白虎汤治疗高热验案.河南中医，2009，29（11）：1058-1059.

案二：小儿外感高热案

患儿，男，3岁。受凉后出现高热，体温39℃～40℃，面红，哭闹不止，曾用抗生素静脉输液治疗，效果不佳。患者有呼吸急促、憋闷等症状。血常规检查及胸透未发现异常。查患儿舌质红苔黄厚，脉数。中医辨证为外感表邪、内有秽阻的突热之证。

生石膏30g，知母9g，人参10g，甘草3g。上药加水500mL，煎煮30分钟，去渣留汁约100mL药液，直肠保留灌肠。1岁以内每次

50mL，1岁以上100mL，每日2次。

约1小时大便出，大燥屎去、腑气通、汗出而体温逐渐下降，诸症渐消。

按：本案应注意小儿稚阴稚阳之体，应严格掌握药物用量，中病即止，以免伤及正气。

——郭志生.白虎汤治疗高热验案.河南中医，2009，29（11）：1058-1059.

案三：带状疱疹后遗神经痛案

耿某，男，76岁，农民，2004年11月19日初诊。自述2月前，患额部带状疱疹，经多方诊治疱疹消退，而剧痛未止。查：局部皮肤紫暗，舌质红苔黄，脉洪大。喜冷饮，大便可，小便微黄。查前医之方，多为清热解毒、泻肝火、凉血祛瘀止痛之剂，用之多不效验。细问患者得知，每次疼痛发作，必大量饮冷水，甚至食生鸡蛋4~5枚，疼痛方减轻。综合上述脉症特点，辨证为白虎汤证。

处方：生石膏40g，知母12g，生甘草10g，粳米60g，水煎服。

1剂后渴饮大减，疼痛亦轻。效不更方，前方再加丹参30g，赤芍10g，生白芍40g，土鳖虫20g，醋延胡索15g，全蝎8g，水煎服，每日1剂。再服3剂后，渴饮消，疼痛大减。继服上方10剂而愈。

按：白虎汤方所治，为外感寒邪，入里化热，或温邪传入气分的实热证。气分实热，热邪炽盛，故身热不寒；内热迫津外出故大汗；热灼胃津故烦渴舌燥；邪盛于经，故脉洪大或滑数。所以临床症见大热、大汗、烦渴、脉洪大或滑数等；气分实热者，均可应用。本案系外邪入里化热，邪入阳明气分实证。故选用甘

173

寒滋润、清热生津之白虎汤较为恰当。方中生石膏辛甘大寒，清泻肺胃而除烦热；知母苦寒以清泻肺胃实热、质润以滋其燥；生石膏配知母清热除烦之力尤甚。生甘草、粳米益胃护津，使大寒之剂无损伤肺胃。诸药合用，共奏清热生津之功。里热既清，诸症遂解。

2. 热盛动风

（1）证治

【证候】高热不退，头痛头胀，烦闷躁扰，甚则神昏，手足抽搐，颈项强直，甚则角弓反张，舌红苔黄，脉象弦数，或舌红绛，脉细弦数。

【分析】本证为热邪炽盛，灼伤肝阴，引动肝风所致，属实热动风之证。血分热毒燔灼，故高热不退，邪热上扰心神，故烦闷躁扰，甚至神昏；肝经热盛，灼伤肝阴，热极风动则发痉，表现为手足抽搐，颈项强直，甚则角弓反张；舌红苔黄，脉象弦数，为气分热盛；如舌红绛、脉细弦数为热盛伤及营血之象。高热不退，烦闷躁扰，手足抽搐为本证辨证要点。

【治法】凉肝息风，增液舒筋。

【方药】羚角钩藤汤（《通俗伤寒论》）。羚羊角，桑叶，菊花，钩藤，鲜生地黄，白芍，竹茹，川贝母，茯神，生甘草。

（2）临床应用

临证运用时，若气分热盛而见壮热汗多，渴欲冷饮者，加生石膏、知母以大清气热；兼腑实便秘者，加大黄、芒硝攻下泄热；热毒迫血妄行，肌肤斑疹，甚或窍道出血者，加水牛角、板蓝根、赤芍、牡丹皮、紫草以凉血解毒；发痉较重，甚或角弓反张者，加全蝎、地龙、蜈蚣等以息风止痉；兼心经热盛神昏谵语者，加用紫雪或清开灵、醒脑静注射液以清心开窍、镇痉息风。

（3）案例举隅

案一：谵妄综合征案

周某，男，67岁，2011年11月15日诊。左侧肢体全瘫50天，神清，精神可，呼吸平稳，语言夸大，不合逻辑，时有躁动易怒，述心中烦热，寐欠安。纳食自胃管注入，二便自控差。舌红绛苔微黄腻，脉弦有力。左侧肢体肌力上肢0级、下肢0级。左巴宾斯基征（＋）。入院时颅脑MR检查示右侧额叶、颞叶、顶叶基底节区脑梗死，病灶部分为陈旧性伴少许出血，两侧基底节区、丘脑及脑干可见软化灶，脑白质多发脱髓鞘斑，脑萎缩。诊为脑血管病致精神障碍，用利培酮每日1片，1周治疗疗效不佳，后改为每日2片，治疗1周症状略改善。复查肝功能示丙氨酸氨基转移酶109U/L，天冬酸氨基转移酶73.5U/L。肝功能不全时利培酮血浆浓度正常，但是血浆中利培酮未结合部分平均增加约35%，考虑再增加剂量疗效未必增加，而出现其他副作用的风险会增加。辨证为肝经热盛，上扰心神，故改用羚角钩藤汤加减。

处方：白芍10g，川贝母12g，茯苓10g，甘草6g，钩藤10g（后下），菊花10g（后下），桑叶10g，生地黄15g，竹茹15g，羚羊角1.2g。每日1剂，水煎服150mL。

1周后症状明显改善，躁动减少，情绪较前平稳，舌质颜色由红绛变红。遂减少利培酮剂量，改为每日1片，加大羚羊角量至4g，继服治疗1周。自觉心中烦热明显改善，语言夸张、不合逻辑减轻，情绪基本平静。舌质颜色变为浅红苔薄白。后停服利培酮，中药再服药1周，症状平稳，未见明显反复。复查肝功能示丙氨酸氨基转移酶40.1U/L，天冬酸氨基转移酶30.2U/L，较前无加重。

按：羚角钩藤汤方出于《通俗伤寒论》，主治热盛动风证。症见高热不退、烦闷燥扰、手足抽搐或肝热风阳上逆、头晕胀痛等。患者虽未出现高热不退、手足抽搐等症，但急躁易怒、夜寐不安、语声高、舌红绛、脉弦有力，为肝火扰心之象。治疗当平肝宁心。方中羚羊角凉肝透热，钩藤平肝清热，桑叶、菊花清肝热，生地黄、白芍养肝阴，川贝母、竹茹清痰热，茯苓安神宁心。诸药清平肝经、安神宁心，故效果较好。

案二：鼻衄案

刘某，男，80岁，离休干部。患者有高血压、冠心病病史10余年，因左鼻出血8小时于1991年11月5日入院，诊断为"高血压性鼻衄"。入院后即予前后鼻腔凡士林纱条填塞，中药辨证施治，配合降压、抗感染、止血等治疗措施。至1991年11月8日拔除鼻腔填塞物后，左鼻仍然流血量多不止，色鲜红，右鼻微塞，头晕不痛，口微干苦，尿稍频无痛（患有前列腺肥大），大便正常。脉弦有力，血压90~160 mmHg。陈松筠先生查房后指出，患者宿有痼疾，肝肾已亏，水不涵木，阴不制阳，肝阳生热化风，上扰于头，协风热袭肺，鼻络受损破裂，血溢脉外致鼻衄。治当清肝息风、清肺疏风，佐以止血。仿羚角钩藤汤加减。

处方：生地黄10g，羚羊角0.5g（磨兑），钩藤15g（后下），藕节各15g，三七4g（磨兑），牛膝10g。水煎服，每日1剂，用凡士林纱条填塞前后鼻腔。服药1剂后病人自觉右鼻不塞，全身清爽，再剂后拔除鼻腔填塞物已无新鲜血液。继以辨证调治善后，鼻衄痊愈出院。

按：高血压病性鼻衄虽非疑难病证，但其出血量之多，出血之难止，临床屡见不鲜，亦曾见该病致厥脱者，确系急重病证。陈松筠先生师古不泥于古，知变不违常，治疗高血压病性鼻衄能紧扣肝肺风热的病机，清疏肝肺风热治本的同时，不忘凉血止血以治标，标本兼顾，内外同治，故能力挽危候。

3．内闭外脱

（1）证治

【证候】身热，神志昏愦不语，倦卧，汗多气短，脉细无力，甚者身热骤降，烦躁不宁，呼吸浅促，面色苍白，冷汗淋漓，四肢厥冷，脉细微欲绝。

【分析】此证多因邪盛正虚，或邪入心包，加之汗下太过，阴液骤损，气随津脱，病情迅速转化为亡阳气脱之候。邪热闭遏于内则身热；热陷灼液为痰，痰热闭阻包络，蒙蔽清窍，则神志昏愦不语；气脱失神则倦卧；气阴两伤，正气欲脱，失于固摄，则汗多、气短、脉细微无力；阳气暴脱，失于温煦则身热骤降、面色苍白、四肢厥冷；阳脱失神则烦躁不宁；阳脱肺之化源欲绝，故呼吸浅促；阳脱失于固摄则冷汗淋漓、四肢厥冷；正气外脱故脉来细微欲绝。身热、神昏、汗多、肢厥、脉微为本证辨证要点。

【治法】清心开窍，固脱救逆。

【方药】生脉散或参附汤合温病"三宝"。

生脉散（引《温病条辨》）。人参，麦冬，五味子。本方与"三宝"相合多用于痰热闭窍于内、津气外脱者。

参附汤（《妇人良方》）人参，熟附子。本方与"三宝"相合临床多用于痰热闭窍于内，阳气暴脱之证。

此证多见于风温、春温、暑温。临证运用时，上述方药与温病"三宝"同时服用，以扶正祛邪、开闭固脱。回阳固脱之法，用于急救，用药当适可而止，待阳回脱止，不可再用，恐助热恋邪，需视具体证情辨治。

（2）临床应用

本方主治热毒深陷血分的耗血、动血证。以各种失血、斑色紫黑、神昏谵语、身热舌绛为证治要点。失血甚者，可加藕节、白茅根等；神昏者，配合安宫牛黄丸、苏合香丸等开窍醒神之剂联合使用；斑疹严重者，可加茜草、红花、三七、化斑汤等；热毒炽盛者，可加大黄、虎杖、蒲公英、黄芩、栀子等；伴有痰者，加夏枯草、菖蒲等。吐血不尽，内有瘀血、大便黑、喜妄如狂者，加大黄二两，黄芩三两。

亦可用于治疗血小板减少性紫癜，加当归补血汤补气生血，加太子参、麦冬、知母益气养阴；免疫性溶血性贫血，配以大蓟、小蓟凉血止血，石膏、木通清热利湿，鸡血藤补血活血，王不留行祛瘀生新。过敏性紫癜，多配伍防风、乌梅；见有齿衄、鼻衄者，加炒栀子、白茅根；高热、口渴、汗出者，和白虎加人参汤；血尿、蛋白尿者，加大蓟、小蓟等。

（3）案例举隅

案一：邪热入血案

顾幼。病甫3日，壮热口噤，角弓反张，舌尖红绛；无论触动转侧，皆能引起痉之发作；睡梦中时时叫唤；直其两腿有抵抗感。其病灶在脑，勉拟下方，聊尽人谋。

处方：乌犀尖1.5g（磨冲），鲜生地黄32g，粉牡丹皮9g，赤芍9g，地龙9g，蚤休5g，钩藤9g（后下），明天麻5g，蝎尾0.9g（研冲），当归芦荟丸5g（包）。

按：惊厥是儿科临床常见症状，中医称为惊风，有急惊、慢惊之别，顾案高热、神昏、舌绛，为温邪入于营血，药以犀角地黄汤凉血清营为主，佐以天麻、蝎尾、钩藤等平肝息风。陈案病程较长，抽搐不止，则取附子理中汤加蝎尾等味。同为惊厥而有寒热虚实之异。

——章次公.章次公医案.南京：江苏科学技术出版社，1980.

案二：肺胃风热内迫案

李（左）鼻衄如注。脉象弦大。肺胃风热内迫。恐致厥脱。

处方：犀角尖（五分），细生地黄（三钱），炒牡丹皮（一钱五分），生赤芍（一钱五分），绿豆衣（五钱），麦冬（三钱），黑栀子（三钱），大黄（二钱酒蒸），藕汁（一杯），玄参肉（三钱），白茅花（一两五钱）。

按：鼻衄如注乃热迫血妄行，故以犀角地黄汤为主清血分热治其本，又以藕汁、白茅根、黑栀子止血治其标，从而标本兼顾。

——张聿青.张聿青医案.北京：人民卫生出版社，2006.

2．与西医学的关系

（1）概述

西医学中发生于夏季的流行性乙型脑炎、登革热和登革出血热、钩端螺旋体病、流行性感冒等病与本病的发病季节和临床表现颇为相似，可参考本病辨证论治。

（2）临床报道

白虎汤除用于温病、伤寒、中暑等外感病治疗外，亦广泛用于进行热病的高热阶段。如外感高热、肺感染、风湿热、中暑、流行性乙型脑炎［张友堂，潘雪．白虎汤证的脉症研究．中国中医基础医学杂志，2007，13（11）：857-858.]，流行性出血热、钩端螺旋体病、肠伤寒、麻疹等中医辨证属阳明气分实热者。徐锋用白虎合桂枝汤加味治疗外感高热症86例，与对照组用复方氨基比林对症治疗92例比较，研究结果显示治疗组与对照组总有效率分别为88%、85%［徐峰．白虎合桂枝汤加味治疗外感高热症86例.广东医学，2000，21（8）：707.]。陈春芳对临床64例体温均＞39℃的患者，用白虎汤随症加减对其治疗，结果显示64例中，显效56例，有效8例，总有效率为100%［陈春芳.加味白虎汤治疗高热64例．云南中医中药杂志，2008，29（5）：35.]。笔者体会在临床中严格掌握"身大热、汗大出、口大渴、脉洪大"之白虎汤证治要点，随症加减治疗流脑、乙脑、伤寒、副伤寒、肺炎、大叶性肺炎、产后发热、夏季热、系统性红斑狼疮、风湿热等出现的高热具有气分热盛症状者，均能取得良好疗效。白虎加人参汤加减方可以明显改善气阴两虚型糖尿病患者的临床症状，能够有效降低糖尿病患者的血糖、血脂，并改善胰岛素抵抗，延缓糖尿病并发症的发生。

（3）医案精选

案一：流行性乙型脑炎案

患者，女，9岁，1970年9月2日初诊。主诉：高热、头痛3天。患者3天前出现高热、头痛，曾于当地某医院就诊，诊断为流行性感冒，给予加减银翘散口服及西医抗生素静脉滴注或口服治疗，均无效。现症：头痛，颈项强直，面赤唇红，神志呈半昏迷状态，时而躁动，舌质红绛苔薄黄，脉洪数。体征：体温40℃，巴宾斯基征（＋），克尼格征（＋）。脑脊液检查：白细胞总数为4.66×10^8/L，中性粒细胞59%，淋巴细胞41%，蛋白定性（＋）。血常规检查：白细胞为1.62×10^9/L，中性粒细胞85%，淋巴细胞15%。西医诊断：流行性乙型脑炎。中医诊断：暑温，证属热毒内伏之偏热型。治宜清热解毒、息风开窍。给予白虎汤合清温败毒饮加减治疗。

处方：生石膏100g，知母10g，犀角（水牛角代）6g，金银花30g，连翘12g，蒲公英30g，板蓝根30g，菊花12g，郁金10g，石菖蒲10g，钩藤12g，玄参15g，生甘草3g。每日1剂，水煎服。同时配服安宫牛黄丸，每次1/2丸，每日3次；清热解毒注射液每次2支，6小时1次，肌肉注射；氢化可的松注射液0.1g加入10%葡萄糖注射液500mL中，静脉滴注，每日1次；盐酸氯丙嗪注射液100mg加入5%葡萄糖氯化钠注射液500mL中，静脉滴注，每日1次。治疗期间密切观察患儿体温及神志变化。

1970年9月3日二诊。患者体温降至37.3℃，旋又升至39.5℃，烦躁，神志较清醒，头痛减轻，已能忍受，舌质红苔薄黄，脉洪数。上方去犀角；加青蒿12g，葛根12g；同时配服清热解毒散，每次0.6g，每日3次；清热解毒注射液，每次2支，6小时1次，肌肉注射。

1970年9月4日三诊。患者头痛、烦躁症状已消失，神志清醒，大便溏薄，纳差，体温降至39℃以下，舌质红苔薄黄，脉数。给予葛根芩连汤加减治疗，处方：葛根12g，黄芩10g，黄连6g，茯苓12g，生石膏60g，板蓝根15g，菊花10g，佩兰10g，薏苡仁30g，鸡内金10g，生甘草3g。每日1剂，水煎服。同时配合清热解毒注射液，每次2支，6小时1次，肌肉注射；维生素B_1片，每次20mg，每日3次，口服；维生素C片，每次200mg，每日3次，口服。

1970年9月5日四诊。患者精神、食欲均好转，体温、大便均正常，舌质淡红苔薄白，脉缓无力。体征：颈项抵抗（－），巴宾斯基征（－），克尼格征（－）。血常规检查示白细胞总数为9.2×10^9/L，中性粒细胞63%，淋巴细胞37%。给予白虎汤加减治疗。

处方：生石膏30g，知母10g，太子参10g，麦冬10g，葛根10g，菊花10g，板蓝根12g，陈皮10g，神曲10g，鸡内金10g，生甘草3g。每日1剂，水煎服。同时嘱患者饮食宜清淡有营养，忌食辛辣；注意休息，按时服药。

服药3剂，头痛等症均消失，病情逐步稳定。3个月后随访，未遗留后遗病证。

按：本例患者热邪初在卫分，郁而不解，经治无效，向里传变，转入气分，肝风内动，清窍被蒙，从而出现高热头痛、面赤唇红、神志不清、躁动、舌质红、脉洪数等。治宜清热解毒、息风开窍，给予白虎汤合清瘟败毒饮加减治疗。方以生石膏大寒直折火势，与知母相配伍，可清气泻火，滋阴除烦；犀角（水牛角代）、郁金解毒凉营、安神定惊；金银花、连翘、蒲公英、板蓝根、菊花、生甘草疏风清热、解毒和中；石菖蒲、郁金、钩藤芳香开窍、息风止痉。辅以气味俱重、善于走窜之安宫牛黄丸，以其苦寒直折撤其里热，用于热毒炽盛神昏者最宜。李老以中西医结合治疗该病，标本兼治，故取效。至二诊时，邪热之势已有所遏制，气营两燔之火稍息，清窍被蒙之象稍除，但热毒仍炽盛于内，热盛耗津仍显，故治应遵前法续进，因犀角价高货稀而弃之，加青蒿、葛根以清热解肌、凉血解毒。三诊时，病情已有转机，清窍被蒙之象已除，邪热之势已被遏制，体温降至39℃以下。余热未尽，此时患儿出现大便溏薄、纳差，疑为药物寒凉有伤脾胃之象，故治疗应以健脾止泻、继清余热为法，给予葛根黄芩黄连汤加减治疗。方中茯苓、薏苡仁、鸡内金健脾和胃，利湿止泻；黄芩、黄连清热燥湿、可止便溏；生石膏、板蓝根清热泻火、凉血解毒；因火热之势已挫，故生石膏减量，以防其寒伤脾胃；菊花、佩兰凉散余热、化湿解暑；生甘草调和诸药。四诊时，患者诸症消失，舌质淡红苔薄白、脉缓无力为病后气阴两伤之象，治疗应以补益气阴、继清余热为主，给予白虎汤加减治疗。方中太子参、麦冬、知母补气养阴生津；生石膏、葛根、板蓝根、菊花清解并用，以防热邪恋复；陈皮、神曲、鸡内金补脾和胃、培土生津。诸药合用，药中病机，故收效。值得说明的是，患者在头痛烦躁已失、神志已清、体温已降之时将生石膏减量，是恐其寒凉太过，卫气郁闭，热反冰伏，不能达之出表，反致偾事。故对于热毒壅盛之流行性乙型脑炎，临证施用寒凉之剂时必须注意用量适宜，轻重缓急，灵活用药，方可取应期之效。

——郭淑云，李郑生.国医大师李振华教授治疗暑温验案2则.中医研究，2011，24（8）：48-50.

案二：乙脑重症案

张某，男性，12岁，于1962年8月5日因高热、抽风、昏迷而入院。西医诊断：重型乙脑。西药治疗及冰敷5天，病情无好转。一日请钟老会诊，其父云：病儿在家已高热、头痛、呕吐4天，入院前出现昏迷不醒，双目斜视，抽搐不已。检查：体温40℃（腋温），出汗，唇干，肢厥，舌红绛苔黄糙，证属阳明暑温，邪入心营，引动肝风。遂投甘凉清热之鲜溪黄草50g，解郁之生香附5g（去皮根），两药捣汁冲蜂蜜50mL，加温开水300mL，频频灌服。再予凉营泄热、镇痉开窍之剂，冀其透热转气。

处方：生石膏20g（先煎），生大黄10g（研末，泡开水去渣入药），真犀角（水牛角代）（磨汁入药）、连翘、生地黄、玄参各6g，川菖蒲、全蝎各3g，局方至宝丹1粒（化服）。水煎过滤，频频灌服。投2剂后，下恶臭大便2次。腑气一通，病机即转，体温降至38℃，抽搐亦止，能张目环视。

13日二诊：仍有烦渴、出汗，舌绛，苔未尽化。复拟清热、生津、救阴之剂。

处方：石膏，生地黄、玄参各15g，石斛20g（先煎），西瓜翠衣60g，粳米少许。水煎服，每天1剂，共投6剂，诸症悉除，住院8天，无后遗症而出院。

按：清·叶桂云："夏暑发自阳明。"乙脑属暑证，本例高热、昏迷、抽搐不已，三者并见，来势凶险之极。初投鲜溪黄草，伍以少量生香附、冬蜂蜜，捣汁如东江，频频鼻饲，三物相须，味甘而性凉，既清热又解毒，对暑温之偏热者，大有天生白虎汤之力。继用通腑泄热之剂，下恶臭大便2次，营热肝风均随之平息。正如吴又可所言："但得恶臭一去，邪毒从此而消，脉证从此而退。"故病虽重而速愈，仅数日，无任何后遗症而出院，可见钟老扶危救急之功不凡。

第四节　秋　燥

一、概述

1. 定义

秋燥是秋季感受燥热病邪所致的急性外感热病，初起以咽干、鼻燥、咳嗽少痰、皮肤干燥等邪在肺卫而津液受损为主要临床表现。本病发生在秋季，多见于立秋至小雪之间。

2. 病因病机

秋燥的病因有内因和外因。秋承夏后，秋阳以曝，久晴无雨之时，火之余炎未息，易形成燥热病邪；若机体正气不足或摄身不慎，防御外邪的能力减弱，燥热病邪易通过口鼻侵入肺卫而发病。据温病古籍中关于病因的统计，我们可以发现，燥邪作为秋燥病因的占28.57%，是秋燥致病的主要原因，认为秋燥病是由秋令感受"燥热病邪"而成。然而，从代表性温病古籍中得到的病因统计可以发现，诸如"湿邪""伏气""寒邪"等也是秋燥发生的病因。如古籍内有如下记载"燥湿合化，其气在中，外蒸肌肉则身热""秋温则推源为夏伏于湿"，可见温病古籍中也存在秋燥病因的其他记载，如"湿邪""伏气""寒邪"多会引起凉燥。温病古籍中对秋燥病因统计结果，扩充了我们对秋燥病因的认识。秋日燥金主令，肺属燥金，故燥气内应于肺，肺合皮毛，病邪由口鼻侵入，必先犯于肺，故本病初起邪在肺卫、在表，之后可传阳明。所以秋燥致病最易侵犯肺、脾、胃。从其所在病位的频次分析可见，其病变中心在肺，在表、卫气分为多，即本病大多在卫分、气分阶段，而传变较少见。

《内经》中，燥气致病的特点被明确为燥胜则干，为津液干燥而形成，但喻嘉言对燥气致病的发展变化给出了自己的阐释，燥气致病为缓慢发展而来的，分为外表和内在的集体损伤，其中外表主要表现在皮肤干裂，而内在的表现更加宏观，包括精气枯涸，津液干燥而导致的荣卫气衰等，并随着患者的大小经络中外前后各个部位都有可能得病，此理论为后世治疗燥病辨证论治和临床分型提供了基础。喻氏并指出《素问·六元正纪大论》中"阳明所致，始为燥，终为凉"也是错误的。"秋伤为燥"然而秋天随着阳明之气的到来，开始并不是燥气，而秋天也不是迅速变干燥的。进一步在《秋燥论》中解释："夫秋不遽燥也，大热之后，继以凉生，凉生而热解，渐至大凉，而燥令乃行焉。"

以此揭示了在大热之后，天气变凉，天气变凉后大热解除，达到很凉之后燥气开始运行的变化。历代医家对燥证分类都没有进行明确的界定和划分，持有不同观点，存在很大争议。喻昌就关于燥证的阴阳、寒热和内外属性也提出了自己的见解。从《素问·六元正纪大论》中提到"始为燥，终为凉"即燥为阴邪有寒凉之性，又因燥的主令是秋季，秋季属阴，同时燥的病位在肺，肺属金，主白色，方位在西，综上，古代医家多数把燥邪归属于阴邪。《素问玄机原病式》中刘河间说"（燥）异于寒湿，同于火热"把燥与湿做了简单区分，且认为燥同火热具有阳性。喻嘉言在《医门法律》中记载到"燥金虽为秋令，虽属阴经，然异于寒湿，同于火热。火热胜则金衰，火热胜则风炽，风能胜湿，热能耗液，转令阳实阴虚，故风火热之气，胜于水土而为燥也"。喻氏同意刘河间的观点，认为燥也属于阳，与阳邪易伤津耗液的特点及燥邪导致口鼻、肌肤和皮毛干燥的临床特点相符。喻氏将"燥"归属于阳热之邪，所以喻嘉言论述的秋燥大多是温燥。《秋燥论》原文中"大热之后，继以凉生，凉生而热解，渐至大凉，而燥令乃行焉"，喻氏认为燥盛从火化热，为温燥和凉燥的区分提供了理论依据，初秋偏热者，燥气偏盛为温燥，晚秋偏寒凉为凉燥，是后代医家在喻氏"秋燥论"的基础上提出的。喻嘉言同时也甄别了内外之燥。将"诸气膹郁，皆属于肺""诸萎喘呕，皆属于上"由外感之气从口鼻入而多伤肺胃的外燥，与"随其大经小络，所属上下中外前后，各为病所"因脏腑相互影响而致的内燥加以区别：外燥和内燥的病因和病机也存在着区别，外燥为燥邪致病，以燥伤肺气，布津障碍为主要病机；内燥则以邪气阻滞津血失布，气机郁滞，津血失运，脏腑阳气虚衰，津液不能生化运行为病机。

燥为秋季之主令，肺脏属金，燥金之气，同气相求。而肺在人体最上部，为五脏六腑之华盖，燥热邪气侵袭人体从口、鼻、皮毛而入，所以最容易侵犯肺系，使肺受邪郁，肺津受伤，宣降失调；又因为燥邪偏盛，脏腑容易被燥火所伤，当中因肺为上焦之华盖，也为娇脏，所以受损最重。喻氏认为，肺主气，治理调节内脏气血的工作由肺气来执行，肺金被燥火所伤，则化刚坚为柔软，病情会扩大，此时应清宣凉润、轻透肺卫，方用桑杏汤。肺燥化火，卫分表证随之消失，燥热之邪既可上干清窍，又能灼伤肺津。燥干清窍者用翘荷汤清宣上焦气分燥热；燥热伤肺者，当清肺润燥养阴，方用清燥救肺汤；肺与大肠相表里，肺中燥热可下趋大肠，肠中热盛，迫津外泄，治疗当用阿胶黄芩汤润肺清肠。若肺燥致津液不布，肠道津枯，出现肺燥肠闭，当润燥行气，化痰通便，代表方药为五仁橘皮汤；进一步发展，燥热传里可致肺胃阴伤，治法为甘寒滋润、清养肺胃，方药选沙参麦冬汤；若腑实阴伤，方用调胃承气汤加鲜何首乌、鲜生地黄、鲜石斛滋阴通下；此外，气分邪热传入营血分，可引起热盛营血，或气血两燔，此时用加减玉女煎两清气血；后期燥热邪气深入下焦，损伤肝肾精血而导致真阴不足，可用滋补真阴法治疗，方剂如加减复脉汤、二甲复脉汤、三甲复脉汤、大定风珠等。

喻嘉言论燥气最先伤及上焦华盖，燥同火热具有阳性，最易伤津耗液。然喻氏在《秋燥论》中也论述"燥金所伤，本摧肝木，甚则自戕肺金"，说明凡是治疗燥病必须分清肝肺两脏的病证，如果肝脏出现症状应首先救肝，防止肝叶焦损。燥邪致病与五脏六腑都有关系，其中"燥胜则干"易引起肠热燥结，心与小肠相表里，肺与大肠相表里，故内伤致燥多和心火和肠热有关系。这也是喻嘉言提出的"治燥病者，泻心火阳热之实，除肠中燥热之甚"理论，揭示在燥病治疗中平心火去肠热的治疗方法。燥邪属于阳邪易伤阴，在治疗中喻氏主张补肾胃之阴。"治燥病者，补肾水阴寒之虚……济胃中津液之衰"是喻氏提出来的关于补肾胃之阴的治燥法则。在对燥证论治的综合分析中认为"使道路散而不结，津液生而不枯，气血利而不涩，则病自已矣"。从而形成了自己独特的治疗原则，并为后人从三焦论治燥证带来启迪。吴鞠通《温病条辨》和俞根初《通俗伤寒论》的治燥之法均提出治燥分上燥、中燥、下燥施治，与喻嘉言对秋燥的认识有关。在喻嘉言创制的清燥救肺汤中提出，因燥邪伤肺，病位在肺，肺主气，故首先应该补肺气。同时。喻氏重视保护胃气。因胃主津液，"燥胜则干"，则病变多在胃。喻嘉言清燥救肺汤注重"养胃阴"，胃土为肺金之母，药物组成中阿胶、麦冬、麻仁、甘草、人参都是滋润肺胃之阴的药物，从而达到使肺胃两者兼顾治疗。为对燥证做更好的治疗，喻氏创制了清燥救肺汤治燥专方，集宣、清、润、养于一体，清热宣肺、降逆止咳，又有益气养阴之功。方中桑叶为君，可以得金气不凋零；石膏清肃肺热；甘草和胃；人参生津益胃养肺；并用胡麻仁、阿胶、麦冬、杏仁、枇杷叶等加减。因燥属火热阳邪，所以采取辛凉甘润法，方中桑叶为君，石膏、麦冬为臣，不仅可清肺的热气，也可滋润肺的燥气。应忌用苦寒，原因是苦寒易伤阴，而以伤津耗液为特点的燥邪是不易使用的。

秋燥病证的治疗应强调以下几点。第一，秋日燥病不能误以为湿邪来治疗。燥与湿的季节、性质都不相同，湿为阴邪凝滞，易伤阳气，而燥病虽为阴经，但不同于寒湿，易伤津液，同于火热之邪。燥邪多表现为皮肤、口鼻干燥，但湿邪多表现为肢体沉重、恶心呕吐、大便泄泻等，所以不能相互混淆。第二，燥的病位应分清表里气血而治。喻嘉言分"风热燥甚，怫郁在表而里气平者"和"若风热燥并郁甚于里"的阐释，对燥有表里气血之分，针对病情轻重及不同阶段用药有一定的启发。第三，杂症兼有燥证不能误用燥药。喻嘉言反对泛用温燥药，是因恐以火济火，不能保存津液或者转而为燥，对杂症的治疗产生负面影响。第四，治燥不能够领会治燥之旨，用润剂润燥耽误病情，也是不允许的。要求医家能够深入领会治燥的要旨，分清不同阶段燥证的治疗方法。

二、辨证要点

1. 辨肺经证候

肺燥病以肺病变为重心。初起邪在肺卫见发热、微恶风寒、头痛、咳嗽、口鼻咽干燥等见症。邪入气分，壅遏于肺，肺失宣降，见发热、口渴、心烦、干咳气喘、胸满胁痛、咽干鼻燥、舌边尖红苔薄而干、脉数等症。后期多为肺胃阴伤，见身热已退或身微热、干咳或少痰、口鼻咽唇干燥、口渴、舌干红少苔、脉细数等症。

2. 重视肺经与相关脏腑的病变

如肺中燥热下移大肠，而致肺燥肠热，见咽痒干咳、胸胁疼痛、腹部灼热、大便泄泻、舌红苔黄、脉数等症。燥热耗伤肝肾之阴，则见夜热早凉、口渴、或干咳或不咳、甚则痉厥、舌干绛、脉虚等症。

3. 注意证候的演变

邪热由肺卫传入肺、肠，热势虽盛，但邪尚在气分，病势较稳定；若出现烦躁不安、吐血咯血，多为邪入营分；如出现痉厥，则邪气深入下焦，病情危重。

三、分型论治

1. 燥热犯卫证治

（1）证治

【证候】发热，微恶风寒，头痛，少汗，干咳无痰或少而黏，咳嗽，甚则声音嘶哑，咽干鼻燥，口微渴，舌边尖红，舌苔薄白而燥，右脉数大。

【分析】此为燥热袭表，肺津受伤。燥热病邪自口鼻而入，首先犯肺，外应于卫，症见发热重、恶寒轻，并有头痛、少汗等肺卫表症；燥邪易伤津液，肺津受伤，津液干燥，故见干咳无痰或少而黏、咳声嘶哑、咽干鼻燥、口微渴等；舌边尖红、舌苔薄白而燥、右脉数大为燥热上犯肺卫见症。发热、微恶风寒、干咳、咽干鼻燥、苔薄而燥，为本证辨证要点。

【治法】辛凉甘润，清透肺卫。

【方药】桑杏汤（《温病条辨》）。桑叶，杏仁，沙参，贝母，豆豉，栀皮，梨皮。

本证为燥热袭于肺卫。辛温之品不可用，纯用辛凉又非所宜。根据温者宜凉，燥者宜润的治则，取桑杏汤辛凉甘润，透邪不伤津，润燥不碍表。方中以桑叶、豆豉轻宣透热解表；杏仁、贝母宣肺止咳；栀皮轻入上焦清热；沙参、梨皮生津润燥。共奏疏表润燥之效。

（2）临床运用

临床运用时，若咽喉红肿干痛，加牛蒡子、桔梗、玄参、生甘草清利咽喉；干咳少痰者，加海蛤壳、瓜蒌皮、枇杷叶润燥化痰；发热较重，加金银花、连翘清透表热；皮肤干燥，鼻干咽燥，加芦根、天花粉；燥伤肺络之咯血，加白茅根、旱莲草、沙参；咳痰黄稠，加瓜蒌、马兜铃。若燥热化火上犯清窍者，症见发热、清窍干燥、苔薄黄而燥，改用翘荷汤（薄荷、连翘、黑栀子皮、桔梗、绿豆皮、生甘草）加减以清透燥热。

李风森以桑杏汤治疗秋燥咳嗽38例，结果治愈30例，占78.9%；好转6例，占15.8%；未愈2例，占5.3%。总有效率为94.7%［李风森.桑杏汤治疗秋燥咳嗽38例观察.新疆中医，2003，21（2）：9.］。吴周军用桑杏汤治疗46例秋燥患者，水煎服，每天1剂，分2次服用，连服10天，结果46例患者治疗10天后，治愈18例，有效22例，无效6例，总有效率为87%［吴周军.桑杏汤治疗秋燥咳嗽疗效观察.临床合理用药，2012，5（12）：61-62.］。苏有琼观察了桑杏汤加减治疗46例咳嗽变异性哮喘的疗效，结果痊愈15例，好转6例，无效2例，总有效率为91.3%，与对照组相比有明显差异［苏有琼.桑杏汤加减治疗咳嗽变异性哮喘的疗效分析.医学信息，2012，25（11）：105.］。喻小禾在西医治疗小儿支原体肺炎的基础上加用中药桑杏汤加减治疗患儿50例，并与单用西医治疗的45例进行比较。结果治疗组50例，治愈35例，占70%，好转15例，占30%，总有效率100%，与对照组相比，差异有显著性［喻小禾.桑杏汤加减辅助治疗小儿支原体肺炎50例.中国临床医生.2002，30（8）：50-51.］。周忠海等以桑杏汤治疗医院获得性肺炎11例。结果痊愈8例，好转3例，有效率为100%。一般多数患者服3剂药症状即可明显减轻，3~7天均热退。痊愈的8例中，用药时间最短7天，最长11天［周忠海，艾淑珍，杜红梅.桑杏汤治疗医院内获得性肺炎11例.现代中西医结合杂志，2002，11（17）：1674-1675.］。金鸿斌利用桑杏汤加减治疗18例风燥伤肺型肺间质纤维化，药用桑叶、豆豉疏风，杏仁、象贝母化痰止咳，南沙参、梨皮、栀子生津润燥清热，疗效较为满意［金鸿斌，何春娥.中药治疗肺间质纤维化.河南中医，2001，21（2）：50-51.］。徐爱年、齐永福观察了中药内外合治轻症手足口病，结果翘荷汤合外用中药散剂治疗小儿手足口病疗效显著［徐爱年，齐永福.中药内外合治轻症手足口病36例疗效观察.中国中西医结合儿科，2011，3（2）：153-154.］。口疮是以口腔黏膜及舌面上出现淡黄色和灰白色大小不等之溃疡为特征的一种常见疾病，其治疗一般较易，但临床多见反复发作，缠绵难愈者。徐瑞峰、齐永福用自拟翘荷汤治疗复发性口疮50例。显效20例，占40%；有效26例，占52%；无效4例，占8%，总有效率达92%［徐瑞峰，齐永福.自拟翘荷汤治疗复发性口疮50例临床观察.甘肃中医，2000，3（2）：3.］。秦亮运用著名老中医王玉玲的经验方翘荷汤治疗小儿外感高热154例，服药后1天以内热度退至正常者为速效，2天以内热度退至正常者为显效，3天以内热度退至正常者为有效，24小时热度不减者为无效。154例中，速效54例，占35%；显效74例，占48.1%；有效18例，占11.7%；无效8例，占5.2%，总有效率达94.8%。服药时间最长者为3天，最短者为4小时。随访1周，体温均退而未升。急性扁桃体炎属于中医学急乳蛾范畴。本病多因风热侵袭，饮食不节，痰火积热上攻，侵犯肺系，累及喉核，热毒搏结于喉核所致。翘荷汤乃《温病条辨》清上焦气分燥热之方。郭苏云用翘荷汤加减治疗急性扁桃体炎88例，结果为治愈36例，好转47例，无效5例，总有效率94.2%。本方具有清上泻下、釜底抽薪之功效，因而治疗效果颇佳［郭苏云.翘荷汤加减治疗急性扁桃体炎88例小结.湖南中医药导报，2003，9（10）：32.］。急性咽炎属于中医学喉痹范畴，严重影响人们的正常工作和生活。本病常因患者年龄、性别、免疫力强弱的差异及病毒、细菌毒力的不同导致临床表现轻重不一，临床常用头孢氨苄胶囊治疗。但是，如果长期、反复使用，不仅会产生耐药性，使药物作用降低，还可能继发急性鼻炎、中耳炎等。姜胤辉等研究以翘荷汤加味治疗急性咽炎62例，观察其疗效及不良反应，结果翘荷汤治疗急性咽炎疗效优于西药头孢菌素，且副作用少，可供临床推广应用［姜胤辉，全庆忠，陈珊珊，等.翘荷汤加味治疗急性咽炎62例.中国实验方剂学杂志，2013，19（8）：296-298.］。

（3）案例举隅

案一：燥犯肺卫案

王某，女，67岁，教师，2003年11月20日诊。5天前因用空调感冒后出现咳嗽少痰，咳痰不爽，咽干微痛，咽痒则咳，自在药店购买"阿奇霉素""氧氟沙星"（患者对青霉素药过敏）、"抗病毒冲剂""感冒清""桑菊片"等药服后，虽感冒症状有所缓解，但仍咳嗽不止、咽痒如蚁行，前来就诊。诊见：咳嗽，咽痒，痰黏难咳，口干不欲多饮，大便干燥，咽部微充血，咽后壁有淋巴滤泡增生，舌质略红，苔薄少，脉弦细。治宜辛凉甘润、清透肺卫，方用桑杏汤加减。

处方：桑叶、杏仁、栀子、浙贝母、麦冬、防风、薄荷、牛蒡子、桔梗、木蝴蝶、射干、僵蚕各12g，梨皮、板蓝根、金银花各30g，蝉衣10g，甘草5g。予3剂，日1剂煎服。

2003年11月23日再诊：服上方3剂后，病人症状缓解，嘱继服3剂，咳嗽、咽痒症状消失，咽部已不充血。因患者为教师，平素讲话较多，有慢性咽炎史，并反复发作，致咽后壁淋巴滤泡增生，甚至后壁黏膜有轻度萎缩现象，故给予六味地黄丸合沙参麦冬汤化裁治疗1月，查咽后壁淋巴滤泡增生减少。随访3月咽炎未发作。

按：该患者适逢冬季气候寒冷干燥使用热风空调，加之患者年事已高，抵抗力下降，而致燥热侵犯咽喉，内犯于肺，肺失清肃之功而发病，故出现上述症状。

——戚建明.桑杏汤加减治疗喉源性咳嗽54例.四川中医，2004，22（9）：86-87.

案二：风燥伤肺案

郭某，女，28岁，2001年9月12日就诊。患者3天前罹患外感风热，且时令燥热当行，初起头痛鼻塞，微恶风寒，身热，干咳连声作呛，喉痒咽干痛，唇鼻干燥，痰少黏不易咳出，经用西药治疗后，头痛、鼻塞、微恶风寒、身热、口干缓解，但未痊愈，今来就诊。诊见：干咳连声作呛，喉痒咽干痛，唇鼻干燥，痰少黏不易咳。查体：咽部略充血，咽后壁可见滤泡，扁桃体不大，双肺呼吸音粗，无干湿啰音，舌红苔薄白，脉浮滑。X线示双肺纹理增粗。治宜疏风清热、润燥止咳，方药用桑杏汤加减。

处方：桑叶、玄参、川贝母各12g，杏仁9g，沙参、黄芩、蝉衣、防风各10g，栀子6g，梨皮30g，麦冬15g。予5剂，日1剂煎服。

按：肺主气，为五脏之华盖，上连喉咙，开窍于鼻，司呼吸，为气机升降出入之道，司清浊之宣运，外合皮毛，主一身之表。由于肺叶娇嫩，不耐寒热，上连于喉，借鼻窍通于外界，易受邪侵，故又称为"娇脏"。外邪袭肺，则肺气不宣，清肃之令失常，肺气上逆，引起咳嗽。燥为秋主气，秋季天气收敛，其气清肃，最易耗伤肺津，表现为干咳少痰、痰黏难咳或痰中带血等症。

——吴周军.桑杏汤治疗秋燥咳嗽疗效观察.临床合理用药，2012，12（5）：30-31.

案三：肝火犯肺案

辛某，女，57岁，1992年4月9日就诊。患者素有咳嗽、气喘、咯血病史达7年余，每逢节气交换时病情加重，尤以冬春最为显著，咯血多为2~4月一次，夜间汗出如洗、颧红、体瘦，到市医院检查。诊为"肺气肿""气管炎""支气管扩张"。经过抗菌消炎、止血及中药治疗，疗效均满意，只是时常复发。诊见：咯吐鲜血1口，即痰中夹血，舌质红苔薄黄，脉左关弦、两寸浮，关部稍沉。治宜清燥润肺，方药用翘荷汤加减。

处方：薄荷、连翘各10g，栀子、桔梗、前胡、瓜蒌、甘草各15g，绿豆衣、牡丹皮各12g，白茅根30g，白及、葶苈子各20g。予5剂，日1剂煎服。

1992年4月14日再诊：自述药进2剂后再未见咯血，咳嗽好转，已不觉气短，夜间已不出汗，面转常色，舌质红苔白且分布均，脉浮有力、左稍弦。上方去白茅根、白及、葶苈子，续服4剂。访自服中药以后，发病次数减少，未再出现咯血现象。

按：本例患者咯血病史长，虽经中西药治疗收效满意，但经常复发，未达根治目的，试想治其标，未治其本，知其然，未思其所以然。清·程国彭的《医中百误歌》有这样一句话："先病为本后为标，纤悉几微要中肯。"此本与标指病因病机和咯血症状。今药中病机，故能收到事半功倍之效，进药9剂，已除其蒂。

——曹艾年，陈青山.翘荷汤应用举隅.中医杂志，1998，2（5）：43-44.

2. 燥热伤肺证治

（1）证治

【证候】身热，干咳无痰或少痰，甚则痰中带血，气逆而喘，胸满胁痛，鼻咽干燥，心烦口渴，少气乏力，舌边尖红赤，苔薄白燥或薄黄燥，脉数。

【分析】此为燥热壅肺，损伤气阴之证。气分燥热炽盛，则身热、脉数；热灼阴伤则口渴、心烦；邪在肺，肺失清肃，则出现气逆咳喘；气机不畅，络脉阻滞则胸满胁痛；燥伤肺津，津液不布则干咳无痰、鼻咽干燥；舌边尖红赤，苔薄或白或黄而干燥，皆为燥热之象。以身热、干咳无痰或少痰、气逆而喘、鼻咽干燥、脉数苔燥为辨证要点。

【治法】清肺泄热，养阴润燥。

【方药】清燥救肺汤（《医门法律》）。

生石膏，冬桑叶，甘草，人参，胡麻仁，阿胶，麦冬，杏仁，枇杷叶。

处方功用乃清泄肺中燥热、益气养阴、肃降肺气。方中重用桑叶为君，轻清宣泄肺中燥热，并可止咳。以石膏、麦冬为臣，一者清肺经之热，一者调肺经之燥，如此配合，宣中有清，清中有润。石膏虽质重、沉寒，而量少则不碍桑叶清宣之性。二者相合，主在清宣燥热，有以宣为清之妙。麦冬虽滋腻，亦无妨桑叶宣散燥热之功。杏仁、枇杷叶利肺气，使肺气肃降有权，即《内经》所云："肺苦气上逆，急食苦以泻之。"阿胶、胡麻仁润肺养阴，使肺得濡润之性。人参、甘草益气和中，使土旺金生，肺气自旺，体现了"培土生金"之法，符合《难经》所云："损其肺者益其气。"甘草调和诸药，兼为使药。诸药相合，燥邪得宣，肺热得清，气阴得复，共奏清燥救肺之功，故以清燥救肺汤名之。

（2）临床运用

临床运用时痰多加贝母、瓜蒌；血枯加生地黄；热甚加水牛角、羚羊角，或加牛黄。肺主宣发肃降、布散津液。邪热犯肺，一则灼液为痰；另则肺失宣降，津液不能正常敷布，津聚成痰。故燥热伤肺过程中易形成痰热为患，治疗时要注意化痰。贝母、瓜蒌润肺化痰，此外瓜蒌还可润肠通便，增加杏仁、枇杷叶化痰之力。痰热在肺，痰热郁闭肺气，形成肺气不降之证，临床上多表现为身热势高、咳喘气逆、咳痰黄稠或痰中带血、胸闷、胸痛、苔黄、脉数等，治宜泄热化痰，可配伍浙贝母、竹茹等。清燥救肺汤广泛应用于临床各科的多种病证，特别是在呼吸系统、五官疾病、皮肤疾病等方面，疗效显著。呼吸系统，本方可用于治疗风温燥热感冒，或流行性感冒证属燥热袭表者、急、慢性上呼吸道感染、支气管炎、支气管扩张咯血、支气管哮喘、咳嗽变异性哮喘、肺炎、肺气肿、肺结核、蘑菇肺、放射性肺损害、肺气肿、矽肺、肺癌等病，证属燥热壅肺、气阴两伤者，用之确有疗效。其辨证的要点为身热、干咳少痰、气逆而喘或痰夹血丝。清燥救肺汤以治疗呼吸系统疾病及其并发症见长，既可用于治疗慢性呼吸系统疾病，也可用于肺系危急重症的抢救，如高热或支扩咯血等。其还可治疗糖尿病燥热偏盛、阴津不足，症见烦渴多饮、口干舌燥、形体消瘦、大便秘结，可用本方合玉女煎治疗。

除内科疾病外，本方还可扩展运用于其他科疾病。五官科：本方可用于治疗急性咽炎、急性分泌性中耳炎、急性喉炎、扁桃体炎、萎缩性鼻炎、结膜干燥症等燥热津伤证。其辨证的要点为咽干咽痒、咽痛、痰少难以咳出，鼻燥鼻干，分泌物质稠而干，耳道干涩不适。皮肤科：本方可用于治疗老年性皮肤疹痒症、单纯性皮肤疹痒症、湿疹、荨麻疹、手足皲裂症、干燥综合征，证属燥邪伤肺、气阴受损者，表现为患部干燥、皲裂、脱屑等，常伴口干唇燥、咽喉干燥或疼痛，此证切合"肺与皮毛相表里"的理论，故主张皮肤病从肺论治，应用清燥救肺汤并依时令辨证加减。

魏金凤观察加减清燥救肺汤治疗喉痒咳嗽的临床疗效。采用清燥救肺汤加减治疗喉痒咳嗽220例，结果治愈160例，显效56例，无效4例，总有效率为98.2%。肺主人身之表，司呼吸，是气机升降出入之枢纽，喉为气道，属肺系，故喉痒咳嗽一证标在喉，本在肺。无论外感六淫，或肺经郁热，或烟酒刺激，或阴虚肺燥，皆可致肺经邪热上蒸于喉。喉受邪侵则痒；气道不利，肺气欲祛邪外出，故发为咳。热微则痒，故本病多病程较久，伤阴而热不甚。清燥救肺汤可疏散肺经之邪，益肺阴之不足，清除余热。肺经无邪，清肃之功能正常，气道通畅，故喉痒除而咳止［魏金凤.加减清燥救肺汤治疗喉痒咳嗽220例的临床观察.四川中医，2004，22（11）：54-55.］。百日咳是小儿肺系传染病，是儿科的常见病，属中医顿咳范畴，亦称"疫咳""鸬鹚咳"。李喜梅治疗60例百日咳患者发现，运用清燥救肺汤加减治疗百日咳取得了较好的疗效［李喜梅.清燥救肺汤加减治疗小儿百日咳30例.甘肃中医，2010，23（5）：41-42.］。单纯性老年皮肤疹痒症是由于老年人皮脂分泌减少，加之饮食及生活习惯调理不当所致。此病近年发病率上升。中医学认为，本病多由感受风湿热邪及血虚所引起，有虚实之分。虚者多由血虚所致。血虚生风生燥，"肺为娇脏，燥邪最易伤之"，故肺主皮毛之功失调，肌肤失养，故而发病。黄红用清燥救肺汤治疗单纯性老年皮肤疹痒症18例，结果显示，清燥救肺汤有清燥润肺之功，临床可用于治疗内科肺系疾病中湿燥伤肺、气阴两伤之重症，并在皮肤病中运用，每每奏效［黄红.清燥救肺汤治疗单纯性老年皮肤疹痒症18例.云南中医中药杂志，1996，17（5）.］。干燥综合征是一种炎症性自身免疫性疾病，好发于女性，常于中年以后发病，属中医学燥痹范畴，临床辨证多属肺热阴伤。肺热阴伤，治节无权，不能使水道通调，水津四布，则眼干、口干、皮肤黏膜干燥。初病所结在经，久病血伤入络，气机郁滞，血脉瘀阻，"不通则痛"，从而关节、肌肉疼痛；瘀血不去，新血不生，阴虚失濡，血滞失养，则脏腑经络失荣，临床见肝、肾、神经系统受损之征象；舌红少津苔黄干燥、脉细数或弦细，均为肺热阴虚之象。综上所述，本病病位在肺，可累及肝肾经络等；病理因素为阴虚及血瘀。清燥救肺汤是清代名医喻昌的治燥名方，陈一峰等用清燥救肺汤合大黄䗪虫丸治疗干燥综合征26例，结果显效14例，有效9例，无效3例，总有效率88.5%［陈一峰、任军生、韩朝军.清燥救肺汤合大黄䗪虫丸治疗干燥综合征26例.浙江中医杂志，2000，2（16）：57.］。清燥救肺汤还可治疗支气管扩张咯血。陆康福用清燥救肺汤治疗咯血38例，其中治愈35例，显效1例，有效1例，无效1例，近期总有效率达97%。咯血是由于肺络受伤，络破血自肺中而出的一种证候。肺为娇脏，喜润恶燥。本病多因肺阴素虚，复感风热燥邪，或木火刑金，或心火凌金，或痰火伤络，络破血溢所致。治宜清燥润肺、滋阴降火、宁络止血。清燥救肺汤不仅具有上述之功，且有益气生津之效，与本病病机颇为契合［陆康福.清燥救肺汤治疗咯血38例疗效观察.北京中医，1996，1（2）：57.］。另外，放射性肺炎是胸部放疗最常见的并发症之一，尤其是急性放射性肺炎可使放疗中断，甚至危及生命。西医对放射性肺损伤的治疗主要为抗感染、抗纤维化、糖皮质激素的大量应用。中医学认为放疗为热毒之外邪攻伐人体，致使气阴耗损，甚至气血瘀阻。正虚邪入，热邪袭肺，灼津成痰，导致痰热内壅，肺气不足，致肺失清肃，阴亏气耗，水津失布。毒瘀胶结，津枯液涸，病邪深入脏腑、经络，暗耗阴津，闭阻经脉，使五脏气机紊乱，升降无序，津液运行失调，敷布失常，脏腑诸窍失于濡润。中药对放射性肺损伤有独特的预防作用。针对患者热毒攻伐、经络阻滞之特点，采用清燥救肺汤以清燥润肺、益气养阴。陈微、刘文强观察清燥救肺汤预防45例放射性肺损伤患者的临床疗效，发现两组患者放疗结束4个月内放射性肺损伤的评定及分级比较：对照组、治疗组轻度放射性肺炎发生率分别为23%、18%，重度放射性肺炎发生率分别为7%、2%［陈微、刘文强、宋光辉.清燥救肺汤预防放射性肺损伤45例.中外医疗，2008，11（3）：49.］。西医学的慢性咽炎，中医学称之为虚火喉痹，是由于脏腑虚损，虚火上炎熏灼咽喉所致，是以长期咽喉干燥、痒痛不适、咽内异物感等为特征。刘迪加自1983年以来用《医门法律》之清燥救肺汤加减治疗47例慢性咽炎患者，治愈13例，显效18例，有效11例，无效5例，总有效率88%，疗效满意［刘迪加.清燥救肺汤加减治疗慢性咽炎47例.内蒙古中医药，2012，2（3）：47.］。魏敏观察清燥救肺汤治疗肺燥型失音患者：声音嘶哑，咽干鼻燥，舌红少苔，脉数。药后语声如常，3个月内无反复者为治愈；服药12剂，音哑如故或更甚者为无效。本组除1例无效外，余均治愈。服药2~3剂治愈者45例，5~7剂者33例，8剂以上者6例，疗效显著［魏敏.清燥救肺汤加减治疗失音85例.光明中医，2011，26（1）：90–91.］。吴士杰、赵亚平单纯应用清燥救肺汤加减水煎服，治疗肺燥、虚、热三证兼见的顽固性干咳，疗效确实，治愈率100%，提示用清燥、润肺、降逆方法治疗外感未解、熬夜伤阴、久咳伤气耗精之干咳较为适宜［吴士杰、赵亚平.清燥救肺汤治疗顽固性干咳31例.中国中医基础医学杂志，2011，17（8）：928.］。翟乃会、王明春选用清燥救肺汤加减治疗上感后顽固性咳嗽163例，结果痊愈149例，好转10例，无效4例；治愈率91.4%，总有效率97.4%［翟乃会，王明春.清燥救肺汤加减治疗上感后顽固性咳嗽163例.甘肃中医，2008，21（7）：54.］。肺与大肠相表里，易献春采用清燥救肺汤治疗老年人便秘36例，疗效满意。通过2周的治疗，大便变软、通畅，便时不困难，间歇时间较前缩短1~2天为显效，共27例；大便变软，较治疗前通畅，但便时仍有一定的困难为好转，共3例；治疗前后无明显变化者为无效，共6例。究其发病机制是燥邪侵袭，经口鼻而入，使肺之气阴两伤。温燥为阳邪，耗津灼液，使气道不利，肺之肃降失常，经用清燥救肺汤可使肺金之燥得到滋润，肺气郁者得以肃降则诸症自解［易献春.清燥救肺汤治疗老年便秘36例.江西中医杂志，2007，26（5）：48.］。强克礼、曹丽平对用清燥救肺汤治疗54例燥咳的疗效进行观察。54例中治愈者40例，占74.2%；无效者14例，占25.8%。治愈患者中服药一天症状显著改善者12例，痊愈最快者2天。有22例用药3天痊愈。所有患者服药过程中未见不良反应［强克礼、曹丽平.清燥救肺汤治疗54例燥咳的疗效观察.陕西中医，1984，9（7）：18.］。罗婷运用清燥救肺汤加减治疗鼻衄24例，颇见成效，24例患者均为3日即血全止，大多数经2个疗程，少数经3个至4个疗程治疗痊愈［罗婷.清燥救肺汤加减治疗鼻衄24例.1992，2.］。沈伟生等通过观察清燥救肺汤对局部中晚期胸部肿瘤放射治疗的肺保护作用及对结缔组织生长因子（CTGF）、血小板源性生长因子（PDGF）在体内水平的影响，发现清燥救肺汤能抑制放射治疗后血浆CTGF和PDGF的过度释放，降低放射治疗后弥散功能的恶化［沈伟生，夏德洪，奚蕾，等.清燥救肺汤对放射性肺损伤干预作用及对细胞生长因子CTGF、PDGF影响的研究.中国实验方剂学杂志，2009，15（11）：95-98.］。卢红蓉观察清燥救肺汤对流感病毒FML感染复制的病毒性肺炎小鼠肺组织匀浆液中TNF-A、MCP-1和NO含量的影响，结果发现清燥救肺汤治疗组肺组织匀浆液中TNF-A含量降低，MCP-1含量、NO含量较模型组降低［卢红蓉.清燥救肺汤对流感病毒FML感染小鼠肺组织匀浆液中TNF-A、MCP-1和NO含量的影响.世界中医药，2007，2（4）：238-240.］。

（3）案例举隅

案一：血虚风燥案

王某，男，65岁，2005年10月17日初诊。诉皮肤瘙痒反复发作3年。3年前出现全身皮肤瘙痒，无皮疹，口服抗过敏西药可缓解，但易复发。诊见形体偏瘦，全身皮肤干燥、瘙痒，可见搔痕，部分皮肤轻度苔藓化。舌红少津苔薄白，脉细弱。治宜养血祛风化燥，方药用清燥救肺汤加减。

处方：桑叶、白鲜皮、乌梢蛇、枇杷叶各15g，阿胶、沙参各10g，苦杏仁、胡麻仁各12g，麦冬、石膏各20g。予7剂，日1剂煎服。

2005年10月24日再诊：瘙痒明显减轻，纳食、睡眠可，二便调。守方续服1周，诸症消失。

按：燥邪与皮肤病的发生密切相关，尤其秋季天气干燥，燥邪最易侵袭肌表，蕴遏营卫，以致皮肤瘙痒，切合"肺与皮毛相表里"之理论。故主张皮肤从肺论治。清燥救肺汤诸药合用，使肺金之燥热清宣，上逆之肺气肃降，诸症得以治愈。

——詹绍云.清燥救肺汤临床运用举隅.云南中医中药杂志，2006，27（2）：30-31.

案二：燥邪犯肺案

张某，男，12岁，2008年7月10日初诊。患儿2008年初曾患水痘，经西药治愈后不久，全身出现皮疹，多方治疗无效，病情逐渐加重。症见：全身出现泛发性皮疹，呈斑片状，融合成片，浸润明显，色深红，皮温高，皮肤干燥无光泽，乏汗，大量银白色鳞屑，出现薄膜现象，瘙痒剧烈，可见抓痕，烦躁，纳可，眠欠安，二便调，舌红绛苔白厚。中医诊断：白疕；西医诊断：银屑病。曾服用黄连解毒汤合桃红四物汤加减7剂，症状加重，今来就诊。诊见：全身皮疹鲜红，鳞屑减少，乏汗，皮肤干燥加重，皲裂，张口、睁眼不自如。近3天低热，体温37.4℃~37.8℃，夜间体温正常。大便质稀，日3行，舌红苔薄黄，白睛泛红。治宜清肺泄热、养阴润燥，方药用清燥救肺汤加减。

处方：生石膏、石斛、白蒺藜、紫草各30g，炙枇杷叶、玄参、牡丹皮、麦冬各15g，桑叶12g，炒杏仁9g，生地黄18g，生甘草6g。予14剂，日1剂煎服。

2008年7月24日再诊：周身皮疹大大减轻，胸腹散在皮疹，色淡有光泽，无脱屑及色素沉着，体温复常，无烦躁。大便仍稀，日2行，舌红苔白厚。守方继服数剂，病情向愈。后经多次回访，未复发。

按：本案以皮肤干燥、白睛泛红等为主症，其皮肤干燥脱屑，张口睁目不能，属燥证范畴。以肺合于皮毛，为水之上源，若肺为燥邪所伤，宣发肃降不能，精津匮乏，失布于皮肤腠理，则皮毛干枯脱屑为理，以脏腑辨证，从肺论治为法，选用清燥救肺汤加减，疗效显著。

——刘艳红，周朋，李燕宁.清燥救肺汤加减治疗银屑病医案一则.中国中西医结合儿科学，2011，3（1）：93-94.

案三：阴虚肺燥案

张某，男，55岁，2005年1月20日初诊。多次反复鼻衄，天气干燥时加重。未予中西药治疗。诊见：鼻衄点滴而下，口鼻咽干燥、干咳、口干欲饮，鼻痒，洗漱时碰触鼻部即发鼻衄5天。查：双鼻黏膜干燥，鼻腔内有血痂。舌红少津苔薄，脉细数。治宜滋阴润燥、生津止血，方药用清燥救肺汤加减。

处方：阿胶25g，桑叶、炙枇杷叶、杏仁、沙参、炒栀子各15g，生石膏、炒白茅根、生地黄炭各30g，麦冬、炒黄芩各20g。予2剂，日1剂煎服。

2005年1月22日再诊：服上诊药2剂后，鼻衄止，口鼻咽干灼感减轻，鼻痒减轻，效不更方，守上方加减3剂，鼻衄未发作，鼻黏膜恢复正常，鼻痒除，诸症消除而安。

按：此病机为燥邪伤肺，损伤肺系血络，气阴受损，治以清燥救肺汤，同时加生地黄炭、炒黄芩、炒栀子、炒白茅根清热凉血止血。

——应慧星.清燥救肺汤临证治验举隅.浙江中医杂志，2012，47（4）：246-247.

3．热结肠腑证治

（1）证治

【证候】日晡潮热，大便秘结或纯利清水，腹满硬痛，或时有神昏谵语，舌苔焦燥或起芒刺，脉沉实有力。

【分析】本证多由肺经邪热不解，传入胃肠，与肠中积滞互结而致。里热熏蒸，热结腑实已成，故日晡潮热；腑气不通，里实壅塞，浊气上扰神明，则时有谵语；邪热与肠中糟粕相结，传导失常，故大便秘结不通；亦有因燥屎内结，热迫津液下注，以致粪水从旁而下，纯利稀水，称为"热结旁流"；无论便秘不通或热结旁流，总因肠中有燥屎停滞，肠腑气滞，故腹胀硬痛，或按之作痛。苔焦燥或灰黑而燥或起芒刺，脉沉实有力，均为里热成实之象。日晡潮热、大便秘结或热结旁流、腹满硬痛、舌苔焦燥、脉沉实有力为本证辨证要点。

【治法】攻下软坚泄热。

【方药】调胃承气汤（《伤寒论》）。炙甘草，芒硝，大黄。

方中以大黄苦寒攻下泄热；芒硝咸寒软坚润燥；炙甘草缓硝黄之峻，其留中缓下，使燥结郁热俱可缓缓而下。三药合用，可使胃肠郁热积滞从下得解。温病与伤寒，阳明腑实证均用下法，但具体应用特点不同，温为阳邪，本已伤津，故不可用枳实、厚朴之温燥，恐更伤津，多不用大、小承气，而只用硝黄泄热软坚，并以甘草缓之，用调胃承气汤为攻下之主方。

（2）临床运用

临证运用时，若腑实兼小肠热盛，症见身热便秘，小便短赤，以"二肠和治"之法，方用导赤承气汤（赤芍、生地黄、大黄、黄连、黄柏、芒硝）攻下热结、清泻火腑；如腑实兼热闭心包，症见身热便秘、神昏舌蹇，方用牛黄承气汤（生大黄粉调服安宫牛黄丸）攻下热结、清心开窍；若腑实兼阴液亏损，症见身热便秘、口干咽燥、舌苔焦燥，治以增液承气汤（大黄、芒硝、生地黄、麦冬、玄参）攻下燥结、滋阴增液；如腑实兼气液两亏，症见大便秘结、口燥咽干、倦怠少气、苔焦脉弱，治以新加黄龙汤（大黄、芒硝、麦冬、生地黄、玄参、人参、甘草、姜汁、海参、当归）攻下燥结、补益气阴。

彭圆等观察增液承气汤对津亏便秘衰老模型小鼠皮肤超微结构及透明质酸含量的影响，结果发现，增液承气汤可有效改善模型小鼠皮肤组织改变，增加透明质酸含量，具有延缓皮肤老化作用［彭圆、张翀、张丽君，等.增液承气汤对津亏便秘衰老模型小鼠皮肤超微结构及透明质酸含量的影响.时珍国医国药，2013，24（7）：1573-1575.］。吗啡是目前在晚期癌痛治疗中应用最广泛的阿片类药物，便秘是其应用中最常见的副作用，发生率90%~100%。而且病人不会因长期用药而对吗啡的便秘不良反应产生耐受，因此便秘不良反应不仅出现于用药初期，而且会持续存在于吗啡止痛的全过程。王刚等观察增液承气汤治疗吗啡导致便秘的疗效48例，结果得出结论增液承气汤治疗吗啡导致便秘有较满意的疗效［王刚，姚松夏，王月玲.增液承气汤治疗吗啡导致便秘48例.陕西中医学院学报，2009，32（1）：24-25.］。张艳玲等在观察增液承气汤加减治疗阿片类药物所致便秘的临床效果时也得出相似结果［张艳玲，刘丽，叶桦.增液承气汤加减治疗阿片类药物所致便秘临床观察.实用中医药杂志，30（5）：402.］。中晚期恶性肿瘤患者的便秘多以虚为主，治疗当滋阴增液、泄热通便。增液承气汤由增液汤加上芒硝和大黄组成，能使正气得运、阴血得复，故而大便通、邪热平。因此，增液承气汤加减治疗阿片类药物便秘的临床效果显著。袁彩霞、王兰青将48例急性肠功能衰竭患者随机分为治疗组与对照组各24例，对照组采用常规西医治疗方案，治疗组在西医治疗基础上加用加味增液承气汤灌肠治疗，探讨加味增液承气汤灌肠治疗急性肠功能衰竭的临床疗效。结果治疗后比较两组患者的首次排便时间、腹痛腹胀恢复时间、肠鸣音恢复时间及住院时间，治疗组较对照组均理想，故加味增液承气汤灌肠治疗急性肠功能衰竭疗效满意，值得临床推广应用。其可能的机制为加味增液承气汤能够加快胃肠的蠕动，修复胃肠道黏膜屏障，进而发挥对胃肠道的保护作用；另外还具有增强胃肠道平滑肌蠕动、推进运动的功能，并可增强肠容积、增加肠袢血流量、降低血管通透性、减轻组织水肿、促进坏死组织吸收及抑菌抗感染等［袁彩霞、王兰青.加味增液承气汤灌肠治疗24例急性肠功能衰竭疗效观察.中国民族民间医药，2014，5（2）：62-64.］。另外，便秘也是血透患者常见的慢性病证之一，严重影响着患者的生活质量。李苞芳、刘茜将60例血透患者分为对照组和治疗组，治疗组采用增液承气汤。兼气虚者，加黄芪、党参、白术；兼血虚者，加当归、麻仁；兼阳虚者，加肉苁蓉、附子。水煎服，每日1剂，分2次口服，连续服用2周。对照组用口服大黄苏打片治疗，每次口服大黄苏打片3片，每日3次，疗程2周。结果治疗组治愈20例，好转6例，未愈4例，有效率达86.7%，对照组治愈16例，好转5例，未愈9例，有效率70%［李苞芳、刘茜.增液承气汤加减治疗血透便秘患者30例临床观察.内蒙古中医药，2014，24（2）：19.］。杨端芬运用增液承气汤滋阴增液、软坚降泄、通腑泄热的功效治疗小儿病毒性肺炎88例观察疗效。治疗结果：治愈74例，占85%；有效11例，占11.6%；无效3例，占3.4%，总有效率达99.6%［杨端芬.增液承气汤治疗小儿病毒性肺炎88例.四川中医，2001，19（3）：61-62.］。帕金森病便秘是临床常见病证，国内大多单纯用泻下剂治疗，但效果不甚满意。周峰等用增液承气汤加减治疗帕金森病便秘，观察其疗效，结果治愈11例（36.67%），好转7例（23.33%），未愈12例（40.00%），总有效率为60%［周峰、王垒东、张旗，等.增液承气汤加减治疗帕金森病便秘36例.上海中医药杂志，2010，44（3）：46-47.］。帕金森病多为本虚标实之证，肝肾阴虚、气血两亏为本，风、火、痰、瘀为标。本病是由肝肾不足，气血亏虚，肝郁气滞，肝气犯脾，脾胃升降失调，肠道传化失常而致便秘。胃肠积热，耗伤津液致大便干结和气虚鼓动无权，大肠传导无力致帕金森病便秘是主要症结。治疗上根据病因和临床表现虚实兼顾，法当用增液承气汤益气健脾、滋阴增液、润肠通便。本方以扶正固本为主，补中有通，通不伤正，通下作用缓和，兼具调节胃肠道功能的功效。2型糖尿病自主神经功能紊乱亦可以表现为顽固性便秘、腹泻或腹泻与便秘交替出现。糖尿病性便秘是糖尿病常见病证之一。目前大多数本病患者长期或者间断使用通便灵胶囊、番泻叶、开塞露、大黄水、果导片等治疗，但效果欠佳，且容易形成肠道依赖性，导致胃肠功能紊乱，所以寻求一种有效且副作用小的治疗方药很有必要。陈文群等观察加味增液承气汤治疗2型糖尿病性便秘患者20例，结果发现，加味增液承气汤治疗该病疗效满意［陈文群，王燕国，徐寒松.加味增液承气汤治疗2型糖尿病性便秘20例.湖南中医杂志，2012，28（6）：32–33.〕。

（3）案例举隅

案一：腑实肠燥，阴液亏损案

李某，男，47岁，农民，2004年6月4日就诊。反复便秘3年，服用番泻叶、大黄无明显改善。严重时用开塞露灌肠。诊见：口渴咽干，五心烦热，大便4日未行。患者既往有便秘病史。饮食差，舌光红无苔，脉细数。余无不适。治以滋阴增液、润肠通便，方药用增液承气汤加减。

处方：生地黄20g，麦冬、北沙参、天冬各15g，玄参10g，大黄5g（后下），芒硝（冲）、生甘草各6g。予1剂，煎服。

2004年6月5日再诊：服1剂后，患者泻出大量秽臭略干黑便，泻后精神大为好转，患者思饮食，续服5剂后，又继续排便，量逐渐减少。效不更方，原方剂量略作加减，大黄3g，芒硝（冲）3g，麦冬、北沙参、天冬、玄参各10g，续服3剂。服后饮食大增，大便通畅，秽臭消失，精神好转，诸症痊愈。

按：本证属阴虚便秘兼阴液耗伤太过，采用滋阴增液、通腑泄热的增液承气汤加减。方中重用生地黄、玄参、麦冬、天冬、北沙参滋阴清热；大黄泄热通便、芒硝软坚润燥，以清大肠之热结燥屎。诸药合用，共奏增水行舟之效。

——寇文平，刘卓志，徐建瑞.增液承气汤加减运用心得.贵阳中医学院学报，2008，30（2）：44–45.

案二：热盛津伤，邪热上扰清窍案

郑某，男，65岁，农民，2006年11月4日就诊。患者有原发性高血压病史5年，日常以寿比山、罗布麻片维持治疗。近10天来，由于农活太重导致头痛、头晕、失眠，血压升至160/100mmHg。诊见：患者面红，身热，头晕，失眠，梦多，口渴咽干，便秘，大便1周未行，苔黄干燥，脉沉数有力。治宜通腑泄热、滋阴增液，方药用增液承气汤加减。

处方：生地黄、麦冬、玄参、夏枯草各20g，大黄6g，芒硝10g（冲服），桃仁、刺蒺藜各15g。予3剂，日1剂煎服。

2006年11月7日再诊：服1剂后，大便通，诸症减轻；3剂后，血压降至正常。诸证痊愈。后嘱患者以西药维持血压。

——张艳玲，刘丽，叶桦.增液承气汤加减治疗阿片类药物所致便秘临床观察.实用中医药杂志，2014，30（5）：402-403.

案三：湿热下注大肠案

任某，男，18岁，学生，2007年4月11日初诊。患者自述有痔疮病史，近日肛周发热、疼痛，不适近半月，自涂马应龙麝香痔疮膏，效果不明显。遂来就诊。诊见：大便1周未行，身热，腹按不硬。舌苔黄腻而燥，脉滑数。肛门检查：外观痔轻度外脱，余未见明显异常。治宜清热化湿、增液通便，方药用增液承气汤加减。

处方：生大黄（后下）、芒硝（冲）、麦冬各10g，玄参、生地黄、金银花、炒白芍、薏苡仁各15g，炙甘草6g，枳壳12g。予5剂，日1剂煎服。

2007年4月16日再诊：患者服药第1天即排便，便后肛门疼痛减轻；2剂后肛门未再疼痛。余症消失，痔疮回纳。

按：湿热下注肛门，故肛门又痛又热，热势日久，耗伤阴液，顾以增液承气汤滋阴增液、攻下腑实，少佐利湿。

——寇文平，刘卓志，徐建瑞.增液承气汤加减运用心得.贵阳中医学院学报，2008，30（2）：44-45.

4. 真阴耗竭证治

（1）证治

【证候】低热不退，手足心热甚于手足背，口干咽燥，齿黑，或心悸，或神疲多眠，耳聋，舌干绛或枯萎，甚或紫晦而干，脉虚细或结代。

【分析】本证为邪热久羁不去，耗伤肝血、肾阴，而呈邪少虚多之证。肾阴亏则水不制火，虚热内生，故低热久留不退，尤以手足心热较甚；肾水不能上济，心神失养则心悸；肾阴大亏，精不养神，故神疲多眠；肾精亏损，不能充养耳齿，故耳聋、齿黑；阴血亏虚则舌干绛或枯萎甚或紫晦而干；邪少虚多则脉虚细无力；阴亏液涸则脉行艰难，搏动时止而结代。低热、咽燥、齿黑、舌干绛、脉虚细或结代为本证辨证要点。

【治法】滋养肾阴。

【方药】加减复脉汤（《温病条辨》）。炙甘草，干地黄，生白芍，麦冬，阿胶，麻仁。

本方由《伤寒论》炙甘草汤去参、桂、姜、枣加白芍组成，为治疗温热病邪深入下焦，肝肾阴伤之主方，吴鞠通说："热邪深入，或在少阴，或在厥阴，均宜复脉。"方中炙甘草补益中气，以使津充液复；干地黄、阿胶、生白芍滋养肝肾之阴；炙甘

214

草配白芍，酸甘化阴；麦冬、麻仁养阴润燥。诸药配伍，长于救阴，兼退虚热。

（2）临床运用

临证运用时，因其药多属滋润之品，必真阴耗损，热由虚生者方可用之，若邪热尚盛者，则不宜用，以防邪恋。如兼心火炽盛，身热心烦不得卧，加黄连、栀子以清泻心火，或改用黄连阿胶汤；如汗出心悸，本方去麻仁，加生龙骨、生牡蛎、人参以镇摄潜阳、益气固脱；若阴液下泄，大便微溏，加牡蛎以滋阴固摄。吴鞠通关于加减复脉汤的运用，可谓要言不烦地罗列了许多适应证，若邪在阳明久羁，或已下，或未下，身热面赤，口干舌燥，甚则齿黑唇裂，脉沉实者，仍可下之。若脉虚大，手足心热甚于手足背者，则当投加减复脉汤。吴鞠通强调，以复脉汤复其津液，阴复则阳留，庶不至于死也。温病误表，津液被劫，心中震震，舌强神昏，宜复脉法复其津液，舌上津回则生。这是因为误表动阳，心气伤则心震，心液伤则舌蹇，故宜复脉救其津液也。劳倦内伤，复感温病，六七日以外不解者，宜复脉法。这是两感治法。甘能益气，凡甘皆补，故宜复脉。温病已与发汗而不得汗，已与通里而热不除，其为汗下不当可知。脉尚躁盛，邪固不为药衰，正气亦尚能与邪气分争，故须重与复脉，扶正以敌邪，正胜则生矣。温病误用升散，脉结代，甚则脉两至者，此即仲景所谓里急，急当救里，重与复脉。汗下后，口燥咽干，少阴之液无以上供，神倦欲眠，有少阴但欲寐之象，舌赤苔老，故与复脉。吴鞠通之"热邪深入，或在少阴，或在厥阴，均宜复脉"，即指出本方适用于邪热致肝肾阴伤者，并指出复脉为热邪劫阴之总司。盖少阴藏精，厥阴必待少阴精足而后能生，二经均可主以复脉者，乙癸同源也。另外，温病耳聋，病系少阴，宜复脉辈复其精，所谓宜复脉辈，不过立法如此，临时对证，加减尽善，是所望于当其任者。《温病条辨·解产难》还用其治疗妇人产后病痉、郁冒、大便难等证。产后的筋病、神病、液病都是亡血伤津之证，吴氏"每用三甲复脉、大小定风珠及专翕大生膏而愈"。复脉汤类皆能润筋，皆能守神，皆能增液，而产后的气血亏虚、虚热等证，皆可以加减复脉汤为基础进行治疗。《产后虚寒虚热分别论治论》中说，"产后虚热前则有三甲复脉汤，大小定风珠二方，专翕膏一方，增液汤一方"，定风珠"则为产后虚损，无力服人参而设者也"。另外，吴氏也将复脉汤用于治疗小儿的客忤痉（惊吓），认为"小儿神祛气弱，或见非常之物，听非常之响，或失足落空，跌仆之类，症现发热，或有汗，或无汗，面时青时赤，梦中呓语，手足蠕动，宜复脉汤去参、桂、姜、枣，加丹参、牡丹皮、犀角，补心之体，以配心之用"。以其3岁小儿为例，坚持用复脉汤14日，治疗因跌跤受惊出现的"随热随痉，昏不知人，手足如冰，无脉"之证，药后"得汗战而愈"。在小儿因护理不当，致小儿每日出汗而致痉病后，此时"汗多亡血，亦如产妇亡血致痉一理"，复脉汤、三甲复脉三方皆可选用。

张红生用自拟加减复脉汤治疗频发室性早搏52例，在针对病因的前提下，大多用过抗心律失常药（如地高辛、胺碘酮），但疗效不佳，后加通阳复脉、益气养阴、化瘀通络的加减复脉汤皆获效，一般服用5剂症状缓解，早搏减少，继用症状消失，心电图示窦律齐。用药最长者60剂，最短者6剂，本组治愈46例，治愈率88.46%，好转6例，总有效100%〔张红生.中医加减复脉汤治疗频发室性早搏52例.时珍国医国药，2013，24（1）.〕。

（3）案例举隅

案一：心肾气阴两虚案

曾某，女，70岁，退休教师，2007年12月14日诊。患者冠心病史15年，近年来时常发生心前区憋闷疼痛，经冠状动脉造影确诊为冠状动脉右侧支管腔狭窄，直径缩小达95%，严重影响血供。3天前在南京军区某医院做经皮冠状动脉支架置入手术，术后第二天患者极度疲乏，汗出淋漓。患者有糖尿病史，要求配合中药治疗。诊见：精神疲惫，自汗多，口渴不欲饮，胸微闷，大便偏干，舌质光红无苔，脉细弱。治宜益气养阴，敛阴止汗。方药用加减复脉汤合生脉散加减。

处方：炙甘草、五味子各10g，干地黄24g，生白芍、麦冬、人参各15g。共3剂，日1剂，煎服。

2007年12月17日再诊：药后汗止，诸症好转，夜寐稍差，舌苔薄白，脉细缓。照上方去五味子；加茯苓10g。再服5剂，症状基本消除。

按：本例患者有糖尿病病史，素体气阴不足，术后气阴更加亏虚。临床上阴液亏虚，心肾失养则神疲倦怠，口渴不欲饮，舌质光红无苔，脉细弱；心气虚则胸微闷，脉弱无力；气虚不能敛津液则自汗多；阴虚肠道失润则大便干。方用加减复脉汤滋养阴液，生脉散益气生津、敛阴止汗，阴复气升则诸症得以消除。

——陈锦芳.加减复脉汤的临床应用.江苏中医药，2008，40（3）：11–12.

案二：真阴亏虚，肌体失养案

黄某，男，73岁，退休干部，2007年10月20日诊。患者有冠心病、高血压病史10余年，平日无明显不适，仅在活动时感到头晕、胸闷气促。2007年以来，两次因排便用力后突然晕厥，送省立医院急诊，确诊为急性心肌梗死，经冠状动脉造影发现冠状动脉各支均有不同程度的狭窄，较为严重的是右束支管腔狭窄，直径缩小达96%，在省立医院做经皮冠状动脉支架置入手术。手术已经3个月，西药按照术后要求服用。诊见：心前区仍感不适，时有隐痛，上楼梯时气促，口干咽燥，大便干结。查其面色苍白，消瘦，肌肤干燥，舌质红绛少苔，脉细无力。治宜养阴补血、宣通心阳，方用加减复脉汤加味。

处方：炙甘草、阿胶（烊化冲服）、麻仁、桂枝10g，干地黄、全瓜蒌24g，生白芍、麦冬、人参各15g。共5剂，日1剂煎服。

2007年10月25日再诊：药后心前区隐痛缓解，大便通畅，继前方，再服5剂，诸症消除，自我感觉良好。停服中药2天，大便又见干结，再予加减复脉汤：炙甘草、阿胶（烊化冲服）、麻仁各10g，干地黄24g，生白芍、麦冬各15g。共5剂。嘱患者注意休息，多吃滋阴养液之品，适当活动，以养心肾之气阴。药后，症状消失。

按：本例患者阴液亏虚较为严重，出现机体失养的症状较为明显。手术后心之气阴恢复较慢，故心前区持续不适，时有隐痛，活动则气促。用加减复脉汤养阴复脉，人参补益心气，桂枝温通心阳，瓜蒌宽胸理气。心之气阴得以滋养，功能得以恢复，症状自然得以消除。

——吴志莲，赖明生.《温病条辨》加减复脉汤及其类方运用浅析.山西中医，2010，26（6）：43-44.

案三：邪热伤阴，半身不遂案

杨男，62岁，退休，1980年7月28日早晨由家人架托前来中医门诊治疗。患者双下肢不能站立及行走，左上肢不能抬举，诊脉时由旁人和自己右手相助才将左手抬上桌。诊见：面赤身热，唇干口燥，言语迟缓，便秘尿黄，舌中略黑，脉虚大。手足心热，饮食欠佳。治宜滋阴清热凉血、健脾通络，方用加减复脉汤加味。

处方：生地黄、麻仁、阿胶各20g，白芍、麦冬、丹参、当归、川芎、赤芍、北黄芪15g，党参、焦楂各30g，桂枝、女贞子、炙甘草各10g，红花6g。共10剂，日1剂煎服。

1980年8月7日诊：经服用2剂后，大便通畅，再续用上方8剂，同时配合理疗，患者恢复较快，能自己步行前来诊治，并自述左手臂能抬起。上方再服用6剂，并同时用生三七粉每次3g吞服以加强活血通络之效。经过治疗，患者饮食正常，手臂疼痛消失，基本恢复。

按：加减复脉汤为治疗邪热深入下焦，伤及肝肾之阴的主方，不论外感或内伤使人体患病，若失治误治等疾病发展演变至此阶段时，疾病已较重笃，由于邪热久羁，伤及肝肾之阴，临床症状就会出现：身热面赤、唇干甚裂，口燥、手足心热，舌光红无苔，神倦，脉虚大或细数等症状，邪热伤津灼液，阴虚至极，四肢失于濡润，必发生疼痛，甚则痿废不用之状，故《素问·五脏生成》有云："故人卧血归于肝，肝受血而能视，足受血而能步，掌受血而能握，指受血而能摄。"此属将发痉厥致危之候，当急以救阴为务。故前人有"存得一分阴液，便有一分生机"之说。临症时，只要辨证清楚，急投甘寒滋润之方药施治，就能收到效果。

——蓝建信.加减复脉汤治愈痹证.四川中医，1985，2（3）：43-44.

5. 虚风内动证治

（1）证治

【证候】低热，手足蠕动，甚或瘛疭，心悸或心中憺憺大动，甚或心中通，时时欲脱，形消神倦，咽干齿黑，舌干绛，脉虚细无力。

【分析】本证为肾精肝血耗损、虚风内动之候。肝肾阴虚，虚热内生则发低热；真阴欲竭，心失所养，故心悸或心中憺憺大动，甚则心中痛；阴亏至极，阴不维阳，阳气欲越，则时时欲脱；肾精肝血耗损，筋脉失养，故手足蠕动，甚或瘛疭；肾阴亏竭，无以充养，则形消神倦，咽干齿黑；舌干绛，脉虚细无力为肝肾阴亏之证。以手足蠕动，甚或瘛疭，舌干绛为本证辨证要点。热盛动风证痉厥与本证相似，但多见于温病极期，病属热急生风，四肢抽搐、强急有力，多伴有高热、神昏、肢厥、渴饮、脉弦数等症状；本证见于温病后期，病属虚风内动，表现为手足蠕动、震颤、徐徐无力，伴见心中憺憺大动、时时欲脱、形消神倦、咽干齿黑、舌干绛、脉虚细无力等一派虚象。

【治法】滋阴养血，柔肝息风。

【方药】三甲复脉汤（《温病条辨》）。炙甘草，干地黄，生白芍，麦冬，阿胶，麻仁，生牡蛎，生鳖甲，生龟甲。

三甲复脉汤系加减复脉汤加牡蛎、鳖甲、龟甲而成。方以加减复脉汤滋养肝血肾阴，加三甲以潜阳息风，适用于手足蠕动、心中憺憺大动、脉细促为主症的虚多邪少之虚风内动证。

（2）临床运用

三甲复脉汤的临床应用已不限于治疗阴虚阳亢进，亦可治疗肝肾虚损证、精微下泄证和痰瘀互结证等。三甲复脉汤不仅具有滋阴潜阳的功效，亦有补益肝肾、强健筋骨的作用，可用于治疗骨质疏松症。骨质疏松症多见于中老年患者，常由于饮食减少，钙质摄入量不足，加之肠道对钙的吸收率仅为年轻人的1/3左右，再加上中老年女性雌激素分泌减少，影响骨的代谢，使新骨形成减少，骨质吸收增多，导致骨质疏松。骨质疏松与缺钙有密切关系，但真正导致缺钙的原因是由于心脾两虚，生化乏源，肝肾虚损，筋骨失养。三甲复脉汤中炙甘草、麦冬能益气补脾、养阴生津；生地黄、白芍、阿胶、麻仁可滋肝阴、补肝血，清热润燥；生龟甲、生鳖甲、生牡蛎为血肉有情之品，且介壳含钙较高，即能滋阴潜阳，又能补肾壮骨，增加钙源。另外，阿胶又有促进钙吸收和在体内存留的作用。诸药配伍，有益心脾、补肝肾、强筋骨之作用［叶勇.高脂血症与痰浊瘀血相关性理论基础与研究依据.时珍国医国药，2006，17（8）：1561.］。郭恩绵教授曾应用加减三甲复脉汤治疗肾性蛋白尿或伴高血压者。郭教授认为，蛋白尿属于中医所说的精微物质。蛋白尿产生的基本病机是脾肾功能失调，脾不摄精，清气下陷；肾不藏精，精气下泄。疾病常由气虚失摄引发，历经久失伤阴、阴不制阳、阴虚阳亢等病理过程，其中，气阴两虚，精微下泄证常贯穿疾病始终。而风邪、湿热、湿毒、瘀血等病理因素亦在疾病的发生发展过程中起重要作用。因此，蛋白尿的形成常为气血阴阳虚损，脏腑功能失调，病邪又掺杂其中，而表现为正虚邪实、虚实夹杂的证候。临床以持续性蛋白尿、高血压和水肿表现为主。治疗则以益气填精、固摄精微为主线，并依据辨证酌加祛邪药物。郭教授灵活应用加减三甲复脉汤，以黄芪、太子参、山茱萸、阿胶、生龙骨、牡蛎、生鳖甲、生龟甲为基本方，治疗肾性蛋白尿或伴高血压者56例，其中显效19例，好转23例，无效14例，总有效率为75%。郭教授从临床实践中得出加减三甲复脉汤可用于治疗肾性蛋白尿，对于蛋白尿伴高血压者尤为适用之结论。刘臣等认为，三甲复脉汤具有良好的软坚散结的作用。临床可用于治疗多种甲状腺病证和寻常性痤疮［刘臣，张立侠，包洪.三甲复脉汤临床应用.天津中医药，2006，23（4）：340.］。中医学认为，甲状腺疾病（瘿病）多因情志不遂，肝失疏泄，肝郁气滞引发，气滞则津聚痰凝，血行瘀滞，日久则痰瘀交结于肝经外发为瘿肿、目突。疾病常经历肝郁气滞、肝郁化火、火热伤阴、阴虚阳亢等病理过程，而气郁、痰瘀、风动常伴随其中，使病情尤为复杂。寻常性痤疮（粉刺、肺风疮）常由于恣食肥甘辛味，脾胃湿热熏蒸，或外感风邪，肺经蕴热，肺脾受邪，水夜代谢失常，湿聚生痰，痰湿热瘀蕴于脉络，郁发而致。两病均由痰瘀之邪郁阻经络外发而致，具有共同的病理特征。综上所述，三甲复脉汤不仅具有滋阴潜阳的作用，亦有强筋健骨、固摄精微和软坚散结的功效。

大定风珠（《温病条辨》）：炙甘草，干地黄，生白芍，麦冬，阿胶，麻仁，生牡蛎，生鳖甲，生龟甲，五味子，鸡子黄。

大定风珠方为三甲复脉汤加鸡子黄、五味子而成。以三甲复脉汤滋阴养血、潜阳息风；加鸡子黄以增强滋阴息风之效；五味子补阴留阳以防厥脱之变。此方以血肉有情之品填阴，为救阴重剂，其药味厚滋腻，用之不当，有恋邪之弊，适用于纯虚无邪，阴虚至极，阴阳时时欲脱之虚风内动证。临证运用时，必须抓住"虚多邪少"或"纯虚无邪"之辨证点，选择使用。

（3）临床运用

老年性舞蹈病是一种神经系统变性病变，多见于60岁以上、脑血管疾患者，其主要症状以肢体快速、不规则、无意义的不自主运动和吐舌、挤眉弄眼、扮鬼脸为表现。病因与尾核及壳核大、小神经细胞变性有关，大脑皮质多不受累。西医采用多巴胺D2受体阻断剂或苯二氮䓬类药物，但疗效欠佳，且用药后锥体外系副反应较多。本病与中医古代文献中"瘛疭"有相似之处，属震掉、颤动、震颤等风证范畴。归属"肝风""内风"，《内经》云："诸风掉眩，皆属于肝。"肝风犯及四肢也能上犯头部清窍。因本病多为中风之并发症，故病理机制与中风关系十分密切，即以肝肾阴虚为本，阴不敛阳，阳失潜藏，故阳动而生风，表现为摇头晃脑、挤眉弄眼，旁走四肢则产生肢体震颤。故治宜滋补肝肾、平肝息风，以大定风珠加减。江红等将36例老年性舞蹈病患者随机分为汤药组和西药组，检测治疗前后的变化，观察大定风珠汤对老年性舞蹈病的影响。结果治疗后汤药组与西药组疗效比较有显著性差异。结论为大定风珠汤对老年性舞蹈病有明显治疗作用［江红，高兵兵，邱丽敏.大定风珠汤加减治疗老年性舞蹈病36例.光明中医，2008，23（2）：219-220.］。原发性震颤又称特发性震颤，是以震颤为唯一表现的常见运动障碍疾病，主要表现为头面部、下颌、舌及上下肢的震颤或不自主的运动。多见于40岁以上人群，1/3以上患者有阳性家族史，病理变化和发病机制尚不明了，本病进展缓慢，大部分预后良好，个别患者可发展为震颤麻痹或小脑病变。中医学认为，肝肾阴虚，肝筋失柔，虚风内动是其病机，肝肾阴虚是本，风阳上扰是标，为本虚标实。治疗应以滋阴柔肝、息风止痉为原则。大定风珠为峻补真阴方，方中龟甲、鳖甲、阿胶、牡蛎、鸡子黄偏于咸寒，血肉有情之品重在峻补真阴，滋阴潜阳，具有填补肾精、益髓补脑、息风止痉之功。鸡子黄、阿胶滋养阴液以息风；五味子、白芍与甘草合用酸甘化阴、柔肝缓急；佐以天麻取其息风平颤之功效。诸药合用，使肾阴充裕，肝风得敛，则震颤可除。聂伟观察了大定风珠加减治疗原发性震颤的情况，选取原发性震颤患者48例，随机分为治疗组（大定风珠加减，方中加用川芎、丹参、全蝎、蜈蚣以活血剔络、舒筋息风）和对照组（单用西药）各24例。治疗1个月后，观察震颤改善的情况。结果治疗组总有效率显著高于对照组［聂伟.大定风珠加减治疗原发性震颤24例.江西中医药，2012，43（2）：25.］。李伟林等研究大定风珠治疗肝纤维化的临床效果，大定风珠能降低血清肝纤维化指标，有抗肝纤维化作用。大定风珠有可能通过促使胶原降解代谢，更可能通过抑制HSC的增殖起作用，因为血清肝纤维化指标上要反映的是胶原合成状态近来在肝纤维化自发逆转时观察到HSC的凋亡。有人认为活化的HSC增殖、生长停滞及凋亡之间的失衡是肝纤维化的细胞生物学基础。这正与中医的阴阳失调学说不谋而合：阴虚阳亢则HSC活化增殖；阴阳调和则HSC增殖停滞甚至凋亡。另外，由于慢性炎症是肝纤维化发生、发展的重要因素，炎症因子和炎症过程中细胞因子生成失常是导致ECM生成增加、降解减少的主要原因，肝纤维化的减轻往往和炎症改善同步，故滋阴潜阳法也可能通过抗感染间接起抗纤维化作用［李伟林，王才党，张君利.大定风珠治疗肝纤维化30例临床观察.中医杂志，2002，43（7）：521-522.］。

（4）案例举隅

案一：气阴两虚、痰瘀互结案

王某，女，54岁，2005年1月25日初诊。1个月前，患者郁怒后出现颈前肿大，伴烦躁易怒、胸闷、手抖、眩晕、失眠、常自汗出，心悸作而不宁，未经诊治。近日病情加重。查FT$_3$ 27.2pmol/L，FT$_4$ 64.89pmol/L，TSH 0.1mU/L，诊断为甲状腺功能亢进。今来就诊，诊见：乏力明显，口干，手足心热，目干涩，视物易疲劳，大便溏2~3次/天，眼球略外凸，甲状腺呈Ⅲ°肿大，质中等，双侧肱动脉处可闻及动脉枪击音，双手平伸有震颤，舌质紫苔白腻，脉弦细数。治宜养阴散结、益气祛瘀化痰，方用三甲复脉汤加减。

处方：生牡蛎（先煎）、百合、夏枯草、浙贝母、黄芪、合欢皮、夜交藤各30g，醋鳖甲（先煎）、生龟甲（先煎）、白芍、麦冬、丹参各20g。共30剂，日1剂煎服。

2005年2月25日再诊：患者无明显不适，已于2月底停用药物，甲状腺功能各项检查均在正常范围内。

按：该患者因郁怒而致肝疏泄失常，肝郁气滞，气滞不能运行津液，津液凝聚成痰，痰气搏结日久，气血运行受阻，气滞血瘀，痰瘀互结而成瘿肿目凸。肝郁日久化热、耗伤气阴，并有动风之象。三甲复脉汤既可滋阴潜阳息风，又有软坚散结之功。加夏枯草、浙贝母、丹参、合欢皮化痰活血散结；黄芪益气；百合、夜交藤养心安神。曾以此方加减治疗多例甲亢患者，均获显效，且见效快，复发率明显下降。

——刘臣，张立侠，包洪.三甲复脉汤临床应用.天津中医药，2006，23（4）：340-345.

案二：阴虚生风，心火炽盛案

张某，女，26岁，2003年7月12日初诊。全身反复发作风团4年。患者4年前，于夏季在未服过任何药物和特殊饮食情况下突发风团，周身发痒，经服中药而愈，以后每至夏季或遇热则作，曾先后用中药及抗过敏药物等，效果不著。诊见：全身可见散在大小不等风团，色红而不甚。舌尖红赤，苔薄白，中心剥脱，脉细弦数。治宜滋阴凉血、清热息风，方用三甲复脉汤加减。

处方：生甘草、炒栀子、黄连6g，生地黄30g，赤芍、牡丹皮各15g，阿胶（烊化）、火麻仁各9g，生牡蛎（先煎）、生鳖甲（先煎）、生龟甲（先煎）各20g，白蒺藜10g。共5剂，日1剂煎服。

2003年7月17日再诊：风团渐退，瘙痒不甚，继服7剂，风团消除。次年夏季，又发作一次，但病轻势缓，经用上方调治6剂而愈。后随访2年未作。

按：慢性荨麻疹多顽固难愈，必须详审细辨，求因而治。本案虽病发时长，但发病特点显著，夏季而作，遇热易发，舌尖红赤，此心火炽盛之征，而心既主火，心主血脉，天人相应，外诱里发，理当清心凉血消风，但结合患者舌苔中心剥脱，说明素体阴虚，或内火炽盛灼阴所为，故血热生风与阴虚生风病机共见，治当滋阴凉血、清热息风并举。故以三甲复脉汤加白蒺藜、牡丹皮滋阴凉血、活血息风；伍炒栀子、黄连以清心泻火。全方补泻兼施，标本同治，收效当捷。

——南晋生.三甲复脉汤新用.中国民间疗法，2008，7（10）：30–31.

案三：女阴瘙痒案

赵某，女，72岁，2007年3月12日初诊。患者阴部瘙痒3个月。3个月前无明显诱因出现阴部瘙痒，妇科检查除阴部可见搔痕和血痂外，余未见异常。诊见：阴部瘙痒，伴咽干口渴、腰困、双膝关节疼痛，着风后尤剧。空腹血糖及餐后2h血糖亦正常，双膝关节正侧位X线片示退行性病变，风湿性疾患经某院检查已排除。舌质红无苔，脉细数。治宜滋补肝肾、息风止痒，方用三甲复脉汤加减。

处方：甘草、知母各6g，生地黄24g，赤芍、麦冬、生牡蛎（先煎）、生鳖甲（先煎）、生龟甲（先煎）各15g，阿胶、火麻仁、白蒺藜、独活各9g，怀牛膝30g。共5剂，日1剂煎服。

2007年3月17日再诊：自诉瘙痒及口渴减轻，余症如故，舌红象减。上方加桑寄生15g。继服7剂，阴痒、口渴症除，腰困及双膝关节疼痛亦减轻，舌淡红中心苔薄白，脉细。上方去麦冬、知母、赤芍；加炒杜仲10g，延胡索15g，威灵仙12g。继服7剂，以治腰膝困痛。

按：阴部为肝肾两经循行之处，患者舌红无苔、脉细数，又见咽干、口渴及腰膝困痛之症，属肾阴不足，肝失涵养、虚风内生无疑，故用三甲复脉汤加白蒺藜、独活滋阴息风、标本兼顾；配知母清热润燥，使其耗阴无由；伍怀牛膝补肝肾，引诸药直达病所。药证合拍，内服外洗，内外合治，功宏效速。

——南晋生.三甲复脉汤新用.中国民间疗法，2008，7（10）：30–31.

案四：阴虚风动案

余某，女，54岁，工人，2006年12月8日来诊。患者就诊前1月因一氧化碳中毒昏迷，抢救3天清醒，但之后渐出现神志异常、肢体震颤等症状。颅脑磁共振显示双大脑半球白质脱髓鞘改变。诊断为一氧化碳中毒迟发脑病。予高压氧治疗及脑代谢活化剂、扩血管药物应用后，病人智能有所改善，但仍双手震颤不止。诊见：双手细微震颤不止，舌质暗红少苔，脉弦细。纳寐可，二便调。治宜培补真阴、养血息风，方用大定风珠加减。

处方：龟甲、鳖甲、牡蛎各15g，阿胶（烊化）、生地黄、益智仁各12g，白芍、麦冬、五味子、远志、炙甘草各10g，莲子心6g。共10剂，日1剂煎服。

2006年12月18日再诊：肢体震颤明显减轻，继服15剂，震颤消失，且病人智力明显恢复，大小便可自控，生活能够自理。

按：一氧化碳中毒迟发脑病是指一氧化碳中毒昏迷清醒后，经2~60天的假愈期，又出现一系列精神、神经系统症状，临床主要表现为痴呆、精神异常、肢体运动障碍、大小便失禁等。肢体震颤是本病很多见的表现。依中医理论分析，一氧化碳中毒之后，秽浊之气闭塞脑窍，气血逆乱，脑脉瘀滞，元神失养，髓海不充，灵机失用，阴精亏损，虚风内动，故有痴呆及肢体震颤表现。投以大定风珠培补真阴、养血息风、填精健脑，其效甚佳。

——刘臣，张立侠，包洪.三甲复脉汤临床应用.天津中医药，2006，23（4）：340-345.

案五：血虚生风案

张某，男，63岁，退休工人，2007年6月7日初诊。患者3年前逐渐出现行走不稳，动作迟缓，右上肢震颤，言语不流利，二便排解困难，性功能低下，症状渐进加重。近半年右上肢颤动明显，并出现饮水呛咳，日常生活自理困难。头颅磁共振显示桥脑、小脑萎缩，桥前池扩大。诊断为多系统萎缩，故来诊。诊见：表情呆滞，智力正常，构音障碍，呈吟诗样语言，右上肢静止性震颤，四肢肌张力呈齿轮样增高，肌腱反射活跃，双巴宾斯基征（+），龙贝格征睁闭眼均不稳，双指鼻试验不准，跟膝胫试验不稳、步基宽。舌质暗红，少苔，脉沉细。查体：卧位血压140/90mmHg，坐位血压120/70mmHg。治宜培补真阴、养血息风，方用大定风珠加减。

处方：龟甲、白芍、生地黄、熟地黄、麦冬、当归、女贞子各15g，鳖甲、牡蛎、阿胶（烊化）、五味子、黄精各12g，炙甘草10g。共10剂，日1剂煎服。

2007年6月17日再诊：肢颤减轻，继服20余剂，右上肢颤动已不明显，语言也较前流利，大便通畅，生活质量显著提高。

按：多系统萎缩是一种少见的神经系统多部位、进行性萎缩的变性疾病或综合征，病因不明，隐袭起病，进展缓慢，主要侵犯锥体系、锥体外系、小脑、自主神经系统。临床表现为共济失调、帕金森病、自主神经功能衰竭等。肢体震颤是其中较常见的临床症状，目前本病尚无特效的治疗方法。依照中医学理论分析其一系列表现，该病的病理机制应为肝肾亏虚，精血不足，虚风内动。本病起病多在中年以后，肝肾渐亏，阴精不充髓海，气血不荣筋骨，髓空筋枯，而有肢颤骨摇。大定风珠方中富含血肉有情、滋阴填精之品，施用于本病，恰能切中病机。多系统萎缩属于神经系统中的疑难病证，中医辨证用药可以缓解症状，改善病人的生存质量。

——杨珂.大定风珠加减治疗肢体震颤举隅.河南中医学院学报，2008，6（23）：62-63.

案六：肾阴亏虚，肝风内动案

郭某，男，52岁，教员，于1996年3月29日就诊。自述头痛头晕4年，双手颤抖1年，近来加重。患者平素情绪暴躁，喜饮酒，嗜食肥甘厚腻之味。从1990年秋季起始感头痛眩晕，睡眠欠佳，头重脚轻如醉酒之状，当即测得血压186/114mmHg，化验血总胆固醇18mmol/L，曾经某医院诊断为"动脉硬化""高血压"，经服用"牛黄降压丸""益寿宁"等降血脂、降血压药物，病证有所减轻，但常因情绪不佳或饮酒而加重。于1年前又出现双手颤抖不已，伸直或写字时颤抖加重，拿东西自觉无力，十分苦恼，无力工作，生活不能自理，但无肢体疼痛之感。曾在某市医院诊断为"功能性震颤""神经性震颤"等，曾用镇静等药物，无效而就诊。诊见：痛如掣，眩晕如坐车船，旋转不定，视物模糊，周身乏力，双手不由自主颤抖，难以抑制，写字、吃饭均不方便，同时伴有少寐多梦、急躁善怒、耳鸣、口苦咽干、肢体麻木、下肢时有拘急、肌肉眴动、便干溲赤。舌红苔少而干，脉弦数，左尺脉见细弱。治宜滋阴潜阳、平肝息风，方用大定风珠加减。

处方：阿胶（烊化）、天麻、怀牛膝、菊花、全蝎、僵蚕各10g，生龟甲、鳖甲各15g，生地黄18g，石决明30g（先煎），钩藤（后下）、白芍各24g，鸡蛋黄2枚。共15剂，日1剂煎服。

1996年4月13日再诊：服上方后，双手颤抖、头痛头晕稍减轻，仍觉烦躁不安、少寐多梦、肌肉眴动、麻木，守前方加炒枣仁、黄芪各24g，山茱萸、首乌各15g，当归12g。继服7剂后，手颤大有好转，其右手能勉强写字，但字体歪斜，耳鸣仍存在，故原方加石菖蒲15g。服用上方共27剂，已获痊愈，手无颤抖，身体趋于康复。再拟上方4剂，以巩固之。同年7月15日随访，手颤未曾复发，身体健康。

按：所谓"手颤"是指双手或单手不由自主颤抖的一种病态。《内经》曰："诸风掉眩，皆属于肝。"可见手颤与肝密切相关。此例患者属于肝肾亏乏，阴虚阳亢，肝风内动所致。肝肾阴虚，阳气亢进，上逆升腾，则见眩晕、头痛如掣、急躁善怒。阴虚阳无所制，神无所养而不内守，阴阳不相济，则少寐多梦。阴虚阳亢，肝风内动，散于四末，则见肢体麻木、颤抖、肌肉颤动。肝火上炎则见口苦咽干。故治宜滋阴潜阳、平肝息风。用石决明、钩藤、全蝎、僵蚕、菊花等平肝明目潜阳息风以治其标，用山茱萸、首乌、生地黄、白芍、鳖甲、生龟甲等养阴以固其本；用黄芪、阿胶、当归等补气养血以根除肢麻之证。诸药合用，共收全功。

——李东海.大定风珠新用.陕西中医，1996，6（8）：17–18.

四、与现代疾病的关系

根据秋燥的发病季节和临床表现可知，本病相当于西医学中发于秋季的上呼吸道感染、急性支气管炎及某些肺部感染等疾病，慢性咽炎急性发作也可归于秋燥的范围。

（1）概述

急性支气管炎主要由病毒感染所致，呼吸道合胞病毒、副流感病毒、流感病毒、腺病毒和冠状病毒是常见的感染源。病毒感染也有季节性，秋季易流行副流感病毒、肠病毒和鼻病毒；流感病毒、呼吸道合胞病毒和冠状病毒的感染易发生在冬春季节。咳嗽是急性支气管炎最常见的临床症状。其他的症状和体征包括发热、咳痰、呼吸困难、呼吸哮鸣音、胸痛、声音嘶哑、干湿啰音等。急性支气管炎的病人可出现上述症状中的一种或几种。西医抗病毒和止咳药对发热咳嗽的改善并不明显，且会引起肠胃不适等症状。急性支气管炎属中医学咳嗽的范畴，其中风寒、风热、燥热、痰湿等为急性支气管炎发生的主要因素，而宣肺、化痰、疏风、散寒、清热、润燥等治法为温病学治疗该病的常用治法。

喉源性咳嗽系因咽喉疾病所造成的咳嗽，其主要症状是以咽痒如蚁行及异物痰阻咽喉之下所致的干咳为主。咽喉部炎症是本病发生的病理基础，上呼吸道感染是本病的诱因。另外，鼻后部漏液者的炎性分泌物、食物反流者的胃内酸性物，以及烟酒均对咽喉具有刺激作用，可产生炎症反应从而引发咳嗽。西医学认为喉源性咳嗽是由于咽喉部炎症刺激了咽喉部某种感受器，并兴奋了迷走神经，将神经冲动传入延髓，触发了一系列的协调反射效应而引起。中医学认为，咳嗽是肺脏疾患的主要症状之一，肺为气之主，诸气上逆于肺则呛而咳，是咳嗽不止于肺，而亦不离乎肺也。干咳相当于中医的燥咳，燥咳是指感受燥邪，或感受风热，化燥伤阴，肺津被灼，以致肺气失宣、肃降无权所致病证，以干咳无痰或痰稠不易咳出、口鼻干燥为主要临床表现。燥咳四季皆发，秋季尤甚，属秋燥的内容。

咳嗽变异性哮喘又称隐匿型哮喘，是指以慢性咳嗽作为其唯一或主要症状，而无典型哮喘发作的喘息和呼吸困难，通常咳嗽比较剧烈，有气道高反应性。患者慢性咳嗽症状随着病情的迁延，可能终将出现典型的支气管哮喘症状和体征。50%～89%的咳嗽变异性哮喘儿童可发展为典型哮喘病，10%～33%的成人咳嗽变异性哮喘也可发展为典型哮喘。中医传统著作中，没有与该病完全相对应的病名。从该病的发生、发展所表现的临床症状特点分析，其分属于中医学咳嗽、喘证、肺痹等范畴。该病的发生与肝肺二脏相关，在生理上，肺气的肃降要靠肝气的疏泄，同时肺气的肃降正常也有助于肝气的疏泄；在病理上两者相互影响，肝郁气滞可影响肺气的宣发肃降，肝郁化火，上逆于肺，或肝阴不足，阴虚火泛，上扰于肺，均可导致肺失肃降而咳，此时的肺咳属于中医的燥咳。小儿咳嗽变异性哮喘多表现为干咳无痰，为刺激性咳嗽，具有不耐异味刺激等特点，主要为肺燥而咳。肺喜润恶燥，燥邪最易伤肺，肺失濡润，肺气不宣，上逆则咳，因燥易伤津，故干咳少痰，不耐异味刺激。

慢性咽炎可由多种因素引发，秋末冬初气候突变、空气干燥时节是本病的高发期。由于咽喉的特殊位置，秋燥为病，初期即有干燥见症。因咽喉为肺之门户，故往往也反映肺系的功能状态。治疗上，以润为主，兼顾其他。近年来，咽炎已成为常见病、多发病之一，不仅老年人多发，青少年发病率也有增长的趋势。患者可自觉咽部不适，干、痒、胀，分泌物多而灼痛，易干恶，有异物感，咳之不出，咽之不下，并且症状会在说话稍多、食用刺激性食物、疲劳或天气变化时加重。呼吸及吞咽均畅通无阻。中医学认为，肺为娇脏，易感外邪，而咽喉为肺之门户，故为邪毒好浸久留之地。叶天士说"温邪上受，首先犯肺"，咽喉居上，更是首当其冲感受外邪；又有素体阴虚而嗜食辛辣煎炒者，痰热蕴结，上灼咽喉，或日久耗伤肺肾之阴，导致虚火上炎，灼伤津液成痰，痰热循经上扰咽喉，致使清道失利，正如《医宗金鉴》所说："由肾阴久亏，相火上炎，消烁肺金，清肃之令不行。"陆廷珍在《六因条辨·秋燥辨论》中谈及秋燥致病，同样指出阴伤内热是其发病内因："予三十余年阅历以来，留心斯证，皆因秋令太温，雨泽愆期，风阳化燥，鼓荡寰宇，以致消烁之势乘虚袭肺。肺失清肃则恶寒发热，鼻鸣干燥，咳逆衄血，舌赤齿枯，诸症丛生。盖犯是症者，必由禀赋阴亏，亢阳偏盛，或形瘦身长，或色苍少泽，禀乎木火之质者，比比皆然。是则水流湿、火就燥，以类相招，其感甚易。况阳有余便是火，火必从燥，先伤肺金，故每现之症多是肺热为患。喻嘉言所著清燥汤，但取甘寒养阴，辛凉清肺，真对症之良方，济世之慈航焉。"

干燥综合征是主要累及外分泌腺体的慢性炎性自身免疫性疾病，临床表现为难以忍受的口干、眼干。大多数医家将此病归为燥证范畴，也有人将其命名为"燥痹""虚劳""痹证""燥毒证"。其以阴津亏虚为本、燥热为标。阴虚燥热，轻则肺胃阴伤，重则肝肾阴虚，皆因阴虚在先、燥热自内而生。肾主水液，主一身之阴津，肾为先天之本，肾气壮实则先天充足，肾气虚衰则全身津液也衰，而肾阴又是人体阴液的泉源，对五脏六腑、四肢百骸有濡养滋润作用，肾精充而肺阴、胃阴满，肾精虚则肺胃津亏。肺胃津枯，导致肝血枯燥，从而至多脏衰，津枯血燥。燥邪损伤气血津液而致阴津损耗，脏腑失养，燥邪日盛，蕴久成毒，煎灼津液，阴损亦燥。机体脏腑虚损，津液无源，脏腑不荣，机体失润，燥象丛生。肾为先天之本，主津液，在液为唾，脾为后天之本，开窍于口，在液为涎，肾阴不足，脾阴亦虚，则口干明显；肝开窍于目，在液为泪，肝肾同源，肾阴亏虚，肝木失于濡养，则双目干涩；肺开窍于鼻，在液为涕，肺失肾之真阴濡养则口燥咽干，或伴干咳痰黏；后天之本不足，运化失常无法使水谷精微濡养五脏，使病情愈加深入，形成恶性。人体津液以三焦为通道而敷布全身。若三焦决渎失职则常发此病。故将此病分为：①早期：以上焦内燥为主。病位在肺，以肺阴亏虚，肺失宣肃，津液失布为主治以养阴润肺，佐以健脾。方选桑杏汤或养血润肤汤加味。②中期轻证：以中焦内燥为主。病位在脾胃以脾胃阴虚，水湿运化失司气血生化乏源为主，治以健脾益胃、养阴生津，方选玉女煎合八珍汤加味。中期重证：以中焦燥毒为主。病位在肝，以肝阴不足，目失濡润为主，治宜养血柔肝、润燥解毒、佐以健脾，方选一贯煎或滋水清肝饮加味。③晚期：以下焦燥毒为主。病位在肾，以肝肾亏虚，精血不足，津液枯竭为主，治宜补肾填精、润燥解毒、佐以健脾，方选六味地黄丸或三甲复脉汤加味。

（2）现代疾病临床报道

戚建明应用桑杏汤加减治疗喉源性咳嗽54例。结果显示，痊愈32例，好转18例，无效4例，总有效率为92%［戚建明.桑杏汤加减治疗喉源性咳嗽54例.四川中医，2004，22（9）：86-87.]。
闫菊将87例喉源性咳嗽患者随机分为治疗组58例，对照组29例。
治疗组运用沙参麦冬汤化裁治疗，对照组运用西药治疗，6天为1
个疗程，3个疗程后治疗组总有效率为96.6%，对照组总有效率为
72.4%，二组总有效率比较，差异有显著意义［闫菊.沙参麦冬汤
化裁治疗喉源性咳嗽58例.四川中医，2003，21（4）：74-75.]。
刘清付予确诊为喉源性咳嗽的48例门诊患者沙参麦冬汤加味治
疗，观察沙参麦冬汤加味治疗喉源性咳嗽的临床疗效，结果治愈
35例，有效10例，无效3例，总有效率93.7%，说明沙参麦冬汤加
味治疗喉源性咳嗽疗效较好［刘清付.沙参麦冬汤加味治疗喉源性
咳嗽48例.实用中医药杂志，2012，28（3）：187-188.]。李卓
玲观察自拟止嗽润肺汤治疗辨证为燥热伤肺的急性支气管炎的疗
效，结果治愈40例，好转36例，无效4例，总有效率为95%［李
卓玲.自拟止嗽润肺汤加减治疗急性支气管炎80例临床观察.中国
社区医师，2008，24（10）：150.]。郭士全、路明观察润肺止
咳汤治疗辨证为燥邪犯肺型小儿咳嗽变异性哮喘的临床疗效，选
择符合诊断标准的小儿咳嗽变异性哮喘180例，随机分为两组，
治疗组120例用自拟润肺止咳汤，对照组60例用青霉素、氨茶碱
治疗，2~3个疗程观察疗效。结果治疗组总有效率明显优于对照
组，治疗后咳嗽、吐痰、气喘、自汗等临床症状的改善，治疗组
亦明显优于对照组。润肺止咳汤有宣燥、润肺、止咳等作用，治
疗小儿咳嗽变异性哮喘疗效显著［郭士全，路明.润肺止咳汤治疗
小儿咳嗽变异性哮喘120例临床观察.四川中医，2005，23（9）：

87-88.〕。慢性咽炎以咽部肌膜的红肿或肥厚或萎缩为主要病理改变，是一种不易根治的慢性病。目前治疗慢性咽炎的方法很多，如西医一般主张用复方硼砂溶液等漱口，或含服华素片、安吉含片等。这些药物长期使用会导致口腔内环境紊乱，对于肥厚增生性咽炎，可采用激光、微波、冷冻等方法。但这些疗法目前有滥用趋势，门诊上经常见到因手术后咽部瘢痕严重增生、挛缩而致病情加重前来就诊的病人。吴延涛、封彦蕾探讨黄氏响声丸对慢性咽炎、慢性咽喉炎的临床疗效时发现，黄氏响声丸具有开肺气、清肺热、止咳化痰、生津润喉、消肿散结、宣肺开音等作用，临床应用可达开声保声之效果，不仅疗效满意，还可帮助患者消除经常反复使用抗生素、抗病毒药的依赖性，减少耐药，降低其毒副反应，更能使复发率大大降低〔吴延涛、封彦蕾.黄氏响声丸治疗慢性咽炎、慢性咽喉炎100例.光明中医，2009，24（7）：1311-1312.〕。金菊清润胶囊是新研制的具有清热润燥、通络消积功效的中成药。张水艳等观察该药对治疗原发性干燥综合征的疗效，结果金菊清润胶囊不仅能有效改善原发性干燥综合征患者的临床症状及中医证候，且可通过调节免疫平衡治疗原发性干燥综合征〔张水艳，李瑞，朱秀惠，等.金菊清润胶囊治疗原发性干燥综合征50例临床观察.中医杂志，2009，50（8）：708-711.〕。另外，钱先等发现生津润燥养血颗粒治疗原发性干燥综合征阴虚津亏证的患者疗效显著〔钱先，胡伟，郭峰，等.生津润燥养血颗粒治疗干燥综合征的临床研究.中华中医药杂志，2014，29（11）：3663-3666.〕。

（3）医案精选

案一：咳嗽变异性哮喘案

患者，女，2009年1月9日初诊。主诉：反复咳嗽3年，加重1月。3年来，患者干咳，有痰、色白、黏稠，咽痒则咳，白天、夜晚无定时咳嗽，多阵性发作，几乎每天都出现咳嗽，冷风吹、着凉、闻烟雾或刺激性异味则咳嗽发作加重，胸闷夜间加重，口干，咽干，口苦，偶有咽痛，时常鼻塞、流清涕。无喘促、喉间痰鸣。1年前住院时，行支气管舒张试验结果为阳性。曾诊断为"咳嗽变异性哮喘"，多次门诊或住院中西药联合治疗，治疗（部分时段短期静脉使用糖皮质激素）时症状稍有好转，但不能完全治愈，停药数周后仍旧复发。发病以来，患者未使用吸入糖皮质激素剂。近1个月来，咳嗽加重，干咳无痰，咽痒则咳，夜咳加重，大便干，小便可。舌质红苔白，右边花剥无苔，脉细弱。诊断：咳嗽变异性哮喘；中医诊断：咳嗽，阴虚风燥。治则：滋阴清热，宣肺止咳。处方：沙参麦冬汤合定喘汤加减。

药物：南沙参15g，麦冬15g，玉竹15g，石斛15g，天花粉30g，桑白皮20g，炙麻黄10g，杏仁10g，款冬花15g，炙紫菀15g，蝉蜕10g，瓜蒌皮15g，玄参15g，甘草6g。3剂，日1剂，水煎服。

2009年1月12日二诊：咳嗽未减，偶咳黄痰，鼻干，鼻痒，时流清涕，口干，咽干，咽痛，舌质红苔白，右边花剥无苔，脉细弱。清涕、鼻痒为风邪在表，咽痛、痰黄为痰热于里，守上方加苍耳子10g，射干10g，以祛邪通窍、清肺利咽。5剂，日1剂，水煎服。

2009年1月17日三诊：咳嗽减轻，阵发性痉挛样咳嗽偶有发作，痰少、色白、黏稠，鼻干、口干减轻，无清涕。舌质红苔白，右边花剥无苔，脉细弱。"风胜则动""风气通于肝"，守前一方加白芍15g，以平肝息风。7剂，日1剂，水煎服。

2009年1月19日四诊：咳嗽明显减轻，时有胸闷，无咳痰，无鼻干、口干，二便正常。舌质红苔白，右边花剥无苔，脉细弱。风邪已去，守前一方去苍耳子，7剂，日1剂，水煎服。

2009年1月26日五诊：无咳嗽，偶有晨起胸闷，无咳痰，无鼻干、口干，二便正常。舌质淡红苔白，右边花剥少苔，脉细弱。气机不畅，当以理气，守前一方加枳壳15g。7剂，日1剂，水煎服。

2009年2月2日六诊：无咳嗽，无胸闷，无其他不适。舌质淡红苔薄白、右边白苔厚薄不均，脉细。提示燥热已去，阴虚已有好转，要使阴虚进一步转佳，须有气的推动，益气滋阴，益气补肺还可固卫气，抗御外邪，守前一方加黄芪30g，白术15g，防风10g。7剂，日1剂，水煎服。

2009年2月9日七诊：无咳嗽，无咳痰，无胸闷，无夜间不适症状。舌淡红苔薄白，无花剥苔，脉细。"喘出于肾"，本病失治终会致喘，守前一方加补骨脂15g，紫石英30g。7剂，日1剂，水煎服。

回访：患者述自己从服药1个多月以后，病情十分稳定，3年来从未有咳嗽发作，亦无流涕、咽痛等感冒现象。

按：该病以咳嗽为主要表现，属中医学的咳嗽范畴，以干咳为多，常夜间加重，属阴虚肺燥证候，阵发性干咳，喉痒，偶有流涕，春季多发，具有风邪的特性。总的来说本病以阴虚、燥热、感受风邪为特征。治疗以滋阴清热润燥为主，祛风邪为次。本病的终点还是喘息，喘息的发作与肺肾不足有关，故治疗以补益肺肾之气阴为主。该病与肺相关，其病位在肺，以阴虚气逆为病机，阴虚是本病证的物质基础或病理改变后的现象，是本病的内在本质；风邪为标，是诱导咳嗽发作的外在因素。肺阴虚是其治疗的靶点所在。故治疗以滋阴润燥祛风为原则。当然，由于个人的体质不一致、兼夹证候的不同，治疗还应辨证施治。

——韦衮政.咳嗽变异性哮喘验案1例.环球中医药，2012，5（11）：840-841.

案二：干燥综合征案

吴某，女，54岁，于2013年3月15日初诊。既往于中山大学附属第一医院确诊为"干燥综合征"，至今已6年有余，自诉口鼻干燥、眼干，未进行系统治疗。本次因半月前新近出现干咳、声嘶、痰黏稠甚至鼻衄等症状而就诊于当地医院，予抗感染、祛痰止咳等对症治疗，效果欠佳。为进一步诊治，遂就诊于我院。刻诊：患者自诉咽喉干痒，痰黄黏稠，口鼻干燥、眼干，进食干燥食物时必须用水帮助方可下咽，舌质红苔白稍干，脉细数。西医诊断：干燥综合征；中医诊断：燥证，肺燥阴虚证。治则：滋阴润燥。处方：沙参麦冬汤加减。

药物：北沙参10g，玉竹10g，生甘草6g，冬桑叶8g，麦冬10g，生扁豆8g，天花粉15g，地骨皮8g，川贝母8g，杏仁6g。以水1L，煮取400mL，每日1剂，分2次服，连服15剂。

2013年3月31日二诊：患者自诉口鼻干燥症状明显减轻，进食干燥食物时已不需要用水帮助，咽喉干痒、咳痰已基本消失，仍有咳嗽，舌红少苔，脉细数。上方加旋覆花10g（包煎），10剂。

2013年4月11日三诊：患者自诉仍有轻微口干，咳嗽、咳痰已完全消失，余无不适，舌淡红苔白稍干，脉细数。上方减桔梗、杏仁、旋覆花、地骨皮，续服15剂以善其后。随访半年未见复发。

按：干燥综合征属于中医燥证范畴，《素问·阴阳应象大论》首次提出"燥胜则干"的理论，指出其病因病机主要在于燥邪耗伤人体津液，进而产生一系列以"干"为主要特点的临床表现。金元时期名医刘完素在《素问玄机原病式》中提出"诸涩枯涸，干劲皴揭，皆属于燥"，对燥证的病因病机进行了补充。燥邪日久，易耗伤阴液，阴液伤则阳无蒸化之源，阴津无以上承口鼻诸窍，则燥象愈炽，如此恶性循环，必然导致人体阴虚症状逐渐加重。本病患者为燥邪侵犯日久，灼伤津液，损耗肺阴，以致出现一派肺燥阴虚之证。方用沙参麦冬汤加减，方中北沙参、麦冬、天花粉、玉竹滋肺阴、益胃生津；冬桑叶、地骨皮清热、降肺中伏火；生扁豆、甘草和养胃气；川贝母、杏仁一润一降，润降合法，共奏润肺降气、化痰止咳之效；旋覆花消痰、降气、通络，可增强本方化痰止咳之效。诸药相合，切中病机，诸症自愈。

——黄和涛.沙参麦冬汤加减治疗干燥综合征验案1则.中医药导报，2014，20（6）：147-148.

案三：慢性咽炎案

何某，女，62岁，1996年10月4日初诊。咽喉干燥，有异物感；痰多而稠，难以咳出，如能咳出稠痰，即可舒服一时；不论饥饱，脘胃部总有胀感。检查：咽黏膜暗红；舌苔薄白，脉细。

辨证论治：咽干痰稠为燥证，以清润为治；胃脘胀满，叶天士视作肝木乘土，治以平肝扶土为是。遵此裁方，谅无不妥。

处方：柴胡3g，白芍6g，橘叶10g，六曲10g，黄芩3g，天竺黄6g，花粉10g，川贝母粉3g（冲服），苏子10g，桔梗6g。

1996年10月18日二诊：干燥、痰潴俱有减轻迹象，惟殊难巩固，常动荡不安；脘胃作胀，亦已改善。检查：咽黏膜干燥；舌苔薄白，脉细。辨证论治：肝木乘脾土，当然脘胃难舒。脾受凌而怯，则精微难化，终致津不上承而咽喉奇干。同时不化津液而产生痰浊，于是痰多。仍取柔木扶土，不事一一兼顾。

处方：柴胡3g，白芍6g，当归10g，橘叶10g，枳壳6g，太子参10g，白术6g，川贝母粉3g（冲服），天竺黄6g，桔梗6g。

1996年12月6日三诊：咽稍润，近三四天似感冒。干燥再度又来，且伴以疼痛及烧灼辣感。鼻腔稍有堵塞，前几天晨起有锈痰几小口。检查：咽后壁似有泛红，小血管稍有暴露；舌苔薄白，脉细。辨证论治：唐容川曾有"瘀能致燥"之说，可以从血药转移，而且津血同源，更无隔阂。惟今有轻邪新感，暂时取标舍本。

处方：桑叶6g，菊花10g，金银花10g，连翘6g，玄参10g，杏仁10g，薄荷6g，桔梗6g，甘草3g。

1996年12月20日四诊：感冒痊愈，咽干稍润，残存者依然；饮水减少，疼痛已轻，若大声或多言则咽喉仍有疼痛，咳嗽频作，喉头仍有痰，脘胃部隐隐胀感不舒。检查：咽黏膜不充血；舌苔薄白，脉细。辨证论治：纭纭诸症，悉告式微，惟新添咳嗽与脘胀，则又非前诊预计之法可应付矣。暂取张聿青轻清轻养之法。

处方：生地黄10g，玄参10g，沙参10g，杏仁10g，象贝母10g，陈皮6g，焦谷芽10g，六曲10g，枇杷叶10g，桔梗6g。

1周后，患者电话告知诸症已愈，并致感谢。

按：杜甫《前出塞九首之六》诗曰："射人先射马，擒贼先擒王。"后人常用"射马擒王"来比喻抓住要害。治疗慢性咽炎时的"射马擒王"法关键是在肺燥、脾虚、肝郁诸证并见，证候复杂时，重点着眼肝与脾的关系，抓住这一对主要矛盾。《金匮要略》有"见肝之病，知肝传脾，当先实脾"之训，正是说到肝与脾关系的要害。本案患者主诉症状不多，咽干、咽异物感、痰稠、腹胀，诸症联系起来看，既类似林珮琴《类证治裁》所描述的"燥症"，又符合叶天士《临证指南医案》所论及的肝木乘土之证。其中咽喉异物感和脘腹胀满是肝郁气滞所致，肝气失于条达是众贼之王，擒贼必先擒王。初诊处方以柴胡、白芍柔肝为先，率全方达到实脾润肺之目的。此法奏效以后，二诊再加入太子参、白术，可增强"实脾"作用。三诊患者久病干燥，还有唐容川的活血化瘀一招可用。但是不可死搬教条，遇到新感外邪，还须暂时取标舍本，改用疏风祛邪法。四诊，患者感冒初愈，尚存咳嗽，采用了甘寒清热、轻清轻养方法作为善后处理，最终诸症皆得缓解。

——严道南.干祖望对慢性咽炎的临证思辨方法.江苏中医药，

2009，41（10）：14-16.

案四：支气管炎案

（1）急性气管-支气管炎案

男性患者，30岁。其因感冒咳嗽10余天，外院按上呼吸道感染、急性支气管炎治疗，咳嗽依然不止，1992年4月14日收住我科。患者干咳无痰，由于连续剧烈咳嗽，彻夜不眠受寒则咳嗽加重。胸部X线示：急性气管-支气管炎。听诊两肺呼吸音粗糙。西医诊断：急性气管-支气管炎。舌尖红苔薄白，脉浮滑。证属外感之后，燥热伤肺，肺失宣降，气逆作咳。治宜清燥润肺止咳，以清燥救肺汤加减。

药用：北沙参15g，冬桑叶10g，桑白皮12g，生石膏30g（先煎），浙贝母10g，杏仁10g，阿胶珠10g，炙枇杷叶12g，麦冬12g，黑芝麻10g（杵）、桔梗10g，生甘草10g。每日1剂，水煎服，早晚分服。服4剂后咳嗽明显减轻，夜间亦能入睡。继服原方3剂后咳嗽即愈。

（2）慢性支气管炎案

男性患者，56岁，1992年1月6日来诊。症见咳嗽、吐白沫痰1月余，痰黏而难咳出，口干思饮，咽干而痒，胸闷气短、乏力，手掌心热。外院胸部X线示两肺大泡。听诊两肺呼吸音减弱。西医诊断：慢性支气管炎、阻塞性肺气肿（肺大泡）。舌质红苔微黄，脉细数。证属温燥伤肺，肺失濡润，气逆而咳。治宜清肺润燥、化痰止咳，用清燥救肺汤加减。

药用：冬桑叶10g，桑白皮15g，杏仁10g，北沙参15g，麦冬12g，石斛15g，生石膏30g（先煎），阿胶珠10g，黑芝麻10g

（炸）、炙枇杷叶10g，川贝母10g，黛蛤散15g（包）、芦根30g，山豆根5g，鱼腥草30g。每日1剂，水煎服，早晚分服。此方增减，连续服用20余剂，而咳嗽告愈。

按：清燥救肺汤以冬桑叶为主药，其性甘寒味苦、轻清凉散，能清热、宣肺、润燥为主药；生石膏辛甘大寒，善清泻肺经之热；麦冬养肺阴润燥。三药相伍，一宣一清一润，宣中有清，清中有润，相得益彰。同时佐以杏仁、炙枇杷叶止咳化痰；阿胶珠滋阴润肺；北沙参补益肺气。全方共奏清肺润燥、化痰止咳之功。凡症见干咳无痰或咳喘吐白沫而不爽为主症，并伴有口干咽燥，舌红无苔（或苔少）、脉细数者，均可使用此方，且一般疗效较好。在辨证时应当区分痰与沫之不同：痰为水湿所生，一般量多成块，较易咳出；沫为燥热灼伤肺阴而成，量少质黏难出，此方适用于后者。在用药方面，常以北沙参代替人参，因人参性温，易伤肺阴，故以养阴润肺的北沙参代之；尚可加入芦根、石斛等，以增强其润肺功能；并可加入黛蛤散，因青黛可清肺热，蛤粉有生津润肺之效；若伴有发热、咽痛等上呼吸道感染症状时，可加入山豆根、鱼腥草，以清热解毒利咽。

——陈庆平.清燥救肺汤治疗燥咳2例.中日友好医院学报，1993，1（23）：45-46.

第五章　湿热类温病的特色辨治

第一节　湿　温

一、概述

1. 定义

湿温是由湿热病邪所引起的急性外感热病。其特点为初起以湿热阻遏卫气为主要证候，临床常见身热缠绵、恶寒少汗、头重肢困、胸闷脘痞、苔腻脉缓等湿象偏重、热象不显的表现。本病全年可见，但好发于夏秋雨湿较盛、气候炎热之季。

2. 病因病机

本病的病因是外感湿热病邪。外邪的形成与气候因素有着密切的关系。虽土旺四时，湿热之邪四季均有，但长夏初秋，湿土主令，气候炎热，雨水较多，在湿热蒸腾的客观条件下，最易形成湿热病邪，中人为病。至于本病的感邪途径，薛生白指出："湿热之邪，从表伤者，十之一二，由口鼻而入者，十之八九。"

本病的发生，除外感湿热病邪外，还与脾胃功能状态密切相关。湿热偏盛季节，脾胃运化功能亦受其影响而呆滞，若再饮食不节，恣食生冷，或劳倦过度，或脾胃素虚，运化功能更易受损，导致湿邪内困，则"同类相召"，外感湿热病邪乘机侵袭，内外相合而发为湿温。正如吴鞠通所认为"内不能运水谷之湿，外复感时令之湿"，为湿温的两大主要发病因素。由于湿热病邪为阴阳合邪，湿热相合，如油入面，蕴郁胶结，难以速化。故本病不仅起病滞缓，而且传变亦慢，缠绵难愈。其病机演变虽有卫气营血传变，但留恋气分日久，且因脾为湿土之脏，胃为水谷之海，故多以脾胃为病变中心。正如章虚谷所说："湿土之气同类相召，故湿热之邪始虽外受，终归脾胃。"由于湿性黏滞，所以湿热病邪阻滞气机是其病的一个重要病理特点，往往随湿热弥漫留着部位不同，引起不同部位气机阻滞，而以阻滞脾胃气机最常见。

本病初期，随感邪的轻重而出现不同的病理变化。感邪轻者，邪遏卫气；感邪重者，邪阻膜原。

本病是湿热合邪为患，因湿为阴邪，化热较慢，故本病起病较缓，不论感邪轻重，初起皆热势不盛，湿象偏重。随着卫分之邪内传或膜原之邪渐趋脾胃，出现湿热留恋气分，从而形成以中焦脾胃为病变中心的气分证。在传变过程中，脾胃功能的状态、中气的盛衰决定着湿热的转化和本病的发展趋势。

一般而言，此阶段可有湿偏重、热偏重、湿热并重三种类型。中气虚者，中阳不足，邪从湿化，病变偏于太阴脾，证为湿重热轻；中气实者，中阳偏旺，邪从热化，病变偏于阳明胃，证为热重湿轻；湿热并重，则介于两者之间。因中焦脾胃为三焦气化之枢纽，且湿邪为弥漫性浊气，故病程中可见蒙上流下，弥漫三焦的病理变化，而出现如湿热蕴毒上壅咽喉，横犯肝胆；湿热酿痰，蒙蔽心包；湿热下流，阻滞大肠；湿热下注小肠，蕴结膀胱等证候类型。

本病的发展过程，有湿困日久伤阳及湿热化燥伤阴两种转归。本病极期，则气分湿热不仅耗伤阴液，或引动肝风，而且损伤肠络，出现闭窍、动风、动血等证。此与温热性温病病机相类，但以肠络损伤而致大便下血为特征。

本病的预后转归既有别于温热类温病，又不同于其他湿热类温病。若经过顺利，病变从气分直接进入恢复阶段，邪热渐退，湿邪渐化，因脾胃久病，其气受损，可出现余邪未净，胃气未醒，脾虚不运，脾胃功能未复，适当调治，正气渐复则逐步痊愈。若久治不愈，其从热化者，可进一步化燥化火，深入营血，迫血动血，甚则因出血过多而致气随血脱的危象；其从湿化者，可进一步湿从寒化，甚则耗伤肾阳，水湿内停，则出现"湿胜阳微"之变证。由于湿性黏腻难解，故本病每有余邪复燃则出现复发。

总之，本病以发病起病滞缓，传变慢，易滞留气分，病程缠绵；以脾胃为病变中心，易阻滞气机为其发病、病理特征。

二、辨证要点

1. 辨清湿热偏盛程度是本病辨证论治的关键

本病有湿重于热、湿热并重、热重于湿三种病理转化，其分辨的着眼点主要在发热、出汗、口渴、二便及舌苔脉象的具体表现，还应结合患者体质及病程阶段来辨析。初起湿未化热，一般表现湿象重，热象轻，邪遏卫气者，多见恶寒少汗、身热缠绵、头重肢困、胸闷脘痞、苔腻脉缓等；邪遏膜原者，多见寒热往来、呃逆胀满、苔白厚腻浊如积粉、脉缓等。邪入气分后，湿热变化复杂，热重者，则热势较高、汗出、口渴、苔黄腻、脉滑数等热象较甚；湿重者，则热势不显而食少口淡无味、渴不欲饮或不渴、苔白腻、脉濡缓等湿象较明显；湿热并重者，则见身热、汗出垢腻、脘痞呕恶、口渴不欲多饮、大便溏黄、苔黄腻、脉濡数等，热象、湿象均较著。

2. 要辨别病位上下浅深

湿温虽以脾胃为病变中心，常见胸闷脘痞、纳呆腹胀、恶心呕吐等表现，但湿有蒙上流下的特点，湿热不仅入气，还可化燥入营动血。湿热酿痰，蒙蔽心包者，可见神志昏蒙似清似寐或时清时寐、身热不退、朝轻暮重等；湿热蕴毒，上壅咽喉，横犯肝胆者，则咽喉肿痛、身目发黄等；湿热下流，阻滞大肠，则便溏不爽或大便胶闭；湿热下注小肠，蕴结膀胱，则小便不利，甚或尿闭；化燥入血，伤及肠络则便血，伤及其他部位血络，则发斑或上下失血；湿热内郁，外蒸肌腠则发白㾦。

3. 要审证情虚实转化

根据本病的发病特点，整个病程中都有脾胃功能低下表现，但除后期邪退正虚时，以脘中微闷、知饥不食等脾胃不醒表现为主外，初期的卫气同病，气分阶段及湿热化燥入血，均以邪实为主。但临床亦有由实骤然转虚的情况，如化燥入血，便血不止，可致骤然热退身凉、汗出肢冷、脉细欲绝的气随血脱证，以及湿热寒化，损伤阳气而致身冷汗泄、胸痞、苔白腻、脉细缓的湿盛阳微证等。

三、分型论治

1. 邪遏卫气

（1）证治

【证候】身热不扬，午后热势较显，恶寒，无汗或少汗，头重如裹，身重酸困，四肢倦怠，胸闷脘痞，口不渴，苔白腻，脉濡缓。

【分析】本证是湿温初发常见证型，为卫气同病，内外合邪，湿重热轻之候。既有湿郁卫分之表证，又有湿遏气机之里证。其病机是湿邪偏重，郁遏肌表，肺气失宣。肺主气而属卫，湿遏卫阳，失其温煦开阖之职则见恶寒、无汗或少汗；湿中蕴热，热被湿遏，故虽发热而身热不扬，午后热势较显；湿性重浊黏滞，蒙蔽清阳，清阳不宣，则头重如裹；着于肌肉四肢，则身重酸困，四肢倦怠；湿阻气分，气机运行受阻，故胸闷脘痞；湿浊上泛，则口不渴，苔白腻；湿阻经脉之气，则脉濡缓。本证发热恶寒，无汗或少汗，有似风寒束表，但脉不浮紧而见濡缓，且有胸闷脘痞、苔白腻等湿阻气分见症，则非伤寒表证。胸闷脘痞，有似食滞里证，但苔不垢腻而见白腻，脉不滑实而见濡缓，且无嗳腐食臭等症，则非食滞伤中。午后热甚，有似阴虚之状，但两颧不红而见面色淡黄，且无细数之脉及五心烦热、舌红少苔等阴虚内热见症。恶寒，身热不扬，胸闷脘痞，苔白腻为本证辨证要点。

【治法】芳香辛散，宣化表里湿邪。

【方药】藿朴夏苓汤（《医原》）。藿香，半夏，赤苓，杏仁，生苡仁，豆蔻，猪苓，泽泻，淡豆豉，厚朴。

三仁汤（《温病条辨》）。杏仁，飞滑石，白通草，白豆蔻，竹叶，厚朴，生苡仁，半夏。

（2）临床应用

以上两方均有开上、畅中、渗下作用，能宣化表里之湿而用于邪遏卫气证。其中藿朴夏苓汤因有淡豆豉、藿香疏表透卫，故用于湿邪偏于卫表而化热尚不明显者为宜；三仁汤因有竹叶、飞滑石能泄湿中之热，故用于湿渐化热者为宜。此证常见于湿温。

（3）病案举隅

案一：湿阻卫气案

患者，女，25岁，2008年8月10日就诊。患者上腹部胀满2年，初始感觉腹胀不适，胃镜和肠镜检查均正常，西医诊断为"慢性浅表性胃炎"，迭服中西药不效，反而渐行加重。现饮食无味，无饥饿感，食则腹胀更甚，得暖则舒，大便二三日一行，舌淡红苔薄白腻，脉沉细。辨证属寒湿困脾，久伤脾阳。治拟温阳健脾、化湿和胃。方选藿朴夏苓汤化裁。

处方：黄芪20g，太子参12g，炒白术10g，藿香12g，茯苓15g，豆蔻10g，法半夏9g，陈皮6g，炒枳壳6g，炒薏苡仁15g，炙甘草3g。水煎服，每日1剂。

服7剂后，腹胀大减，大便每日一行。守方加炙鸡内金12g，焦三仙各10g。继服7剂后诸症减轻。后守方研粗粉，制成袋泡茶，并加服补中益气丸调理半年后痊愈。

按：本案始为寒湿内阻，治不得法，致寒湿蕴久，脾阳受伤。但患者舌苔不见厚腻，舌质偏淡，脉细无力，为虚寒之象。若直投温阳燥湿化湿之品，则更伤脾阳胃阴，使运化失权。故以藿朴夏苓汤除湿运脾，佐以黄芪、白术、焦三仙健脾补中，取效甚佳。

——周云彪，李月岚，肖娇，等.藿朴夏苓汤临床运用举隅.中国中医药信息杂志，2013，20（12）：91.

案二：湿热内蕴，外感时邪案

丛某，男，35岁，近2~3日每夜发热，体温38℃~39℃，汗出不解，有怕冷感，左头部及左半身疼痛，身重无力，饮食无味，腹部胀痛，大便黏滞，小便灼热，自服APC，4片未效。既往有肝炎病史。舌苔白厚腻，脉弦缓。证属内蕴湿热，外感时邪。治拟芳香化浊、清热祛湿。

处方：鲜藿香10g，鲜佩兰10g，鲜荷叶10g，白豆蔻3g，益元散12g（包），紫苏叶10g，六神曲10g，炒槟榔5g，厚朴5g，茯苓10g，淡竹叶10g，水煎，每次冲服玉枢丹1.5g。上方服2剂而痊愈。

按：辨证是内蕴湿热、外感时邪，病位偏于上焦，卫气同病，除用大量芳香化浊的药物以解表祛湿外，相应配合苦温淡渗的药物以解内湿，并少佐玉枢丹以辟秽化湿、解毒散结，诸药协同，内外化散，表里同治，则收效迅速。

——王为兰，林杰豪.藿朴夏苓汤加减治疗湿温发热的初步体会.中级医刊，1979，（8）：4-5.

案三：湿阻气机，胸阳不振案

王某，男，50岁，工人。2008年4月23日因反复心悸胸闷1年，复发加重1周求治。患者素体肥胖，嗜食肥甘，曾多方治疗，病情时轻时重。近期心电图检查示"窦性心动过缓，T波改变"，疑为"冠心病",专科治疗效果不好。初诊时症见：心悸胸闷，如物重压，形体肥胖，肢体困倦，纳呆腹胀，心烦失眠，舌质淡红、舌体胖大有齿印、苔白腻，脉沉细而缓。为痰湿盘踞，阻碍气机，胸阳不振之证，治宜芳化痰湿、温通心阳，用藿朴夏苓汤去淡豆豉，加桂枝、瓜蒌、薤白治疗。

处方：藿香、厚朴、制半夏、猪苓、泽泻、桂枝、薤白各10g，茯苓、白豆蔻、瓜蒌各15g，薏苡仁20g，杏仁6g。水煎服，每日1剂。

进5剂后复诊：心悸胸闷明显减轻，肢困腹胀缓解，白腻苔消退，脉沉有力。守上方去杏仁，加丹参15g。续服5剂，初诊症状大部分消失。同时给予生活起居、饮食指导，健脾化湿中药调服，至今未再复发。

按：患者素为痰湿偏盛之体，因气候、饮食不当，致脾胃损伤，运化失健，聚湿生痰，内外之邪相互胶着，气机受阻，阳气不能外达而致"湿阻"为其病机要点。取藿朴夏苓汤辛温芳化、利湿祛浊，初诊时加桂枝、瓜蒌、薤白温通心阳、化痰宽胸，上药合用，诸症好转。考虑痰湿阻滞，可影响气血运行而致瘀血发生，加重心悸、胸闷的症状，故复诊时加丹参活血化瘀。

——吕军影，卓冬婷，陈业强.藿朴夏苓汤临床应用举隅.陕西中医，2009，30（7）：902.

2. 邪阻膜原

（1）证治

【证候】寒热往来，寒甚热微，身痛有汗，手足沉重，呃逆

254

胀满，舌苔白厚腻浊如积粉，脉缓。

【分析】本候为湿温初发的又一证型，系湿热秽浊所致。膜原外通肌肉，内近胃腑，为三焦之门户，实为一身之半表半里。湿热秽浊由口鼻而入，直趋中道，膜原首当其冲。病在半表半里，正邪交争则寒热往来；湿浊偏盛，阳气受遏，不能布达于肌表四肢，则寒甚热微，身痛，手足沉重；阳气郁极而通，则汗出；湿阻气机，升降失司，则呃逆胀满；苔白厚腻浊如积粉，脉缓是湿浊阻于膜原的临床特征。寒热往来，寒甚热微，舌苔白厚浊腻为本证辨证要点。

【治法】疏利透达膜原湿浊。

【方药】雷氏宣透膜原法（《时病论》）。厚朴（姜制），槟榔，草果仁（煨），黄芩（酒炒），粉甘草，藿香叶，半夏（姜制），生姜。

（2）临床应用

此证常见于湿温。本证湿浊郁闭较甚，非一般化湿之剂所能为功，须投以疏利透达之法，以开达湿浊之邪，本方系从吴又可达原饮化裁而来。

（3）病案举隅

案一：邪阻膜原案

患者，王某，31岁，1985年6月12日初诊，右胁胀痛半月余，牵及后背，恶心呕吐，大便干结，小便黄，舌红苔黄腻，脉滑数。查：体温37.6℃，右上腹压痛，墨菲征（+）。化验：白细胞10.9×10^9/L，中性粒细胞70%，嗜酸性粒细胞2%，淋巴细胞28%。B

超提示胆囊炎。

处方：槟榔10g，川厚朴15g，草果10g，白芍15g，知母12g，黄芩9g，柴胡12g，香附12g，茵陈30g，公英20g，郁金12g，甘草6g。

3剂后，体温降至正常，胁痛腹胀减轻，舌、脉同前。原方加竹茹15g。继服7剂，诸症除而获愈。

按：膜原受邪即可产生寒热往来、胸脘满闷、头晕头痛、恶心呕吐、口苦口干、胁肋胀痛、舌质红苔白厚腻、脉弦滑数等症状。其与西医学的急性胆囊炎或慢性胆囊炎急性发作症状颇为一致。受此启发，以达原饮为基本方，大便燥结的加大黄、芒硝；头痛加葛根、白芷；胁肋胀痛加姜黄、郁金、香附；呕吐剧烈的加赭石、竹茹、吴茱萸、黄连；胁痛如刺，舌质紫或有瘀斑的加丹参、三棱、莪术；目黄、小便黄的加茵陈、虎杖、金钱草；纳呆加砂仁（后下），焦三仙。治疗十余例，都取得了较为满意的效果。

——王鑫英.达原饮的临床应用举隅.医学理论与实践，1988，2（2）：13-14.

案二：湿热郁阻膜原案

田某，女，27岁，1999年2月28日初诊。患者于半月前行剖宫产手术，生1足月女婴，产中失血较多，产后周余发热，饮食或服药即吐。曾住院以抗菌消炎治疗，又经中医养血息风药治疗均无效。刻诊：患者产后20天，症见项背强直、四肢抽搐、两手握拳、牙关紧闭，精神尚好，能下床活动，时有遗溺，面色黄暗无泽，神清，体温39.1℃，舌淡红苔灰黄而厚腻，脉弦细而数。证属湿热内蕴，本虚标实，筋脉失养。治以除湿化浊、清热护阴。

处方：厚朴10g，槟榔10g，草果3g，知母8g，白芍10g，黄芩8g，甘草6g。水煎服。

服1剂药后牙关紧闭好转，而且服药未吐。2剂药后体温降至38.3℃，项背强直缓解。观病情稳定，精神好转，能下床活动，已见向愈之势，嘱原方再服。2剂后体温37.5℃，四肢无抽搐，两手可握物，牙关无紧闭，舌上一整块软壳状物脱落。查舌淡红苔薄，原厚腻垢苔已消，患者四肢抽搐、牙关紧闭等痉证已解，复以滋阴养血息风之药调理而愈。

按：产后发痉是妇科急症，多因失血过多所致，为产后三大证之一。前医以养血息风药治之，痉证未除。观患者发热、舌苔垢腻，诊为湿热内伏、湿浊阻滞经脉、筋脉失养之发痉，为本虚标实之证。急则治其标，应速解除湿浊之邪。服药后苔垢整块脱落，为实邪已解，标证祛除，复以滋阴养血息风药治其本。

——任占敏.达原饮治验二则.北京中医，2003，22（6）：49-50.

案三：痰热内阻，邪伏膜原案

王某，男，22岁，2006年4月15日初诊。患者4年前始发幻听，胆小，喜独自静卧，夜不能寐。曾多方求治，观其药方多以镇静药为主，疗效甚微。病情反复发作至今。现症：夜不能寐，幻听，胆小，恐惧，多疑，有孤独感，反应迟钝。舌质暗红苔黄腻，脉弦数。证属痰热内阻，邪伏膜原。治以开达膜原、清热化痰、定惊安神。方用达原饮加味。

处方：草果、厚朴、槟榔、知母、黄芩、赤芍各12g，胆南星6g，生龙骨30g，生牡蛎30g。每日1剂，水煎服。

3剂后，诸症悉减，夜已能寐，继服10剂，病瘥，随访2年未复发。

按：失眠多以镇静药治之，此为常法。而本证乃湿浊痰热蕴阻于内，邪浊交阻，表气不通，里气不达，邪伏膜原，而致失眠等症。故用厚朴除湿散，化痰下气；草果辛香避秽，宣透伏邪；槟榔攻下破结，使邪速溃。三药合用，直达膜原，逐邪外出。佐以知母、黄芩、赤芍滋阴清热凉血；胆南星清热化痰，息风定惊；生龙牡平肝镇静；诸药配伍标本兼治，故而病愈。

——樊莹丽，荆秀芳.达原饮治验举隅.陕西中医，2009，25（9）：6.

3. 湿重热轻，困阻中焦

（1）证治

【证候】身热不扬，胸闷脘痞，腹胀纳呆，恶心呕吐，口不渴，或渴不欲饮，或渴喜热饮，大便溏泄，小便浑浊，苔白腻，脉濡缓。

【分析】本证为湿邪偏盛，遏郁中焦气分，病变偏于太阴脾。脾受湿困，升运失司，则脘痞腹胀便溏；湿浊犯胃，胃失和降，胃纳无权，则呕恶纳呆；中焦湿阻，影响肺气宣肃，则胸闷；若渴不欲饮或渴喜热饮，乃湿浊中阻，津不上承所致；身热不扬，口不渴，小便浑浊，苔白腻，脉濡缓，皆湿重热轻之象。身热不扬、脘痞腹胀、苔白腻为本证辨证要点。

【治法】芳香宣化，燥湿运脾。

【方药】雷氏芳香化浊法合三仁汤。

雷氏芳香化浊法（《时病论》）。藿香叶，佩兰叶，广陈皮，制半夏，大腹皮（酒洗），厚朴（姜汁炒），鲜荷叶。

三仁汤（见卫气分证治）。

（2）临床运用

此证常见于湿温。临床运用时，若兼湿浊蒙上，症见神志如蒙、头胀、呃逆、渴不多饮等，治宜芳香化浊、辟秽开窍，方用苏合香丸（《太平惠民和剂局方》），药用苏合香、安息香、麝香、龙脑、沉香、檀香、丁香、乳香（即薰陆香）、青木香、香附芳香辟秽、开窍化浊；以荜茇合诸香开郁散寒；水牛角、朱砂清镇心神；白术健脾化浊；诃黎勒温敛而防香药耗气。诸药相合，用于湿重热轻，清窍被蒙之证。若兼湿阻大肠，症见大便不通、少腹硬满不痛、苔垢腻等，治宜清化湿浊、宣通气机，方用宣清导浊汤（《温病条辨》）。药用晚蚕沙化肠道湿浊；皂荚子宣通肠道气机；猪苓、茯苓、寒水石利湿清热。若兼湿阻小肠，症见小便不通、呃逆加重等，方用茯苓皮汤（《温病条辨》）。药用茯苓皮、生薏仁、猪苓、白通草、淡竹叶利湿泄热；大腹皮入小肠经，下气利水，助小便通行。诸药合用，以使湿浊从小便而去。

（3）病案举隅

案一：湿浊中阻案

葛某，女，52岁，1997年8月6日初诊。患口干渴、口燥3月余。患者近1个月来口燥加剧，入夜尤甚，虽饮水亦不能缓解。曾在省某医院请中医诊治，屡服"知柏地黄丸"及"维生素B₆"等中西药，均不见效。诊见：面色萎黄，声音嘶哑，舌苔微黄而浊腻，脉濡缓。证属脾虚不运，湿浊中阻，升降失常，津不上承。治以健脾化湿、宣畅气机。方用三仁汤加味。

处方：杏仁15g，滑石20g，白豆蔻10g，厚朴10g，生薏苡仁20g，法半夏10g，通草6g，竹叶9g，葛根15g，麦芽30g，川黄连6g，茯苓15g。

服药3剂，口渴大减，惟觉咽部微痛。守方加桔梗15g，牛蒡子10g，再服9剂，诸症消失，病获痊愈。

按：口渴一证，临床颇为常见，但因病因各不相同，故治法亦异。本例患者虽长期口干渴，但既非阴虚，亦非热证，脾虚不运，湿浊中阻，津液不能上承乃系根本所在。故前医投滋阴降火之剂，只能徒伤脾胃，使口渴益甚。余用三仁汤取其宣畅气机、清利热湿之功，使三焦畅达，上下分消，由此脾气得健，邪去正安，故口渴乃愈。

——马春芬.三仁汤临证验案举隅.陕西中医学院学报，2009，24（5）：28.

案二：湿热内蕴案

患者，女，43岁，2010年4月28日初诊。患者因工作压力大及思虑过度，感左下眼睑间歇性跳动3月余，纳可，多梦，大便日一次、偏干，近1年体重增重快，肩有僵硬感，右手中指及无名指麻木，时心悸，目下色黑，末次月经2010年4月20日，月经有块，带下白黄相兼量多，腰酸，矢气多，有痔疮，轻度脂肪肝。苔薄黄根厚稍腻，脉弦数。辨证：肝郁脾虚，湿热内蕴。治法：疏肝健脾、清热利湿。

处方：杏仁10g，生薏苡仁30g，白豆蔻10g，滑石20g，厚朴10g，竹叶6g，通草6g，柴胡20g，黄芩10g，法夏15g，龙胆6g，萹蓄20g，瞿麦20g，草决明30g，路路通10g，水煎服，每日1剂。

服7剂尽感眼睑跳动减轻。上方加桃仁12g，红花10g。又连服20余剂，眼睑跳动症状消失。

按：眼睑痉挛属于中医学的胞轮震跳、目睏等疾病范畴，胞睑在五轮中为肉轮，在脏属脾。脾为后天之本，气血生化之源。其病因病机主要为过劳、肝郁所致脾虚。脾气虚弱，湿邪内生，湿郁化热，湿热壅阻于眼睑脉络。气血不畅，清阳之气不升，筋肉失养导致胞睑抽动。故治疗以理气健脾、清热利湿为法，方用三仁汤加减治疗。方中杏仁、生薏苡仁、白豆蔻、滑石、厚朴、竹叶、通草清利湿热、芳香化湿；柴胡、黄芩、法夏、龙胆、草决明疏肝理气、清热燥湿；萹蓄、瞿麦清利湿热；路路通通络利窍。诸药配伍，达到清利湿热、疏肝健脾的目的。

——李红，邓力军.王文友应用三仁汤治验举隅.陕西中医学院学报，2011，30（4）：272-273.

案三：湿遏三焦案

李某，男，2岁。1987年7月28日就诊。1周来患者每进饮食则呕吐，日3~4次，且伴有午后低热，倦怠乏力，舌质淡苔白厚腻。心肺正常，血液检查：白细胞计数6.5×10^9/L，中性粒细胞32%，淋巴细胞58%。曾在某医院静脉补液并滴注庆大霉素、维生素B₆治疗3天，仍呕吐不止而来我院求治。证属湿遏三焦，给予三仁汤加味。

处方：杏仁3g，白豆蔻6g，薏苡仁10g，半夏6g，厚朴6g，通草3g，滑石12g，竹叶6g，竹茹6g，藿香9g。

7月30日复诊：服2剂呕吐停止，低热除，仍纳呆乏力。继给上方去滑石，加焦六曲9g。服3剂告愈。

按：呕吐一证，多属脾胃失调，此为湿热遏阻三焦，枢机不利，使胃气不降反而上逆，并非食不洁食物引起的炎症，故用抗生素治疗无效，而用三仁汤宣化利湿，中焦气机得通，呕吐自止。

——孟宪兰.三仁汤在儿科的应用.山东中医杂志，1991，10（1）：29-30.

4. 湿热并重，困阻中焦

（1）证治

【证候】发热汗出不解，口渴不欲多饮，脘痞呕恶，心中烦闷，便溏色黄，小便短赤，苔黄滑腻，脉濡数。

【分析】本证为湿热俱盛，交蒸中阻。湿热蒸腾，则发热汗出，湿性黏滞难化，故汗出热不解；热盛津伤则口渴，溲短赤；湿邪内停，则渴不多饮；湿热扰心，则心中烦闷；湿热蕴遏脾胃，升降失司，故脘痞呕恶，便溏色黄；苔黄滑腻，脉濡数为湿热俱盛征象。身热汗出不解，脘痞呕恶，心中烦闷，苔黄腻为本证辨证要点。

【治法】辛开苦降，燥湿泄热。

【方药】王氏连朴饮（《霍乱论》）。川黄连，厚朴，石菖蒲，制半夏，淡豆豉，炒栀子，芦根。

（2）临床应用

此证常见于湿温。临证若津伤口渴较甚，小便短赤显著，加白茅根等生津之品。

（3）病案举隅

案一：肝脾失调，湿浊下注案

患者，女，30岁，工人，1995年3月3日初诊。2年前因患"甲肝"，刚怀孕即行"人流"术，术后一直未受孕。经期愆期，色淡量少。长期服用温补甘肥食物，身体渐丰腴，纳食欠香，脘腹胀满，小便短少频，带下如注，伴有阴痒，大便不实，每日2次，腰酸痛，少腹左侧胀闷，连及两胁，偶有寒热往来，头昏神疲，口苦口酸，脉弦略滑，苔薄黄腻。妇科诊为轻度附件炎。方予连朴饮加减。

处方：黄连5g，厚朴8g，石菖蒲6g，焦栀子10g，半夏10g，茯苓10g，陈皮5g，忍冬藤30g，瓜蒌皮10g，柴胡5g，枳壳6g，当归10g，山药15g。

服药10剂后，带下已少，色转白，右胁少腹胀痛稍减，尿略转清长，纳稍启，但胃脘滞闷，口淡略苦。再服10剂而愈，次年5月生下一子。

按：此证属湿热壅遏中、下焦，湿浊下注，肝脾失调。木郁土壅，胃中湿热流注带脉，痰湿阻滞冲任，肾经失养，气血失调，任脉欠通，不能按时盈溢而为不孕。方用连朴饮加味以升清化湿，稗脾健湿化不侮肝，肝胆湿热自清。肝脉调，气机顺，冲脉盛，任脉通。宗"妇人经水与乳俱由脾胃所生……疏其气血，令其条达，而致和平"。

——王绍存.连朴饮临证验案二则.浙江中医学院学报，1989，22（1）：26.

案二：湿热痹阻于胸案

李某，男，34岁，农民，1976年5月10日就诊。患者于今年2月13日突感胸闷，渐觉胸中作痛，服瓜蒌薤白白酒汤、橘枳姜汤等方，其痛加重。刻诊：胸闷窒塞而痛，有时闷热，肢体困重，心烦、心慌，小便色黄，舌红苔黄腻而厚，脉小滑数。证属湿热壅胸，气机窒塞。治宜清热除湿、疏气宽胸。用连朴饮加减。

处方：黄连4.5g，厚朴9g，法夏9g，山栀皮6g，淡豆豉6g，白蔻壳9g，郁金9g，通草5g，枳壳9g，芦根15g。服6剂，胸痛已止，胸部偶有胀闷感，以原方去白蔻壳、通草，加薏苡仁12g，服4剂而愈。

按：本案为湿热之邪痹阻于胸，气不伸展而致胸痛。用连朴饮去石菖蒲加白蔻壳理气化湿；通草渗利湿热；枳壳、郁金理气宽胸。复诊时，以原方去白蔻壳、通草，加薏苡仁清利湿热余邪而不伤津得痊。

——彭述宪.连朴饮治验举隅.湖南中医杂志，1992，1：16-17.

案三：湿困中焦案

郭某，女，60岁，因腹胀来诊。近3个月以来患者自觉腹胀，口干，饮不解渴，纳食尚可，大便溏而不爽，解之不尽，舌红苔黄腻，脉滑数。辨证为中焦湿热，予王氏连朴饮加味治疗。

处方：法半夏12g，黄连6g，厚朴10g，连翘10g，栀子10g，葛根15g，黄芩10g，石菖蒲10g，芦根15g，枇杷叶15g，瓜蒌壳12g。日1剂，水煎服。

服药5剂，腹胀明显减轻，精神状况较佳。继予上方加减化裁，续服8剂，诸症均退，睡眠转好，精神转佳。

按：本例系中焦湿热证。湿热邪气稽留中焦，阻滞脾胃，气机不畅故腹胀；湿热阻滞气机，津液不能上承故口干、饮不解渴；湿热胶结胃肠，故大便溏而不爽；湿性黏滞，故大便解之不尽。脉证合参，辨证为中焦湿热证。治疗予王氏连朴饮辛开苦降、燥湿泄热。加葛根鼓舞胃气、升清止利；加黄芩苦寒清肠中湿热；湿热不解易生痰浊，故加枇杷叶、瓜蒌壳、连翘宽胸理气、化痰清热。药后湿热得除、痰浊得化、气机宣通，故诸症均退，睡眠转好，精神转佳。

——王晶，黄琴.王氏连朴饮治疗湿热类疾病举隅.长春中医药大学学报，2013，29（1）：94–95.

5. 热重湿轻，蕴阻中焦

（1）证治

【证候】壮热面赤，汗多口渴，烦躁气粗，脘痞身重，苔黄微腻，脉洪大滑数。

【分析】本证为阳明气分热炽，兼太阴脾湿。阳明热盛，里热蒸迫，则壮热、面赤、汗多；热盛伤津则口渴；热邪扰心则烦躁；热壅气机则呼吸气粗；湿困太阴，脾运失职，故脘痞、身重；苔黄微腻，脉洪大滑数，皆热重于湿的征象。壮热汗多，口渴脘痞，苔黄微腻为本证辨证要点。

【治法】清泄胃热，兼燥脾湿。

【方药】白虎加苍术汤（《类证活人书》）。石膏，知母，甘草（炙），粳米，苍术。

（2）临床应用

此证常见于湿温。临证运用时，若腹满加厚朴；呃逆加竹茹、半夏；溲短加鲜芦根。

（3）病案举隅

案一：肺胃热盛，火邪上冲案

李某，男，6岁，1990年7月31日初诊。持续发热3天，曾到市某医院以西药治疗热不退，入夜热骤39.5℃，全身肌肤灼热，乳蛾红肿（+++），右侧脓，唇干，舌红苔黄腻，脉滑数。诊为急乳蛾（急性化脓性扁桃体炎）。辨证：肺胃热盛，火邪上冲。治以清热解毒燥湿，佐以疏风解表。

处方：生石膏30g（先煎），知母、马勃各10g，青天葵、蝉蜕各8g，板蓝根、玄参各15g，苍术6g，甘草3g。2剂，每日1剂，嘱停用西药。

8月2日复诊：体温36.8℃。其母谓服中药1剂后，热退至37.5℃，夜凉安睡。尽剂，热退纳可，二便自调，咽喉红肿（+），脓点消失。再处1剂善后。

按：小儿为纯阳之体，热病易伤津液，对患儿正盛邪实之阶段，运用本方退热迅速。白虎加苍术汤出自《类证活人书》，具有清热燥湿、生津止渴之效。方中生石膏与知母相须为用，有极好的清气分热作用；苍术芳香化湿、醒脾助运，乃因南方气候多

266

湿邪，感邪多夹湿，且小儿"脾常不足"，而脾为湿困，故苍术一药确有画龙点睛之意；加入板蓝根、青天葵清热解毒凉血；蝉蜕疏风热；药后啜稀粥养胃气而助药力。

案二：阳明邪热，太阴脾湿案

王某，男，32岁，农民，英山县南河人，1985年8月3日诊。自诉5天前全身不适，发热微恶冷，胸脘痞闷，出汗少而不爽，发热以下午较高，体温38℃，肢体乏力，纳食不香。起病之日从田间劳动回家后开始，当时请某医注射退热剂1针，并服速效伤风胶囊、酵母片等，效不佳。翌日，发热增高，不畏寒，汗出频多，口渴喜冷饮，心胸烦闷不适，四肢困倦，不思食，大便3天未解，但无腹痛腹胀，小便短少色黄。尚见面赤气粗，精神欠佳，少言懒动，扪其肌肤灼热，腋下体温41℃，舌红少津苔黄兼白而干，脉洪大而数。此乃湿温病热重于湿之证。由于温邪入里，邪热炽甚，故高热汗出，脉大而数，热盛迫津，津伤则口渴喜饮冷，大便未解，小便短少色黄均为热伤阴液之故，邪热上扰故心胸烦闷，湿阻太阴而见四肢困倦懒动，不思饮食。按温病学家薛生白《湿热病篇》37条原文曰："湿热证，壮热口渴，自汗身重，胸痞，脉洪大而长者，此太阴之湿与阳明之热相合，宜白虎加苍术汤。"旨在清阳明邪热，以化太阴脾湿。

处方：生石膏50g，肥知母、苍术10g，生甘草6g，粳米15g。4剂如法煎服，服药期禁生冷辛辣及肥甘厚腻之品。

按：本例病发于长夏，长夏之季湿热当令，地湿上蒸，天暑下逼，人处其中，故病湿温者以长夏居多。盖其人因田间劳动而感湿热，初起为湿温兼表，湿遏卫分，法当芳香宣化。因始治不当，而致病邪深入，变生他证。余诊此案，认为本患一则年壮体质尚盛，阳气过旺，故病邪易从热化；二则时值长夏，感受湿热机会颇多，合四诊所得，断为湿温病热盛阳明兼湿蕴太阴之证无误，首选苍术白虎汤清气化湿，切中病机奏效。

——王永柏.湿温高热治验一则.四川中医杂志，1988，7：21.

案三：热重湿轻，困阻中焦案

杨某，女，67岁，初诊日期：2010年6月2日。患者既往有糖尿病病史8年，平素服用二甲双胍片（每次0.5g，每日3次）、拜糖苹（每次50mg，每日3次），空腹血糖控制在9.0mmol/L左右。刻诊：身热面赤，烦渴难忍，多食易饥，身重脘痞，舌红苔黄腻而干，脉洪滑而数。查：空腹血糖9.4mmol/L，BMI 28.0kg/m^2。证属热重湿轻。治拟清热为主、兼祛湿，方用白虎加苍术汤加减。

处方：生石膏20g，知母10g，炙甘草6g，苍术15g，藿香15g，佩兰15g，天花粉20g，葛根20g。7剂，每日1剂，水煎，早晚分服。

二诊（6月9日）：查空腹血糖8.1mmol/L；患者烦热症状减轻，多食易饥、身重脘痞等较前缓解；仍觉口渴，腹胀不舒。嘱停用拜糖苹。中药于前方加黄连10g，乌梅20g，木香10g，砂仁10g。7剂。

三诊（6月16日）：查空腹血糖6.3mmol/L；口渴明显减轻，腹胀消失；舌淡红苔白微腻，脉滑。上方继服7剂。后患者定期随诊，予上方加减服用，空腹血糖控制在6.5mmol/L左右。

按：薛生白《湿热病篇》曰："湿热证，壮热口渴，自汗身重，胸痞，脉洪大而长者，此太阴之湿与阳明之热相合，宜白虎加苍术汤。"该患者身热面赤、烦渴难忍、多食易饥、身重脘痞、舌红苔黄腻而干、脉洪滑而数。证属热重湿轻。治法应以清热为主，兼以祛湿。故处方白虎加苍术汤加减，以清阳明邪热，化太阴脾湿。方中君药为生石膏，辛甘大寒，入肺胃二经，功善清解，透热出表，以除阳明气分之热；臣以知母，苦寒质润，一助生石膏清肺胃之热，二可滋阴润燥救已伤之阴津。两药相须为用，增强清热生津之功。佐以苍术健脾燥湿，以化太阴之脾湿。藿香、佩兰芳香化湿。天花粉、葛根用以生津止渴。炙甘草即可益胃生津，兼以调和诸药为使。二诊仍觉口渴，且有腹胀不舒之症，故上方加《温病条辨》之连梅汤加减，以黄连之苦泻壮火，使不烁津；以乌梅之酸以生津，且乌梅合黄连，酸苦益阴；加木香、砂仁行气化湿。二诊患者腹胀不舒，考虑为拜糖苹不良反应，故嘱患者停用拜糖苹。

——李海松，梁苹茂.梁苹茂运用中药降糖验案3则.上海中医药杂志，2011，45（8）：57-58.

6. 湿热蕴毒

（1）证治

【证候】发热口渴，咽喉肿痛，小便黄赤，或身目发黄，脘腹胀满，肢酸倦怠，苔黄腻，脉滑数。

【分析】本证为湿热交蒸，热势较盛，蕴酿成毒，弥漫上下，充斥气分所致。邪热伤津故发热口渴；湿热酿毒，上壅咽喉则咽喉肿痛，流注下焦则小便黄赤，横犯肝胆则身目发黄；湿热留中，阻滞气机则脘腹胀满，肢体倦怠；苔黄腻，脉滑数为湿热内蕴之象。本证除发热倦怠，脘腹胀满，苔黄腻等湿热内蕴常见表现外，咽喉肿痛或身目发黄等蕴毒外发之象亦为其辨证要点。

【治法】清热化湿解毒。

【方药】甘露消毒丹（《温热经纬》）。飞滑石，绵茵陈，淡黄芩，石菖蒲，川贝母，木通，藿香，射干，连翘，薄荷，蔻仁。本方又名普济解毒丹，王孟英谓之为治疗湿温时疫，邪在气分的主方。

（2）临床应用

此证常见于湿温。临床运用时，口渴明显可酌加芦根、天花粉生津止渴；大便不通，酌加生大黄、槟榔通便泄热。

（3）病案举隅

案一：湿热俱盛，充斥三焦案

杨某，男，41岁，2010年7月2日就诊。患者1周前下田劳累后，始觉周身困重，随即发热，经治无效，热势渐增，一身尽痛。在某医院诊为感冒，用大剂头孢曲松、利巴韦林、地塞米松等静滴，并用银翘散、白虎汤、黄连解毒汤之类，如此6日，不见寸功。细诊患者其热甚则汗出，汗出则热退，旋即复起，反复不已，体温始终徘徊于38℃至41℃之间，患者头疼如蒙，一身困重，胸脘痞闷，口渴干腻。望其舌苔黄厚而腻，脉濡数。此湿温高热之证，乃湿热俱盛，充斥三焦，留恋不去所致。治宜分消湿浊，佐以清热生津。用甘露消毒丹加减。

处方：白蔻、茵陈、菖蒲、木通各10g，黄芩12g，连翘、藿香各20g，滑石、葛根、薏苡仁、石膏、芦根各30g，天花粉、佩兰各15g。1剂服完，体温降至38℃，继服上方6剂而愈。

按：湿温高热，多在气分，或卫气同病。因其湿蕴热蒸，充斥表里，弥漫三焦，故辨证的关键在湿与热的孰轻孰重。本证属湿温、湿热并重。由于湿热弥漫，故祛湿之法务必三焦分清，宣上、畅中、渗下、解毒并举。方中茵陈、滑石、黄芩、石膏、连翘利湿清热解毒祛暑，菖蒲、白蔻、佩兰、藿香、薏苡仁芳香化浊，行气悦脾。另外湿温高热，也必伤津而口渴，须予生津而不碍邪，所以加芦根、天花粉、葛根之属。如是药证合拍，则症状悉除。

——张庚.湿温高热验案二则.浙江中医杂志，2012，47（2）：141.

案二：湿热内蕴案

某男，45岁，2000年9月10日初诊。自诉胃脘胀闷痛6个月，拒按，嗳气，时口苦，口中黏腻，纳呆便秘。曾行胃镜检查提示患胃窦炎。经服西药无明显好转。患者舌红苔黄腻脉滑数。此为湿热蕴结中焦。治宜清热化湿、理气止痛。投甘露消毒丹加减。

处方：藿香15g，白豆蔻10g（后下），茵陈12g，滑石15g，大黄6g，木通6g，菖蒲12g，连翘12g，延胡索12g，苏梗15g，山楂15g。服4剂后，大便通，脘痛减，原方去大黄续服10余剂，诸症皆除。

按：本证乃湿热蕴结中焦，困遏脾胃，阻碍气机，宗甘露消毒丹之意清热化湿。加大黄以通便；加山楂以消食化积，则获良效。

——刘浪琪.甘露消毒丹应用举隅.时珍国医国药，2004，15（1）：25.

案三：湿热下注案

李某，女，11岁，2005年8月12日初诊。尿频、尿短赤、尿道灼痛2天，伴发热、口渴、口苦纳差、舌红苔黄腻、脉数有力。血常规：白细胞10×10^9/L。尿常规：白细胞（+++），红细胞（++）。诊为尿路感染；证属湿热下注。治以清热解毒、利湿通淋。方用甘露消毒丹加减。

处方：白豆蔻、连翘、黄柏各8g，黄芩、滑石各10g（包），金钱草、茵陈、白茅根各20g，木通、石菖蒲各5g。服8剂，症状消失，尿检恢复正常。

按：本例患者以小便频数、尿道灼痛为主症，伴发热、口渴、口苦纳差、舌红苔黄腻，证属外感表邪，入里化热，湿热蕴结下焦。故用甘露消毒丹宣开上焦、淡渗利湿；加金钱草、白茅根清利下焦。全方与病机甚为合拍，故收效显著。

——张延铭.甘露消毒丹临床应用举隅.新中医，2008，40（1）：89.

7. 湿热化燥，伤络便血

（1）证治

【证候】灼热烦躁，骤然腹痛，便下鲜血，腻苔剥脱，或转黑燥，舌质红绛。

【分析】本证乃湿热化燥，深入血分，损伤肠络所致。湿温以脾胃为病变中心，其热偏盛者，病位偏于阳明胃，胃与大肠同属阳明而相连属，故阳明湿热化燥化火，深入血分，极易损伤肠络导致腹痛；热盛迫血下溢，而见便下鲜血；灼热烦躁，腻苔剥脱或转黑燥，舌质红绛为湿热化燥、深入血分的标志。身灼热、烦躁、便下鲜血、舌红绛为本证辨证要点。

272

【治法】清火解毒，凉血止血。

【方药】犀角地黄汤合黄连解毒汤。

犀角地黄汤（见第四章）。

黄连解毒汤（《外台秘要》）。黄连，黄柏，黄芩，栀子。

薛生白说："大进凉血解毒之剂，以救阴而泄邪，邪解而血自止矣。"临床运用时，可加紫珠草、茜草根、地榆炭、侧柏炭、田七等增强止血之效。临证时，若出血量大，导致气随血脱，症见便血不止，面色苍白，汗出肢冷，舌淡脉微细。病势危急凶险，常因气脱阳亡而毙于顷刻，故首当益气固脱，急予独参汤或生脉散。如脱固气复，由于阴损及阳，多呈脾胃虚寒，阴血亏虚之象，症见面色㿠白、四肢欠温、倦怠乏力，仍有少量便血，舌淡脉缓无力。治用黄土汤温阳健脾、养血止血。黄土汤（《金匮要略》）用灶心黄土、白术、附子温阳健脾以统血；地黄、阿胶养血止血；黄芩清泄肠道余热；甘草调和诸药。全方温阳而不伤阴，养血而不碍阳，具有扶阳益阴，气复血止之效。

（2）临床应用

此证常见于湿温、暑湿。临床上若见暑湿郁肺，损伤肺络，表现为灼热烦渴、咳嗽咯血或痰中带血、烦躁喘促、舌红苔黄而干、脉细数者，亦可按本方法治疗。

（3）病案举隅

案一：风热夹湿内蕴于肌肤

陈某，女，42岁，汉族，职工，2003年8月初诊。全身皮肤疹块奇痒，反复发作5年，发作时全身灼热，彻夜难眠，曾采用多种方法治疗，效果不佳。舌质红苔黄，脉数。治以凉血疏风祛湿，以犀角地黄汤加味。

处方：水牛角、白鲜皮各30g，生地黄、苦参各15g，蝉衣、牡丹皮各12g，赤芍、防风、地龙各10g，甘草6g。水煎服，日1剂，分3次温服。连服12剂，疹除痒止。

按：患者为风热夹湿内蕴于肌肤，外不得透达，内不得疏泄而致风疹块痒痛难忍，舌红苔黄，脉数，拟以犀角地黄汤加味，治以凉血疏风祛湿而获愈。

——袁学友，徐群力.犀角地黄汤临床应用体会.新疆中医药，2004，22（6）：64-65.

案二：热毒入营，灼伤脉络案

陈某，女，12岁，2005年3月12日初诊。四肢内侧反复出现皮下瘀点、瘀斑，红紫相见，压之不褪色，并伴有皮肤瘙痒、腹痛及黑便数次，在他处诊治10余天（诊断用药不详）无效。诊时精神委靡，面色潮热，口干咽燥，舌质红绛苔黄少津，脉象细数。四肢大关节肿胀疼痛，行走不便，曾呕吐咖啡样物及黑便数次，小便黄。其在县人民医院诊断为"过敏性紫癜"。证属热毒入营灼伤脉络，治宜清热解毒、凉血消斑，方用犀角地黄汤加味。

处方：水牛角60g（先煎），生地黄20g，赤芍10g，玄参12g，大青叶20g，甘草30g，白术15g，金银花15g，砂仁10g。每日1剂，水煎服。

服10天后再未出现呕吐、腹泻及黑便，四肢瘀点、瘀斑逐渐消退，未出现新的皮下瘀点、瘀斑，为巩固疗效，原方加黄芪再服1个月，痊愈。患者至今未见复发。

按：紫癜属中医学肌衄范畴，病机为风火热毒灼伤阴络。犀角地黄汤方中犀角（水牛角代）、玄参、生地黄、大青叶凉血消斑；赤芍凉血散瘀；金银花解毒；白术、黄芪扶正祛邪；砂仁和中止呕并防寒凉太过；大剂量甘草可止呕吐。全方清热凉血消斑，故获良效。

——宋天诚.犀角地黄汤临床应用举隅.实用中药杂志，2008，24（4）：252-253.

案三：外感温毒时邪，内蕴营血案

刘某，男，75岁，主任药剂师，初诊日期：2001年11月5日。诉胸腹部、背部带状疱疹已计1个月余，疼痛难忍，背部大面积疱疹、溃疡，痂盖约12cm×15cm左右。局部水疱、溃疡、痂盖、烟霉状样皮疹相互交织，不能仰卧睡眠，痛苦异常，且新的疱疹还在不断发出，曾在外院及本院皮肤科多次诊治无效。症见：口渴喜饮，心烦焦虑，寝食不安。大便干结，3天1次。舌红苔薄白，脉数。辨析属外感温毒时邪，内蕴营血，外侵肌肤。治当急拟凉血清热、解毒退疹为法。

处方：水牛角片50g（先煎），赤芍45g，生地黄、牡丹皮、茜草、野菊花、白鲜皮、忍冬藤、大青叶、板蓝根、金银花、连翘各30g，全当归12g，荆芥、防风各18g，羚羊角粉0.9g（冲服），紫花地丁36g，泽泻15g，栀子20g，甘草、生大黄各9g。7剂。同时，用珠黄散、六神丸研末混合，并用麻油调均，局部外敷。

二诊：药后泻下大便3次，心烦口渴已除，背部带状疱疹明显减少，水疱、溃疡处已结痂盖，面积约9cm×12cm左右，已较前为轻，苔薄舌红，脉细数。上方已效，当扬鞭再进，以求全功。原方续服14剂而愈。

按：中医学认为，本病是感染时行邪毒，外侵肌肤，内犯营血。且带状疱疹愈后留下神经末梢炎症亦较为常见，故在治疗上宜以凉血解毒、清热泻火、利湿退疹为法则。用犀角地黄汤疗血中之邪毒。以紫花地丁、野菊花、白鲜皮、忍冬藤清热凉血解毒，栀子、泽泻、生大黄泻火解毒，清热利湿退疹。另用六神丸研末与珠黄散相合外敷，疗肌洁肤，解毒退疹。内外并治，标本兼顾，一举成效。

——赵明华，成肇炎，沈鸿斌.犀角地黄汤临床运用举隅.安徽中医临床杂志，2003，15（4）：334-335.

四、与现代疾病的关系

1．概述

西医学所述的伤寒、副伤寒、沙门菌属感染、钩端螺旋体病、流行性乙型脑炎、某些肠道病毒感染、流行性感冒等病的发病季节和临床表现类似湿温者，可参考本病辨治。

2．临床报道

临床报道涉及病毒细菌感染炎症免疫代谢等多环节，作用机制包括退热、抑制病原微生物、保护胃肠吸收功能、调控胃肠动力、抗机体氧化反应、调节细胞免疫等，涉及西医学消化系统、泌尿系统及皮肤病传染性疾病中的数十种疾病。如重度黄疸型肝炎肝胆湿热证，降黄效果显著；感受湿热之邪、疫毒之气之痢疾、溃疡性结肠炎、胃肠型荨麻疹、慢性泄泻、慢性盆腔炎、结节性红斑、糖尿病、肝纤维化、上呼吸道感染参照本病辨证进行治疗，疗效颇佳［江波，王楚凤.清热祛湿法临证应用概述.新疆中医药，2012，30（4）：127-131.］。

3. 医案精选

案一：手足口病案

戴某，女，2岁，2008年5月13日诊。患儿初起出现发热、流涕、纳差、哭闹不安，予以抗感染治疗，效果欠佳。近2日手掌和足趾出现红色米粒大斑丘疹，个别皮疹上有小水疱，口腔颊黏膜可见一溃疡面，拒食，大便2日未行，小便黄，舌红苔黄腻，脉滑数。诊断为手足口病。治以清热凉营、解毒祛湿。方用犀角地黄汤加味。

处方：水牛角15g，生地黄6g，生石膏10g，黄连3g，黄芩6g，知母6g，赤芍6g，玄参6g，牡丹皮6g，淡竹叶6g，紫草6g，白术3g，怀山药3g，甘草5g。水煎，每日1剂，分早、中、晚3次服用，每次服30mL。

3天后手足水疱消失，病变部位仍有少许红晕，大便通，纳转佳。继守上方去黄连、黄芩，改白术、怀山药各6g。再服3剂，症状及体征均消失。

按：手足口病主要是柯萨奇病毒A16及肠道病毒71型所致，西医治疗以对症处理及抗病毒为主。本病属中医学风温范畴，为感受手足口病时邪而致，病变部位在肺、脾二经。方中水牛角、生石膏、知母清气泄热解毒；黄芩、黄连清热利湿，药理研究表明黄芩、黄连有抑制病毒的作用；生地黄、赤芍、玄参、牡丹皮、淡竹叶清热凉营、解毒祛湿。小儿脏腑柔弱，发病"易虚易实，易寒易热"，因而清利不宜太过，更需扶正固本，此即所谓"扶正即所以祛邪"。故以白术、怀山药补益脾胃，以增强免疫功能，提高抗病能力；紫草凉血活血，促进皮疹消退，改善微循环，有利于黏膜修复；甘草清热润燥，调和药性。诸药配伍，共奏清热凉营、解毒祛湿消疹之功，可迅速减轻症状，缩短病程，避免并发症。

——严伟.犀角地黄汤儿科临床运用举隅.江苏中医药，2009，41（9）：47-48.

案二：急性细菌性痢疾案

苏某，男，35岁，工人，1982年8月12日诊。患者因贪凉饮生水而下痢。症见高热不已，腹痛腹泻，里急后重，下脓血便，日行10余次。诊时患者呈急性病容。舌红苔黄，脉数。体温39.2℃。大便常规：脓细胞（+++），红细胞（+++）。诊断为四急性细菌性痢疾；（湿热型，热重于湿）。治以清热燥湿、凉血止痢。方用黄连解毒汤合白头翁汤加减。

处方：黄连4g，炒栀子、黄芩、黄柏各10g，白头翁20g，地榆炭15g，秦皮12g，木香6g，槟榔12g。

服药2剂，体温正常，腹痛腹泻大减。再进3剂，下痢停止，诸症消失，大便常规转阴。

按：《医宗必读》云："夫痢起夏秋，湿蒸热郁，本乎天也；因热求凉，过吞生冷由乎人也。"由于长夏多湿，天暑下迫，地湿上蒸，加之过食生冷，致使脾胃受伤，运化失司，湿热积滞，留而不去，湿热郁蒸，热盛肉腐，化为脓血，从大便混杂而下。黄连解毒汤苦寒清热燥湿，配白头翁、地榆炭、秦皮清热凉血止痢；槟榔行气消积导滞。诸药和合，邪除病除。

——卢本仁.黄连解毒汤治验举隅.江苏中医，1990，6：32.

案三：急性肾盂肾炎案

王某，女，26岁，2000年5月2日初诊。患者于前天开始出现尿频、尿急、尿痛、尿有灼热感，畏寒发热，头痛身痛，恶心呕吐，伴少腹胀痛，两侧腰疼痛，舌红苔黄腻，脉滑数。查体：T 39.5℃，神疲乏力，急性热病容，心肺（－），肝脾（－），腹软，两侧肾区有压痛和叩击痛。尿常规：蛋白（＋），白细胞（＋＋＋＋），红细胞（＋），脓细胞（＋＋＋＋），少许呈透明管型。血常规：白细胞4.2×10^9/L，中性粒细胞 81%，淋巴细胞19%。尿细菌培养以革兰阴性杆菌为主，菌落计数>100000/mL。西医诊断：急性肾盂肾炎。中医诊断：淋证。证属下焦湿热，热郁化火，火毒炽盛。治宜清热泻火、利湿解毒通淋。方用黄连解毒汤加味。

处方：黄连、黄芩、栀子各10g，黄柏、金银花、连翘、滑石各15g，车前子12g，蒲公英30g，甘草5g。3剂，每天1剂，水煎，分3次服。

二诊：药后恶寒、发热、头痛消失，尿频、尿急、尿痛、腰痛明显好转，舌转红苔薄黄腻，脉滑。药已取效，原方加北沙参15g，再服6剂，每天1剂，水煎，分2次服。

三诊：症状基本消失，复查尿常规：尿蛋白（－），白细胞0~4/HP，红细胞0~2/HP，脓细胞和透明管型消失。血常规：血红蛋白112g/L，红细胞3.9×10⁹/L，白细胞8.4×10⁹/L。仍按原方再服3剂。后辨证调理治疗5天，痊愈。随访2年未复发。

按：本病属中医学淋证、腰痛等范畴。本病病因为下焦湿热，热郁化火，火毒炽盛。选用黄连解毒汤加味治疗可收速效，本方能泄下焦之热盛、解久郁之火毒。方中加用金银花、连翘、蒲公英增强清热解毒之功；又加六一散、车前子使下焦之邪热从小便清利；取效之后加北沙参以养阴，使泻火而不伤阴。全方可解久郁下焦之湿热毒邪，使病速愈而康复。

——刘绍林，巫德文.黄连解毒汤治验3则.新中医，2003，35（10）：63-64.

第二节　暑　湿

一、概述

1. 定义

暑湿是感受暑湿病邪所致的外感热病。其特点为起初以暑湿阻截肺卫为主要证候，临床常见身热、微恶风寒、头胀、胸闷、身重肢酸等表现。本病好发于夏末秋初。

2. 病因病机

本病的病因系外感暑湿病邪。夏季气候炎热，暑气既盛，且雨湿较多，湿气亦重，天暑下逼，地湿上蒸，湿气与暑热相合，则形成暑湿病邪。暑湿病邪兼有暑邪炎热酷烈、传变迅速和湿邪重浊、易犯中焦、弥漫三焦、病势缠绵的双重特点。

与湿温相似，本病发病的内在因素是脾胃虚弱，元气不足。时值盛夏，湿气盛行，人之脾胃运化呆滞，加之饮食不节，损伤中气，则脾胃更见虚弱，暑湿病邪也易乘虚而入发病。正如曹炳章分析："人在此气交之中，受其炎蒸，元气强者，三焦精气足，或可抗邪。元气虚者三焦精气不足，无隙可避，可见正气亏虚是本病损其脾胃，乘暑天而作病也。"

本病初起，肺先受邪，病在上焦肺卫，气失调畅，外则邪困肌肤，内则邪阻肺络，如叶天士在《临证指南医案》中指出："暑湿伤气，肺先受病，诸气皆痹。"又指出："暑湿皆客邪也，原无质，故初起头胀胸满，但伤上焦气分耳。"此外，夏暑气候炎热，患者多乘凉露宿，或饮冷过度，或者触冒风雨，因而易为寒邪所侵，阳气为阴寒所遏，故病初亦可见暑湿兼寒的表现。若邪由卫传气，则邪气留恋而病情缠绵，且病之部位亦多，或壅滞肺络，或邪干胃肠，或弥漫三焦，但更过见暑湿困阻中焦。若暑热甚，则可夹湿内陷心营；若其邪化燥化火，则尤易损伤肺络；或邪郁成毒，毒入肝经则突见黄疸，则属险恶重症。若暑湿病邪日久不去而致元气更伤，阴液暗耗，或素体元气亏虚，感受暑湿者，易成暑湿伤气证。恢复期可见暑湿余邪蒙绕清窍。

总之，本病发病急骤，既可邪留气分而病情缠绵难解，亦可迅速内陷营血；除表现暑热见症之外，还有湿邪郁阻的症状。

二、辨证要点

1. 辨析卫分证候

本病初起，先伤上焦肺卫，见身热、微恶风寒、头胀、胸闷、身重肢酸、脘痞、苔腻等表现；若寒邪外束，暑湿内阻，则症见发热恶寒、无汗、身形拘急、心烦、脘痞、呕恶等。

2. 重视气分多脏腑的病变

若暑湿壅滞肺络，症见发热、汗出不解、口渴心烦、胸闷气喘、咳嗽痰多、苔白厚或黄腻、脉滑数等。暑湿困阻中焦，则见壮热汗出、烦渴、脘痞、呕恶、小便短赤、苔黄腻、脉濡数等；邪干胃肠则腹痛、呕恶、下利急迫臭秽、发热、苔腻等；暑湿弥漫三焦，则可见发热、面赤耳聋、胸闷咳喘、脘痞呕恶、下利臭秽、小便短赤等上、中、下三焦证候表现。

3. 注意证候的演变转归

若暑热甚，夹湿内陷心营，可出现高热、神志不清、清窍失聪等；若化燥入血，伤及肺络则咯血；或邪郁成毒而破入肝经，突见黄疸，以上三种情况属于危重证候，除了辨证论治外，尚应及时予以对症处理。若治疗适宜，恢复期余邪梦绕清窍，多见头目不清、昏胀不适等症。

三、分型论治

1. 寒邪外束，暑湿内蕴证治

（1）证治

【证候】发热、微恶寒，无汗，身形拘急，心烦，脘痞，呕恶，苔薄腻，脉浮弦。

【分析】此为先受暑湿复感外寒之证。由于暑湿内蕴，寒邪外束，则表里俱受其害。其病多因避暑乘凉，外招寒气所致。外寒闭塞腠理，卫气不通，则发热恶寒、无汗、身形拘急；邪正剧争，故甚则寒战；暑邪扰心，则心烦不安；湿阻气机，升降失常，则胸脘痞闷，时有呕恶；苔薄腻，脉浮弦，皆为暑湿内蕴，外寒束表之症。本证以发热恶寒、无汗、脘闷心烦、苔腻为辨证要点。

【治法】疏表散寒，涤暑化湿。

【方药】新加香薷饮（《温病条辨》）。香薷，金银花，鲜扁豆花，厚朴，连翘。

水5杯，煮取2杯，先服1杯，得汗后止服，不汗再服，服尽不汗，再作服。

本方为《太平惠民和剂局方》所载香薷散去白扁豆，加鲜扁豆花、金银花、连翘组成。方中香薷辛温芳香，既可发表散寒，又可芳香除湿。正如李时珍所说："本品乃夏月发汗之药，犹冬月之麻黄"。厚朴苦温，燥湿行气以泻痞满。鲜扁豆花芳香涤暑化湿。金银花、连翘辛凉涤暑。诸药合用，集辛温辛凉于一方，熔散寒、化湿、清暑于一炉，再加之全方多为轻清宜达之品，故用于著湿初起，外寒束表，内蕴暑湿者最为适宜。

临床应用时，须注意领会吴塘在方后服法中所强调的三个要点。其一，服药后应"得汗"。这是因为寒邪束表，故需服药"得汗"，以使寒邪外达。即使服药之前患者已见微汗，但若外寒未去，仍有发热恶寒者，仍可服用本方，疏泄卫表以"得汗"，使之从汗而解。其二，"不汗再服，服尽不汗，再作服"。不仅再次强调本证须从汗解，同时还指出，若不汗者，在证候未变的前提下，仍应使用本方，不可妄用或妄加辛温发散之品内服强发其汗，以免大汗耗伤津气，或辛温内助暑热。为此，临床之际，对"服尽不汗"者，除应再服本方外，可考虑使用生姜、葱白等煎汤取汁，外搽胸背四肢，以外治之法宣达卫表，助其得汗。其三，"得汗止后服"。即说，汗出应适度，过汗则可伤津耗气，甚至发生气随津脱之危候。正如吴塘所说：服香薷饮，微得汗，不可再服……屡虚其表，致令厥脱也。

（2）临床运用

新加香薷饮是治疗暑期外感的常用方剂，临床上凡夏月外感，暑热夹湿，外有风寒，临床表现为发热、恶寒、口渴、无汗，或腹满或痛，或呕吐或泄，或头痛或晕，或咳嗽，或身痛者，均可选用本方治疗。

若湿邪较重，可加藿香、佩兰、白豆蔻等；若暑邪较甚，可酌加淡竹叶、石膏、西瓜翠衣等。外寒甚而恶寒明显，头痛，脉象浮紧者，可加荆芥、蔓荆子疏散风寒。如尿黄赤短少，可加芦根、生甘草等，以倒湿下行，并使暑热有出路。若药后汗出恶寒解，香薷即应停用，以免其发散太过而耗伤正气。

（3）案例举隅

案一：伤暑呕吐案

李某，女，48岁，1988年8月12初诊。患者昨晚突感胸闷，恶心，呕吐4次，呕吐食物及黄水，饮食不进，恶寒发热，心烦口渴，大便溏，小便短赤。舌苔白腻微黄，脉濡数。血常规：正常。此乃暑湿蕴中，胃失和降。治以清暑化湿和中。投新加香薷饮加味。

处方：香薷10g，厚朴10g，鲜扁豆花20g，金银花5g，连翘15g，藿香10g，制半夏10g，姜竹茹10g。

服2剂后，呕吐已平，身热亦除，惟胸仍觉闷。按原方再进3剂，药尽病除。

按：患者感受暑湿，湿阻气机，使得胃气升降失和，故见症胸闷、恶心呕吐食物及黄水，饮食不进，舌苔白腻微黄、脉濡数是暑湿内蕴之证。治宜清暑化湿和中，以新加香薷饮化裁治之，方中加入制半夏、姜竹茹等和胃止呕。

——缪钟丽.新加香薷饮治疗暑病四则.江苏中医，1995，16（3）：35.

案二：伤暑眩晕案

刘某，女，54岁，1997年3月10日初诊。患者前天在烈日下参加门球赛前训练，汗湿衫衣，傍晚时分稍感有凉意，方回家洗澡更衣，是夜即感头晕，目眩、如坐舟车，不能起坐，呕吐，腹泻，次日邀余出诊。症见头晕目眩，如坐舟车，不能起坐，呕吐腹泻，口苦黏腻，不欲食，舌偏红苔淡黄而腻，脉浮濡数。投新加香薷饮加味。

处方：金银花15g，连翘10g，香薷10g，厚朴15g，扁豆40g，苍术10g，法半夏15g，泽泻15g。诸药先以沸水浸泡20分钟再煎，沸5分钟即可滤汁饮用。每日1剂，服1剂后，病人即能起床，自行至医院就诊。

二诊：患者述头晕、目眩明显减轻，呕吐腹泻已止，感腹满纳差，上方加莱菔子20g，再进1剂，煎服法如前，诸症悉除。

按：患者烈日下活动后汗湿衣衫，感受暑湿，加之傍晚感凉，故成寒邪外束，暑湿内蕴。治宜疏表散寒、涤暑化湿。方用新加香薷饮化裁。

——黄调真.新加香薷饮治疗眩晕的体会.中医函授通讯，1997，16（6）：29.

案三：暑湿束表案

柴某，男，17岁。患者于麦收后返校途中，突受雨淋，遂感发热恶冷，头痛，身困，不思食，咽痛。查：体温38.6℃，白细胞8.4×10^9/L，中性粒细胞58%，淋巴细胞42%。舌苔黄腻，脉浮滑数。此为暑湿表证。拟祛暑解表、芳香化湿法。取《温病条辨》新加香薷饮加味治之。

处方：香薷10g，厚朴花10g，白扁豆花10g，金银花30g，净连翘15g。加青蒿30g，荆芥10g。

服1剂后，肌表徐徐汗出，体温降至37.5℃。上方去荆芥，继服2剂。体温36.8℃，头痛止，喜饮食，余症悉除。

按：此为暑湿表证。暑湿犯表，故见发热恶冷、头痛；湿阻中焦，故见不思饮食。治宜祛暑解表、芳香化湿。方用新加香薷饮加味治之。

毛开颜.毛德西治疗暑病经验举隅.辽宁中医杂志，2007，34（8）：1150.

案四：暑湿夹风，表里两闭案

韩某，男，6岁。因2日来发热，头痛，嗜睡，抽风2次，于8月18日住某医院诊断为流行性乙型脑炎（重型）。病程与治疗：

入院前2日开始发热，头痛头晕，嗜睡，食欲不振，入院前10小时内抽风2次，曾用解热剂无效，病情逐渐加重，体温升高达40℃，嗜睡明显，入院后即用西医治疗，仍不见大效。8月19日请蒲辅周会诊：症见高热无汗、面潮红、嗜睡明显、偶有烦躁、舌质红苔白中加黄、脉浮弦数。暑湿夹风，表里两闭之象，治宜清暑去风、表里双解。

处方：香薷4.5g，扁豆花6g，川厚朴4.5g，金银花6g，淡豆豉12g，炒僵蚕6g，淡竹叶6g，杏仁6g，连翘4.5g，葱白3寸，六一散12g（纱布包煎）。并以紫雪3g，分5次冲服。

8月20日始服前方，8月21日复诊：体温基本正常，偶有低热，能坐起进食，大小便转正常，除颈部沿有轻度抵抗外，余症皆消失。前方续服1剂，不再用紫雪。服后诸症皆平，食、眠、便俱正常，停药观察以至痊愈出院。

按：此为暑湿夹风、表里两闭之证。患者就诊前曾抽风2次，治宜清暑去风、表里双解之方，并以紫雪开窍，方中香薷、扁豆花、川厚朴、六一散等功在清暑化湿。二诊时病势大减，守原方而去紫雪，后诸症皆除。

——杨爱东.温病学传承与现代研究.上海：上海科学技术出版社，2013.

2．邪干胃肠证治

（1）证治

【证候】发热，腹痛，心烦躁扰，口渴喜饮，呕吐频作，大便泄泻，泻下急迫秽臭，小便短赤，舌红苔腻，脉濡数。

【分析】此为暑湿邪干胃肠之气分证。本证大多骤然发生，乃暑湿邪气直趋中道，干犯胃肠所致。但亦有卫分之邪内传而致者。暑湿邪干胃肠，正邪交争则发热；扰动心神则心烦躁扰、升降失司；清浊相干，则吐泻并作；暑湿俱盛，则泻势急迫，所下秽臭；暑湿及吐泻皆可伤津，津伤及暑热内蕴则口渴喜饮、小便短赤；胃肠气机被暑湿所阻故腹痛；舌红苔腻，脉濡数皆为暑湿俱盛之征。本证以发热、吐泻频作、口渴、舌红苔腻为辨证要点。

本病发热、吐泻俱甚，极易伤阴化燥而内入营血，临床应予警惕。

【治法】清解暑热，化气利湿。

【方药】桂苓甘露饮。茯苓，甘草，白术（炙），泽泻，官桂（去皮），猪苓，滑石，石膏，寒水石。

本方由五苓散合六一散再加石膏、寒水石而成。方以五苓散化气利水；六一散及二石清暑利湿。诸药共奏清解暑热，化气利湿之功，使中道胃肠暑湿俱去，升降有序，清浊泌别则诸证自愈。《古方选注》谓，消暑在于消湿去热，故用五苓散去湿，三石解热，湿热即去，一若新秋甘露降而暑气潜消。故方以"甘露"命名。

（2）临床运用

临床应用时，可根据原方药物比例，改散为汤。若见呕吐较剧者，可加竹茹共煎，再加生姜汁数滴于药液中，其效尤良；小便短少者，可加车前草；四肢酸楚，筋脉拘急者，可加川木瓜、白芍。

（3）案例举隅

案：暑湿困脾案

潘某，年38岁，住鲍溇。初因受暑夹湿，湿热未清，遽投生地黄、石斛滋养胃阴，以致湿热胶滞，渐变咳逆胀满，服过五子五皮饮，多剂无效。先腹胀满，继则咳呕而痰多，胸闷口渴，溺短涩热，便溏不爽。脉右软滞，左沉弦数，舌苔黄腻，两边白滑。脉症合参，正先哲所谓先胀后咳治在脾，先咳后胀治在肺也。古人虽有先治脾后治肺之说，以余实践，总须先治其上焦，越婢加半夏汤增损，而后治其下焦，桂苓甘露饮加减。

处方：带节麻黄3g，生石膏30g（研细末），光杏仁12g，竹沥半夏15g，生桑皮15g，苏子6g，生姜皮3g，煨香红枣2枚。

次方：川桂枝3g，浙茯苓18g，猪苓9g，泽泻9g，生白术3g，卷川朴4.5g，寒水石18g（杵），飞滑石18g（包煎）。

初方连进3剂，痰嗽气道大减，胸闷口渴亦除。继服次方4剂，小溲畅利，腹胀顿消，惟痰尚未除，自觉胸膈气滞。终以香砂二陈汤（青木香、春砂仁各1.8g，竹沥半夏9g，广陈皮4.5g，浙茯苓12g，清炙草1.2g，生打鸡金6g，佛手片3g），调理7日而愈。

按：患者初感暑湿时经前人误治而投以生地黄、石斛类滋养胃阴，以致湿热胶滞，犯于上中二焦。邪直中中焦胃肠，气机升降失常故先见腹胀、便溏不爽；邪继犯上焦，则见咳呕而痰多、胸闷口渴；脉右软滞、左沉弦数、舌苔黄腻、两边白滑亦是暑湿俱盛之征。古人虽有"先胀后咳治在脾，先咳后胀治在肺也"之说，但医者以为"总须先治其上焦，越婢加半夏汤增损，而后治其下焦，桂苓甘露饮加减"。病势大减，"惟痰尚未除，自觉胸膈气滞"，故以香砂二陈汤醒脾行气、燥湿化痰而终。

——何廉臣.重印全国名医验案类编.上海：上海科学技术出版社，1959.

3. 暑湿困阻中焦证治

（1）证治

【证候】壮热，汗出，面赤恶热，气粗息促，肢体酸楚，心烦，口渴，小便不利，脘痞呕恶，舌红赤苔黄腻，脉洪大。

【分析】此为暑湿困阻中焦之证。中焦为阳明太阴所主，暑热炽于阳明，胃热蒸腾，故见壮热、烦渴、汗出、面赤恶热、脉洪大及气粗息促、小便短赤等症。湿阻太阴脾土，脾湿不运则肢体酸楚；暑湿中阻，气机闭郁，胃气上逆则脘痞呕恶；舌红赤苔黄腻乃为暑湿中阻，暑热偏盛之象。证以阳明暑热为主，太阴脾湿为次，故脉见洪大而不濡。本证以壮热、烦渴、汗多、脘痞、身重、苔黄腻、脉洪大为辨证要点。

【治法】清暑化湿。

【方药】方用苍术白虎汤加减方（《重订通俗伤寒论》）。苍术，生石膏，白豆蔻，滑石，知母，草果仁，荷叶，竹叶卷心。

本方为加味苍术白虎汤去枇杷叶、冬瓜皮，加荷叶、竹叶卷心。阳明暑热炽盛，故用生石膏、知母清泄暑热；并以滑石、竹叶卷心导暑热从小便而去；苍术、草果仁燥湿；白豆蔻、荷叶芳香化湿邪。

（2）临床运用

若暑热炽盛，热势不衰者，可加栀子、金银花、连翘等以泻火清暑；肢体酸楚甚者，可加桑枝、汉防己化湿通络；热盛动风，头痛、项强，可加白僵蚕、蝉蜕、菊花、地龙等以凉肝息风；若兼鼻衄，或痰中带血，可加生地黄、牡丹皮、茜草根、白茅根等以凉血止血。若阳明暑热较甚，而太阴湿阻较轻者，当去草果仁、白豆蔻，或径用白虎加术汤即可，否则，恐有化火化燥之虑。

（3）案例举隅

案一：湿热内蕴案

张某，男，33岁。患者于5天前干活出汗，脱衣4小时后即全身发冷，发热，体温由38℃旋即升到39.2℃，同时伴有头痛。使用多种解热药及抗生素未见好转。后经某医院注射"转移因子"，体温曾降至35℃，之后又升至39℃以上。持续高热5天不退而收入院。入院后体检无阳性体征。血、尿、便常规，尿三胆、嗜酸细胞计数、血沉、肝功能、乙型肝炎表面抗原、肥达反应试验、咽拭子、血便培养、狼疮细胞胸片及心电图均无阳性发现。入院后经输液及口服紫雪散、羚羊角粉等，体温仍旧不降。患者高热、凛凛恶寒，热型为昼夜持续高热且伴头痛，属伏暑里热重，口渴喜饮、呕恶、尿赤热黄浊、双下肢热胀不适、舌边红苔黄腻，为内蕴湿热之象。先给苍术白虎汤合大橘皮汤加减。

处方：生石膏24g，知母12g，苍术10g，陈皮18g，槟榔15g，泽泻10g，赤苓12g，滑石24g，桂枝2g，桑枝30g，猪苓12g，木通5g，竹叶10g。即刻煎服。患者夜间1时服1剂后，至晨体温降至38.5℃。

入院后第四天又开始高热，以午后1时到3时体温最高，可达39℃，舌红，苔白中间黄腻垢浊、较厚，脉沉滑实。胸脘痞闷，食少，大便3日未行。喜饮水。治以苦辛开泄兼以缓通积滞。方用加味枳实栀豉合小陷胸汤。

处方：枳实10g，栀子18g，豆豉19g，连翘18g，姜半夏6g，黄连5g，瓜蒌仁30g，黄芩12g，茵陈12g，木通6g，芦根60g（先煎），灯心草3g（先煎）。昼夜连服，日4次。当晚至夜，连服此方4剂。次日晨7时大便一次，为大量黏溏酱便，汗出溱溱，体温已降至37.5℃。午后最高体温为38.2℃，又大便一次。3日后最高体温37.3℃，大便4次，均为黏溏酱样，自述便后舒适，饮食欠佳，尿畅，苔黄腻已减。此后体温36.3℃，自此未热。一切感觉良好。改以蒿芩清胆汤宣化三焦，调理胃肠。逾三四日，发热复作，体温37.9℃。再服上方5剂，2日内大便畅解，热退。追访至今良好。

按：伏暑晚发，发于霜降时尚轻，发于立冬后尤重而难疗。伏邪愈重，病程愈为曲折，正如王孟英所云："伏邪深沉，不能一齐外出者，苔退舌淡之后，逾一二日舌复于绛，苔复黄燥，如抽焦剥茧层出不穷。"

——张夏.学习俞根初、何廉臣伏暑晚发论的体会.成都中医学院院报，198（4）：36.

案二：热重于湿，困阻中焦案

裘左，湿温8天，壮热有汗不解，口干欲饮，烦躁不寐，热盛之时谵语妄言，胸痞泛恶，不能纳谷，小溲浑赤，舌苔黄多白少，脉象弦滑而数。阳明之温甚炽、太阴之湿不化，蕴蒸气分，漫布三焦，有"温化热，湿化燥"之势，证非轻浅，故拟苍术白虎汤加减，以观动静。

处方：生石膏9g，肥知母4.5g，枳实炭3g，通草2.4g，制苍术2.4g，茯苓皮9g，炒竹茹4.5g，飞滑石9g，仙半夏4.5g，活芦根一尺（去节），荷梗一尺。

二诊：今诊脉洪数较慢，壮热之势大减，稍能安寐，口干欲饮，胸闷泛恶，不能纳谷，舌苔腻黄渐化，伏温渐解，而蕴湿犹留中焦也。既见效机、毋庸更张，参入芳香淡渗之品，使湿热有出路也。

处方：熟石膏9g，仙半夏4.5g，枳实炭3g，泽泻3g，制苍术2.4g，赤茯苓9g，炒竹茹4.5g，通草2.4g，飞滑石9g，鲜藿香4.5g，佩兰4.5g，荷梗一尺。

三诊：热退数日，复转寒热似疟之象，胸闷不思纳谷，且有泛恶，小溲短赤，苔黄口苦脉象左弦数、右濡滑。此伏匿之邪，移于少阳，蕴湿留恋中焦，胃失和降。今宜和解枢机，芳香淡渗，使伏匿之邪从枢机而解，湿热从小便而出也。

处方：软柴胡2.4g，仙半夏6g，酒黄芩3g，赤苓9g，枳实3g，炒竹茹4.5g，通草2.4g，鲜藿香4.5g，佩兰4.5g，泽泻4.5g，荷梗一尺。

按：此为"阳明之温甚炽、太阴之湿不化"，阳明之温甚炽故见壮热、口干、烦躁不寐甚则谵语妄言；太阴之湿不化则胸痞泛恶、纳谷不佳、小溲浑赤，治以苍术白虎汤加减；二诊时热势大减而湿蕴不化，故处方中加入藿香、佩兰等芳香化湿之辈；三诊患者已热退数日，但有寒热似疟之象，且苔黄口苦脉象左弦数、右濡滑，此为"伏匿之邪，移于少阳，蕴湿留恋中焦，胃失和降"，治宜和解枢机、芳香淡渗，使湿热有出而病愈。

——沈仲理.丁甘仁临证医集.上海：上海中医药大学出版社，2000.

4.暑湿弥漫三焦证治

（1）证治

【证候】身热面赤，耳聋，头眩晕，咳痰带血，不甚渴饮，胸闷脘痞，恶心呕吐，小便短赤，舌红赤苔黄腻，脉滑数。

【分析】此为暑湿弥漫三焦之证。暑湿外蒸则身热。暑湿犯及上焦，上迫头面清窍则面赤、眩晕、耳聋；肺居上焦主气，为暑湿所犯，气不利而络受损，故胸闷、咳痰带血；暑湿郁阻中焦，升降失司，则脘腹痞闷，不甚渴饮，恶心呕吐；暑湿迫于下焦，小肠泌别失职，大肠传道失常，则小便短赤，大便溏臭，舌红赤，苔黄腻，脉滑数，皆暑湿内盛，邪在气分之征。本证以身热面赤、耳聋、胸闷脘痞、大便溏臭、小便短赤、苔黄腻为辨证要点。

本证之耳聋，正如叶桂所说：湿乃重浊之邪，热乃熏蒸之气，热处湿中，蒸淫之气上迫清窍。耳为失聪，不与少阳耳聋同例。少阳耳聋是胆热上冲所致，必有往来寒热、口苦咽干、脉弦等症，故与本证显然不同。另外，春温肾阴亏损之耳聋，乃精亏不能上荣耳窍所致，属虚证。与本证邪实之耳聋，自有天壤之别。本证之大便溏臭，与热结旁流之下利清水臭秽者亦应有别。"热结旁流"是有形之燥热内结，必见脐腹疼痛拒按，按之坚硬有块、谵妄、舌燥、脉沉实等症；而本证为无形之暑湿下迫，自无前者见症，故二者亦不难分辨。

294

本证与邪干胃肠和暑湿困阻中焦，三者俱为暑湿气分之证，但病变部位却有不同。邪干胃肠者，以胃肠不和，吐泻急迫为其特征；暑湿困阻中焦者，以阳明太阴病变为其见症；本证则是上、中、下三焦俱受其害，正如吴瑭所说：蔓延三焦，则邪不在一经一腑矣。故本证除有中焦脾胃、下焦大小肠之见症外，复有胸闷耳聋、咳痰咯血之上焦见症。

【治法】清热利湿，宣通三焦。

【方药】三石汤（《温病条辨》）。飞滑石，生石膏，寒水石，杏仁，竹茹（炒），金银花，金汁（冲），白通草。

本方以杏仁宣开上焦肺气以达膀胱，气化则暑湿易化；石膏、竹茹清泄中焦暑热；滑石、寒水石、通草清泄下焦暑湿；金银花、金汁涤暑解毒。诸药共奏清宣三焦暑湿之功。临床应用时，若见心烦、胸闷较甚者，可加栀子皮、竹叶心；痰多带血者，可加川贝母、竹沥、白茅根；小便赤痛明显者，可加车前草（鲜品尤佳）、薏苡仁。

（2）临床运用

对于暑湿弥漫三焦之证在临床治疗时，还当根据暑湿弥漫三焦部位的侧重不同而用药有所选择。如上焦见症明显者加黄芩、连翘、瓜蒌等；如暑湿偏盛与上焦而成暑湿蕴肺证，症见发热、汗出不解、口渴心烦、胸闷气喘、咳嗽痰多、苔白厚或黄腻，脉滑数，治宜清透肺经气分暑湿，方用杏仁汤（《温病条辨》）。药用桑叶、杏仁宣降肺气、透邪外出；黄芩、连翘苦寒清泄肺中暑热；茯苓、滑石通利水道、渗湿邪热；合以白豆蔻皮芳香化湿，梨皮甘寒清肺；共奏清透肺经暑湿之功。

中焦见症明显者，加黄连、厚朴、白豆蔻等；如暑湿偏盛于中焦，以困阻脾胃为主，致使纳运功能不健，升降之职失司，则症见发热汗出、渴不多饮、脘腹痞胀、纳呆恶呕、大便溏薄、小便短赤、苔黄腻、脉濡数。治宜清泻中焦暑湿，方用杏仁滑石汤（《温病条辨》）。以杏仁、滑石、通草宣上渗下，使湿热有外达之机；黄连、黄芩苦寒清里、除热燥湿；厚朴、橘红、半夏、郁金畅中理气、运脾化湿；辛开苦降同用，则中焦蕴郁之湿热可得化解。

下焦见症明显者，加薏苡仁、茯苓、车前子等；若见心胸烦闷较重者，可加栀子皮、竹叶心；痰多带血者，可加川贝母、竹沥、白茅根；小便赤痛明显者，可加车前草、薏苡仁等以加强清利暑湿之功。

（3）案例举隅

案一：暑湿弥漫三焦案

杨（二八）。暑热必夹湿，吸气而受，先伤于上，故仲景伤寒先分六经，河间温热须究三焦。大凡暑热伤气，湿着阻气。肺主一身周行之气，位高，为手太阴经。据述病样：面赤足冷，上脘痞塞，其为上焦受病显著。缘平素善饮，胃中湿热久伏，辛温燥烈，不但肺病不合，而胃中燥热得湿热锢闭，下利稀水，即夹热下利，故黄连苦寒，每进必利甚者，苦寒以胜其辛热，药味尚留于胃底也，然与初受之肺邪无当。此石膏辛寒，辛先入肺，知母为味清凉，为肺之母气，然不明肺邪，徒曰生津，焉是至理？昔孙真人未诊先问，最不误事。再据主家说及病起两旬，从无汗泄。经云：暑当汗出勿止。气分窒塞日久，热侵入血中，咳痰带血，舌红赤，不甚渴饮，上焦不解，漫延中下，此皆急清三焦，是第一章旨。故热病之瘀热，留络而为遗毒，注肠腑而为洞利，便为束手无策。而论湿乃重浊之邪，热为熏蒸之气，热出湿中，蒸淫之气上迫清窍，耳为失聪，不与少阳耳聋同例。青蒿减柴胡一等。亦是少阳本药，且大病如大敌，选药若选将，苟非慎重，鲜有济。议三焦厘清，治从河间法。

飞滑石，生石膏，寒水石，大杏仁，炒黄竹茹，川通草，莹白金汁，金银花露。

又暮诊，诊脉后，腹胸肌腠发现瘾疹，气分湿热，原有暗泄之机，早间所谈，余邪遗热，必兼解毒者为此。下午进药后，脉诊较大于早晨，神志亦如前，但舌赤中心甚干燥，身体扪之热甚于早间，此阴分亦被热气蒸伤，瘦人虑其液涸，然痰咳不清，养阴药无往而非腻滞，议得早进清膈一剂。而三焦热秽之蓄，当用紫雪丹二三匙，借其芳香宣窍逐秽，斯锢热可解，浊痰不黏，继此调理之方，清营分、滋胃汁，始可瞻顾，其宿垢欲去，犹在旬日之外，古人谓下不嫌迟，非臆说也。

紫雪丹一钱六分。知母，竹叶心，连翘心，炒川贝母，竹沥，犀角（以水牛角代），玄参，金汁，银花露。

又一剂后用：竹叶心，知母，绿豆皮，玄参，鲜生地黄，金银花。

又一剂后去金银华、绿豆皮，加人参、麦冬。

又初十申刻诊，经月时邪，脉形小数，小为病退，数为余热，故皮腠皴脱，气血有流行之义。思饮欲餐，胃中有醒豁之机，皆佳兆也。第舌赤而中心黄苔，热蒸既久，胃津阴液俱伤，致咽物咽中若阻。溺溲尿管犹痛，咳痰浓厚，宿垢未下，若急遽攻夺，恐真阴更涸矣。此存阴为主，而清腑兼之。故乱进食物，便是助热；惟清淡之味，与病不悖。自来热病最怕食复劳复，举世共闻，非臆说也。

细生地黄，玄参心，知母，炒川贝母，麦冬，地骨皮，银花露，竹沥。

又，脉症如昨，仍议滋清阴分余热，佐清上脘热痰。

照昨日方去地骨皮、银花露，加盐水炒橘红。

按：本案叶氏先后共六诊。一诊症见：面赤足冷、上脘痞塞、下利稀水，但每进黄连苦寒则必利甚；病起两旬，从无汗泄，咳痰带血，舌红赤，不甚渴饮，耳为失聪等。不进暑湿郁滞三焦气分，且已有营分郁热之象，故见舌红赤、咳痰带血。叶氏宗刘完素之法，先用河间桂苓甘露饮清泄暑湿。吴瑭亦取此案一诊处方制定出三石汤。二诊见胸腹肌腠瘰疹，舌赤中心干燥，身体扪之，热甚于糟践，痰咳不清等，叶氏拟"清营分，滋胃汁"与"芳香宣窍逐秽"法制定为加味清宫汤；又遵叶案用紫雪丹法，总结出"先与紫雪丹，再与清宫汤"一法。从而整理为中焦篇第42条的三石汤方证、加味清宫汤证、紫雪丹和清宫汤方证，共成三法。

——叶天士.临证指南医案.北京：中国中医药出版社，2008.

案二：暑湿弥漫三焦案

患者，男性，44岁，初诊日期：1986年8月14日。主诉：高热，头痛、身痛3天。病史：患者于8月12日"感冒"起病，初见发热，微恶风寒，头痛，身痛，咽喉不适，胸闷脘痞，心烦，尿黄，全身疲乏等。因插秧繁忙，未予就诊，自服"解热止痛散""银翘解毒丸"治疗。第二天，病情加重。恶寒消失，发热升高，体温达39℃，持续不退，午后尤甚，汗出较多，心烦口渴，脘痞腹胀。就诊于当地卫生院，经复方氨基比林、四环素等治疗，仍无改善。并见咳嗽带血、大便溏烂、小便短赤、面赤、胸闷、舌红苔黄滑、脉滑数。胸部X线透视报告：右下肺片状阴影。查白细胞10.0×10^9/L。治宜清暑化湿、宣通三焦。方拟三石汤。

处方：飞滑石15g，生石膏40g（先煎），寒水石30g（先煎），杏仁10g，竹茹10g，金银花10g，白通草10g，黄连6g，橘红9g。水煎服，日1剂，分2次服用。

如此加减治疗5天退热，再用清涤余邪、宣肺止咳之法善后。

按：此为暑湿弥漫三焦，治宜清暑化湿、宣通三焦，治以三石汤加减。方中杏仁宣开上焦肺气以达膀胱，气化则暑湿易化；生石膏、竹茹清泄中焦暑热；飞滑石、寒水石、白通草清泄下焦暑湿，奏清宣三焦暑湿之功。

——钟嘉熙.温病学.北京：科学出版社，2007.

案三：暑湿弥漫三焦案

患儿王某，男，8岁，2003年6月30日就诊。患儿从3岁起手足心热，夏季尤甚，每每需用冰敷方能入睡，且平素大便干、汗多。患儿已经过多家诊治，效不显。治宜清热退暑利窍，兼清肺胃大肠。方用三石汤加减。

处方：石膏30g，滑石30g，寒水石30g，金银花15g，香薷6g，黄连5g，灯心草6g，杏仁6g，白薇15g，地骨皮15g，青黛12g（另包）。予6剂，日1剂煎服。

2003年7月6日再诊：诉手足心热减轻，但仍需用冰敷方能入睡，大便软，汗减。上方去香薷、灯心草、白薇、地骨皮；加水牛角15g，生地黄12g，鳖甲10g。予8剂，日1剂煎服。

2003年7月14日三诊：患儿上述症状基本消失。上方减生地黄为6g，继服5剂。

按：患儿素来手足心热，夏季尤甚，且平素大便干、汗多，由此看来患儿素体阴虚每至夏季暑热甚而伤阴更甚，故清热退暑便是治疗之本，治宜清热祛暑利窍，渐清肺胃大肠，用三石汤加减。方中加白薇、地骨皮等敛气阴以清退虚热。二诊时手足心热减轻，但仍有余热，原方中去香薷、灯心草、白薇、地骨皮，加水牛角、生地黄、鳖甲。三诊时患儿基本症状消失，守原方继服，恐滋阴太过而留邪，故将原方中生地黄减半。

——孙香娟.张玲.余妹娅.常克主任中医师运用三石汤经验评析.中医药学刊，2004，22（10）.

案四：湿热困阻案

孙某，男，45岁，干部。患急性无黄疸型肝炎已4个月，经用苦寒渗湿剂治疗，丙氨酸氨基转移酶由原来500U/L下降为260U/L；麝浊20U下降至12U，麝絮由（+++）转（++）；乙型肝炎抗原阳性。因听说养血药对麝浊不正常有效，乃自服乌鸡白凤丸、当归丸。1个月后麝浊降为10U，麝絮（+），但丙氨酸氨基转移酶反升至500U/L以上，同时自觉乏力、肝区胀痛、腹胀脘闷、口苦口干喜饮，舌质稍红、有瘀斑及齿痕，苔薄黄而腻，脉象弦细。

处方：寒水石、生石膏、滑石各30g，杏仁、金银花、香附、焦山楂、焦六曲各9g，淡竹茹6g，通草3g，茜草、茯苓、旋覆花各12g。

服药半月，丙氨酸氨基转移酶降至210U/L，麝浊8U，诸症均减。继服1月，肝功能全部正常，乙型肝炎抗原亦转为阴性。

按：此例病人用苦寒渗湿剂治疗后见症为湿热未尽，且自行服用补养药后，病邪留连不解。现舌质稍红，口干口苦，喜饮，为略有阴虚之象。如用滋养肝阴恋邪，若用苦寒清热又恐化燥伤阴，故予辛凉甘淡之剂，既可避免损耗肝阴，又能使湿热余邪得以消除；因有夹瘀，故略佐活血通络。

——蒋士英.治疗传染性肝炎的体会.浙江中医药大学学报，1978，9（3）：23.

5. 暑湿伤气证治

（1）证治

【证候】身热自汗，心烦口渴，胸闷气短，四肢困倦，神疲乏力，小便短赤，大便溏薄，苔腻，脉大无力或濡滑带数。

【分析】此为暑湿损伤气阴之气分证。是邪不甚而偏于正虚之候。本证多为平素中气不足，复感暑湿，或暑湿久羁气分，损伤中气所致。暑湿郁蒸故身热、心烦、溲黄；中虚复为暑湿所困，则肢倦、便溏；气虚津耗，则胸闷气短、神疲、口渴、自汗；苔腻乃湿盛之象；脉大无力为气阴不足；濡滑带数是暑湿内困之征。本证以身热、口渴、自汗、神疲、苔腻、脉虚为辨证要点。

【治法】清暑化湿，培元和中。

【方药】方用东垣消暑益气汤（《脾胃论》）。黄芪，苍术，升麻，人参，炒白术，橘皮，泽泻，黄柏，麦冬，青皮，葛根，当归，六曲，五味子，炙甘草，姜枣煎。

方中黄芪、人参、炒白术、大枣、麦冬、五味子、炙甘草培元以益气阴；青皮、橘皮、六曲、生姜、苍术、泽泻理气运脾除湿以和中；升麻、葛根升清以降浊，使中焦升降有序而气倍益；当归养血而和阴，黄柏泻火清暑而保气阴。全方药味虽多，但其清暑化湿、培元和中之法却丝毫未乱，尤其妙在着眼于助运和中以除湿浊、培元扶中以益气阴，使中焦气阴得复则暑湿邪气无所遁逃。故关于暑湿损伤气阴，尤其是暑湿不甚而中气不足者，正是本方用武之地。

王孟英认为，东垣之方，虽有清暑之名而无清暑之实。实质上是针对暑温而言。故因暑温而致津气两伤者，当用王氏清暑益气汤；若系暑湿而致气阴损伤者，则以余垣之方更为贴切，如用王氏之方，必有助湿困脾，更损中气之弊。

（2）临床运用

若暑热尚较盛，可去当归、苍术之温燥，以太子参或西洋参代人参。

（3）案例举隅

案一：湿热内蕴案

张某，女，36岁，1995年9月2日就诊。

患者素体丰腴，今年7月底，烦恼郁闷，冒暑登程，骤遇风雨，全身尽湿，次日即感周身酸重不适，纳差恶心，继而身热如炭，头身困倦。自以为感冒，服用"速效感冒胶囊"及"阿司匹林"，汗出不畅，其热难退，常为38.8℃~39.5℃。转某中医处先予新加香薷饮加生石膏、知母、生地黄、羚羊角粉，服药3剂，体温上午降至37.4℃，午后复升至38.7℃，神疲倦怠，不思饮食，时感畏寒，移时身热。再予小柴胡汤加生石膏、黄连、知母、生地黄、玄参、羚羊角粉等10余剂，体温反升至39℃~40℃，伴心腹发凉、手足不温、口干渴而喜热饮、大便不爽、少有汗出。屡经省市级医院诊察未明病因，多种抗生素治疗无效，转我科时发热已40余天。

从张某发病经过可以发现，察其热上午轻而下午重，初扪之不热，旋即灼手，热虽盛而面苍黄，神清漠然，食欲不佳，舌暗红苔白腻而略干，脉沉细滑数。本案初为湿热相夹，误用寒凉则成湿凝热伏之变证。治此当慎之又慎，热之则寒散而热炽，寒之则热减而冰伏，关键在于祛湿，湿去则热解。而此祛湿之法，当取轻宣透达兼以通利。2剂后精神好转，饮食增加，但体温仍可达39.5℃，且伴畏寒、心腹发凉、鼻息气冷、手足不温、时作战栗、舌红苔薄腻略黄，脉同前。此乃气机缓和，阳气未达，正不胜邪之象。

处方：香薷6g，淡豆豉10g，大豆黄卷15g，草蔻仁8g，滑石10g，厚朴10g，生甘草6g，桂枝8g，生黄芪20g，葱白3寸，建曲10g，以散寒凝、通阳气，气机通利则湿邪祛。

再服2剂，畏寒轻，热减，心腹转暖，手足复温，汗出转畅，食纳增加，舌红苔薄略黄，脉细滑数。寒凝之势已减，湿热之邪未去，再以上下分化，祛湿清热治疗后诸症悉减，此时血培养发现伤寒杆菌生长，遂确诊。嘱其将息调养，远甘甜油腻，避生冷腥膻，逾月而安。

按：患者初为湿热相夹，而前人误用寒凉则成湿凝热伏之变证。暑湿郁蒸故身热不扬，热虽盛而面苍黄，神情淡漠；中焦为暑湿所困则食欲不佳；苔腻乃湿盛之象；脉沉细滑数是暑湿内困之征。医者以为"热之则寒散而热炽，寒之则热减而冰伏，关键在于祛湿，湿去则热解"。取轻宣透达兼以通利之法，用香薷、淡豆豉宣透，用草蔻仁、滑石等化湿，湿去则热退。2剂后，患者出现恶寒、心腹发凉、鼻息气冷、手足不温时作战栗，此为气机缓和而阳气不通，故在原方中加以桂枝、葱白、生黄芪、建曲以散寒凝、同阳气，气机通利则湿邪祛。2剂后寒凝之势已减，惟湿热之邪尚存，"再以上下分化，祛湿清热治疗后诸症悉减"。

——窦永起.湿温救误一得.陕西中医学院学报，1996，（3）：35.

案二：暑伤津气案

项某，女，49岁，干部，于1982年7月12日来诊。每至暑夏，低热缠绵，历经10年。刻下体温37.9℃，口干饮少，神疲乏力，心悸怔忡，纳谷不多，二便正常，脉濡细，舌淡，苔薄腻。

处方：太子参12g，生黄芪12g，生甘草3g，当归10g，麦冬10g，五味子3g，青皮5g，陈皮5g，六曲10g，黄柏10g，葛根10g，炒白术8g，苍术8g，炙升麻3g，泽泻10g。

上方服5剂，低热即退，继服上方15剂，低热未再起。经两夏随访，未见复发。

按：患者十年来每至暑夏便低热缠绵，长久以来必耗伤体内气阴。暑伤气阴，则见口干、神疲乏力、心悸怔忡、纳谷不多，脉濡细亦是气阴两伤之证。治宜清热涤暑、滋阴益气，用东垣清暑益气汤加减。方中太子参、生黄芪益气；以当归、麦冬、五味子育阴；青皮、陈皮、六曲、黄柏、炒二术、泽泻等清热涤暑。

——谷晓红.温病精义.天津：天津科技翻译出版公司，2007.

案三：暑伤气阴案

汪艺香先生医案。

年已古稀之外，气液无有补虚。病患暑湿，竟成瘅疟，今已十有三日，热势虽衰，尚未退清。脉象小数，舌色光红，有时神志不清，口渴颇喜汤饮，湿因液亏而化，暑由气虚尚逗，大凡暑病之不寒独热者，阳明病也，《经》所谓"阴气先绝，阳气独发"，良有以耳。刻下虚多于实，正负于邪，古法本有扶正达邪之治，胃气不振，托邪难尽，胃阴不复，饮食难进，窃恐病去元败，临崖勒马收缰而有不及之叹。估仿先贤两虚一实之例，然否？

处方：鲜南沙参15g，川贝母3g，益元散12g，方通草1.5g，香粳稻叶30片，肥知母4.5g，鲜荷梗二尺，佛手露30g，金钗石斛9g，大豆卷9g，新会白1.5g，佩兰露30g，连翘心9g，玄参心9g，芦根30g，竹茹15g。

按：患者年老，体质本虚，又感暑湿，而成瘅疟。就诊时病势虽衰，而尚未退清。舌色光红、口渴颇喜汤饮是阴液耗伤严重之证。"刻下虚多于实，正负于邪""胃气不振，托邪难尽，胃阴不复，饮食难进"，故治宜以滋养胃阴为重。

——张国铎.中国古籍珍稀抄本精选·汪艺香先生医案.上海：上海科学技术出版社，2004.

6. 暑伤肺络证治

（1）证治

【证候】灼热烦渴，咳嗽气喘，咯血或痰中带血丝，烦躁喘促，舌红苔黄而干，脉数。

【分析】此为暑湿化燥化火，内陷血分，肺络受损之证。暑湿化火，伤津耗液，故身灼热而烦渴。火热迫肺，则咳喘息促。上扰心神，则烦躁。损伤肺络，则咯血或痰中带血，甚至口鼻血涌。舌红苔黄而干，脉细数皆为暑湿化火伤阴之象。

本证以灼热，咳喘，咯血，舌红苔干为辨证要点。

【治法】凉血安络，消暑保肺。

【方药】方用犀角地黄汤合黄连解毒汤加减。水牛角（先下），干地黄，牡丹皮，生白芍，黄连，黄芩，黄柏，金银花，栀子，藕节，白及，白茅根。

黄连解毒汤清热解毒，直折暑湿所化之火；犀角地黄汤凉血散血、清络止血，且无留瘀之患；加金银花以助前方折火保肺之力；藕节、白及、白茅根以援后方凉血宁络之功。两方加味，合而为一，凉血以安络，清火以保肺，则咯血危候可解。

（2）临床运用

可加紫珠草、茜根草、地榆炭、侧柏炭、参三七等增强止血之效；如出血量大，导致气随血脱，症见便血不止、面色苍白、汗出肢冷、舌淡脉微细。病势危急凶险，常因气脱阳亡而毙于顷刻，故首当益气固脱，急予独参汤或生脉散。如脱固气复，由于阴损及阳，多呈脾胃虚寒，阴血亏虚之象，症见面色㿠白、四肢欠温、倦怠乏力，仍有少量便血，舌淡脉缓无力，只用黄土汤温阳健脾、养血止血。黄土汤（《金匮要略》）用灶中黄土、白术、附子温阳健脾以统血；地黄、阿胶养血止血；黄芩清泻肠道余热；甘草调和诸药，全方温阳而不伤阴，养血而不碍阳，具有扶阳益阴，气复血止之效。

（3）案例举隅

案一：热入血分案

史某，男性，20岁，为东北某大学来农场劳动之学生。患流行性出血热第九天，起病壮热，翌日即神志不清，至今深度昏迷不醒，鼻及眼结膜出血。鼻饲管内及导尿管内可见血块，大便如黑酱，身肢满布紫斑，舌绛紫津少，脉细弦数，经专派医护抢救1周，病情不断恶化，危象毕露。曾用醒脑静（安宫牛黄丸针剂）5日共7支，注后似能略见目张、躁动，但不久又复为原状，此乃邪热侵入血分，血热妄行无度，神明为蒙，亟宜大剂凉血清血投之。

处方：犀角粉（以水牛角代）、生地黄、玄参、鲜菖蒲、黄连、黄芩、大黄、鲜大青叶、栀子、连翘、牡丹皮、赤芍、川贝母、竹茹、玳瑁、龙齿、珍珠母、鲜藕节、鲜芦根、鲜茅根、生石膏、墨旱莲、女贞子等，出入大锅煎服，频频温灌。

同时分别以至宝丹、牛黄清心丸交替使用，用胃管鼻饲，连用4个日夜，神志渐清，全身出血停止，6日后退热。乃以养阴生津法调治，渐能进食，调理月余，始得康复。

按：此为暑热化燥化火，内陷血分，肺络受损之证。火热内入血分，伤于肺络，迫血妄行，肺开窍于鼻，故见鼻内出血成块；暑湿化火，伤津耗液，故起病壮热；上扰心神，故神志不清；大便如黑酱，身肢满布紫斑，舌绛紫津少，脉细弦数皆为暑湿化火内陷营血分之象。治宜清血凉血，方用犀角地黄汤化裁。

——史宇广，单书健.当代名医临证精华温病专辑.北京：中医古籍出版社，1988.

案二：热伤营血，内陷心包案

文某，女，17岁，初诊日期：1934年7月下旬。酷暑天时，姻侄病重，邀余一诊。据其父母代诉：因其在湘潭女子中学时住该校宿舍楼，每日恒用冷水洒湿地板，而后着席而卧。暑假归家，突作高热，神志昏迷，言语错乱，气急唇绀，呕吐不止，张口欲饮，大便溏黑，小便短黄。前医曾给予桂枝、葛根等药，其症更甚。余近席细察，诊得脉弦而长，舌质绛，析前医之训，参脉症，可辨为热伤营血，内陷心包之重症。法当凉血解毒、和营透气。取犀角地黄汤加味。

处方：犀角（水牛角代）3g，生地黄20g，杭白芍12g，牡丹皮10g，生扁豆12g，鲜荷叶20g。

二诊：二日内进上方3剂，高热渐减，已省人事，呕吐、气急、口渴皆平，唇转红润，小便色黄，脉舌同前。余思其仍有余热在里，嘱服原方3剂，另取荷露适量，白糖调服作茶饮。

三诊：药后诸症尽平，举家大喜，再拟清心、养阴、健脾、益气之品，以固后效。

——白锋.温病学方论与临床.上海：上海中医学院出版社，1988.

7. 暑湿余邪未净证治

（1）证治

【证候】暑湿悉减，低热未除，口渴不甚，头目不清，昏眩微胀，舌淡红苔薄白。

【分析】此为气分暑湿余邪未净之证。因其余邪未净，故见低热；病变过程中的津液损伤尚未恢复，故微见口渴；暑湿余邪上干清阳，故头目不清、昏眩微胀；暑湿余邪客留上焦气分，故舌淡红苔薄白。本证以低热、头目不清、昏眩微胀、苔薄白为辨证要点。

【治法】清化暑湿余邪。

【方药】清络饮（《温病条辨》）。鲜荷叶边，鲜银花，西瓜翠衣，丝瓜皮，鲜竹叶心，鲜扁豆花。

方以鲜银花、西瓜翠衣辛凉解暑，且后者尚可生津解渴，导暑热由小便而去；竹叶心清心利水道，亦令暑湿从下而泄；鲜扁豆花、鲜荷叶芳香清暑化湿，荷叶用边者乃取其舒散之意；丝瓜皮则可清肺络之暑湿。

本方辛凉芳香，为善后廓清之剂，本证用之总可获效。正如吴鞠所说：既曰余邪，不可用重剂明矣，只以芳香轻药，清肺络中余邪足矣。故方曰"清络"。本方俱采夏季鲜活之品，以成清化暑湿微邪之剂，故临床应用时，也可不必局限于暑湿余邪未净之证。亦如吴瑭于方后所说："凡暑伤肺经气分之轻证，皆可用之。"

（2）临床运用

若兼见咳而无痰，咳声清高者，可加甘草、桔梗、甜杏仁、麦冬、知母；若口渴明显，加石斛、天花粉等甘寒生津；若见小便短黄者，可加杏仁、薏苡仁、滑石。若于夏令常以本方代茶，还有预防暑病之效。

（3）案例举隅

暑瘵重症案

王某，暑邪寒热，舌白不渴，吐血，此名暑瘵重症。西瓜翠衣、竹叶、青荷叶汁、杏仁、飞滑石、薏苡仁。

按：《温病条辨》载："暑温寒热，舌白不渴，吐血者，名暑瘵，为难治。清络饮加杏仁、薏苡仁、滑石汤主之。"清络饮以西瓜翠衣、竹叶心、青荷叶汁，加鲜扁豆花、丝瓜皮、鲜银花三味，并将青荷叶汁改为鲜荷叶边。用以治疗手太阴暑温，发汗后暑症悉减。但头微胀，目不了了，余邪不解者。吴氏称："既曰余邪，不可用重剂明矣，只以芳香轻药清肺络中余邪足矣。"故以金银花、竹叶之辛凉合诸芳香之品组方。

——叶天士.临证指南医案.北京：中国中医药出版社，2008.

【附】冒暑暑秽

（一）冒暑

冒暑即夏月感冒。乃由夏月外感暑热湿邪或内有暑湿蕴郁，复感寒邪所致。其临床特点以肺胃见症为主，病情较轻，病程较短，极少传变，预后良好。常见类型有以下两种。

1. 暑热夹湿，郁阻肺卫

【证候】发热，恶寒，汗出，咳嗽，头晕或见呕恶泄泻，苔白腻，脉濡数。

【分析】此为外感暑热湿邪所致。暑湿困阻卫表，则发热、恶寒；暑热而致腠理开泄，则汗出，惟湿夹其中，湿性黏腻，不为汗解，故虽汗出而外受之暑湿邪仍不能去，寒热诸症仍在，卫表闭郁，肺气失宣，故见咳嗽；暑湿上蒸，故头晕；若暑湿内犯脾胃，中焦升降失常，则吐恶吐泻；苔白腻、脉濡数，乃为暑热湿邪侵犯之征。

【治法】涤暑清热，化湿宣肺。

【方药】方选雷氏清凉涤暑汤（《时病论》）。滑石（水飞），生甘草，通草，青蒿，白扁豆，连翘（去心），白茯苓，西瓜翠衣。

方以青蒿、连翘、白扁豆、西瓜翠衣清暑泄热；滑石、生甘草、白茯苓、通草利湿兼能泄热。

临床应用时，须加杏仁、瓜蒌皮以宣肺止咳，且与上方诸药合和，方能体现涤暑清热、化湿宣肺之法。若呕吐较甚者，可加半夏；泄泻较甚者，可加冬瓜皮。

2. 暑湿内蕴，寒邪束表

【证候】发热恶寒，头痛，无汗，鼻塞，流涕，咽痛，身形拘急，胸痞心烦，舌苔薄腻。

【分析】此为内有暑湿而复感寒邪所致。寒束卫表，肺气失宣，故发热恶寒，头痛无汗，鼻塞，流涕，咽痛，身形拘急。湿阻气机，则胸痞苔腻。暑热扰心，则心烦。证属暑、湿、寒三气交感，自与单纯感受寒邪或暑湿者不同。与先受暑湿病邪，复感外寒之证亦有所不同，因彼为暑湿病的一种证型，能传变，此为夏月感冒的一种证型，极少传变，故二者在概念上不容混淆。

【治法】疏表散寒，涤暑化湿。

【方药】新加香薷饮加味（见本章第二节）。

方以新加香薷饮散寒、化湿、涤暑，加板蓝根、桔梗、青果以宣肺利咽。

临床应用时，若湿邪较甚者，可加藿香、佩兰、滑石、通草；暑与热较甚者，可加荷叶、青蒿、西瓜翠衣。

（二）暑秽

暑秽是夏月感受暑湿秽浊之气所致，且以猝然闷乱、烦躁为主要临床表现的病证，俗称"发痧"。

【证候】猝发头痛且胀，烦躁呕恶，胸脘痞闷，肤热有汗，甚则神昏耳聋，苔白腻或黄腻。

【分析】暑湿秽浊之气，困阻气机，故胸脘痞闷，烦躁呕恶。阻遏清阳，故头痛且胀。暑湿郁蒸则肤热有汗，但其热不甚，汗亦不畅。秽浊之气蒙蔽清窍，则神昏耳聋。暑热重者，则见黄腻之苔；湿秽重者，则见白腻之苔。

【治法】芳香辟秽，化湿涤浊。

【方药】方选藿香正气液（水）。神昏者，可选用通关散吹鼻取嚏，并配服玉枢丹辟秽开窍。此外，尚可使用刮痧等外治法。

通关散（《丹溪心法附余》）。猪牙，皂角，细辛。各等分，研极细末，和匀，吹少许入鼻中取嚏。

方中皂角上宣肺气以通鼻，下导肠气以通便，本方以之抽鼻取嚏，即可宣肺开窍。肺主一身之气，肺气宣通则周身之气畅通，细辛能通诸窍而化痰秽，二药合用，诸窍畅利而神志自清。

四、与现代疾病的关系

1. 概述

西医学的上呼吸道感染、急性胃肠炎、钩端螺旋体病、夏季热及部分流行性乙型脑炎等疾病可参考暑湿辨证论治。

2. 临床报道

三石汤清化三焦湿热，传统用于治疗暑湿病之暑湿弥漫三焦证，现今临床上用该方加减亦可用于治疗其他辨证属湿热型疾病，如小儿手足口病、腹泻、急性湿疹、急性发热、小儿过敏性紫癜等。陈氏用三石汤加龙牡治疗小儿秋季腹泻64例，效果良好。药用煅龙骨、煅牡蛎、生石膏、寒水石、滑石（包）各30g，加水300mL，浸泡半小时后，用中火煎30分钟，取药液后再加清水300mL再煎，2次药煎再服，但日量不超过2剂。根据病情，必要时做退热及适量静脉补液对症处理，疗程3天，总有效率达90.6%〔陈盛林，陈尔明.龙牡三石汤治疗小儿秋季腹泻64例.实用中医药杂志，2000，16（7）：9.〕。陈宽厚用三石汤治疗普通型手足口病患者30例，结果退热效率为87.5%，退疹效率为91.4%〔陈宽厚.用三石汤治疗30例普通型手足口病患者的疗效观察.求医问药，

2013，11（6）：176-177.]。王朋军用三石汤合黄芩滑石汤加减治疗湿热型急性湿疹，观察其疗效，结果治疗组（三石汤组）的皮肤主症和中医证候积分均明显好于对照组（P<0.05）[王朋军.三石汤合黄芩滑石汤加减治疗湿热型急性湿疹40例.中国中医药现代远程教育，2014，12（13）：20.]。佘姝娅用三石汤加味治疗小儿过敏性紫癜皮肤型30例。痊愈：紫癜消退，全身症状消失，实验室指标恢复正常17例；好转：紫癜基本消退，全身症状明显减轻，实验室指标明显改善7例；有效：紫癜部分消退，仍有新疹出现，全身症状及实验室指标有改善3例；无效：紫癜无减少，全身症状及相关实验室检查指标均无好转或反加重3例。总有效率为90%[佘姝娅，常克.三石汤加味治疗小儿过敏性紫癜皮肤型30例.辽宁中医杂志，2004，31（9）：765.]。

3. 医案精选

案一：病毒性感染案

张某，女，72岁，1975年8月22日初诊。

病史：发热3天，始觉形寒，继则发热，日渐加重，周身酸楚，神志朦胧，经用西药治疗，热势不降。

检查：体温39.8℃，白细胞4.5×10⁹/L，中性粒细胞70%，淋巴细胞28%，嗜酸性粒细胞2%，疟原虫（－），肥达试验（－）。

胸透：心肺正常。尿常规：蛋白极微量，脓细胞0~2/HP。

诊断：病毒性感染。

辨证施治：病起3日，壮热少汗，形寒未罢，神志迷蒙嗜睡，午后为著，头昏，胸闷，纳呆，微有咳嗽，痰少，口干苦而

活学活用温病辨证

黏，但不欲饮，大便4日未行，小便黄少，舌苔白厚腻，两边有黏沫、中黄，脉象濡数。证属暑湿郁遏肌表，壅阻中焦，夹痰浊内蒙神机。治拟清暑化湿，方选新加香薷饮、藿朴夏苓汤出入。香薷3g，金银花、连翘、杏仁、薏苡仁、茯苓、藿香、佩兰各9g，豆豉、鸡苏散各12g，川厚朴、豆蔻各3g，姜黄连1.5g，法半夏6g，陈皮4.5g。上药日服2帖。药后得汗，翌晨体温38℃，肌肤灼热已减，神志转清，胸痞渐开，惟大便5天不行，苔腻不化。热势虽挫，湿滞不清。原方去香薷、金银花、连翘、鸡苏散；加苍术、郁金各6g，全瓜蒌15g，枳壳、枳实各4.5g，焦山楂、六一散（包）各12g，以化湿导滞。日进2剂，大便得通。第三日晨热平，午后体温回升至38℃，原方加香薷3g，再服。入夜热势递降，晨间测温恢复正常，乃续与芳化醒胃之剂善后。

按：本案既有暑湿内蕴见症，如胸闷、纳呆、尿黄少、苔白厚腻、脉濡数等，又有恶寒少汗等表证之象，故治当在清暑化湿的同时注意疏散表邪。方处新加香薷饮合藿朴夏苓汤化裁。方中香薷、杏仁、藿香、佩兰、豆豉等均为辛温之品，疏散表邪、清暑化湿，故药后得汗而热势随之下降。值得注意的是，本案有神志迷蒙嗜睡的症状，应做具体分析，不可误认为是邪犯心包之证。出现这一症状的主要原因是暑湿之邪上蒙清窍，加之壮热持久不退，且病人年龄较大，精力不支，而见神志迷蒙嗜睡。故虽未投用开窍之法，暑湿得解后，神志自然转清。其后因兼有湿热积滞不去，大便不通，故加入化湿导滞的全瓜蒌、枳壳、枳实、焦山楂、六一散，大便通后，病渐愈。

——江苏新医学院中医内科教研组，第一附属医院内科.中医内科学.南京：江苏人民出版社，1977.

案二：肠伤寒案

王某，男，9岁。患儿于1960年9月2日出现高热，初诊为上呼吸道感染，服解热药不效，体温持续在39℃~40℃范围，神志淡漠，食欲不佳，即住某医院。查体：营养较差，急性病容，半昏迷状态，谵语，剑突下皮肤散在充血性红疹。血培养有伤寒杆菌，肥达试验阳性。西医诊断：肠伤寒。经用氯霉素、补液等治疗效果不显，于9月7日应邀会诊。诊见：高热6天，无汗，微有咳嗽，大便溏薄，日三四次，食欲不振，精神朦胧。舌苔薄黄腻，脉象濡缓。辨证：湿热内陷心营。治拟辛宣清利、芳化开窍。

处方：藿香10g，佩兰10g，青豆卷10g，连翘10g，竹叶3g，杏仁10g，薏苡仁10g，通草3g，甘草3g，滑石12g（包），赤茯苓6g，菖蒲6g，灯心草2寸。2剂。

复诊：服药后大便次数减少，日1次，他症无变化，苔薄黄，脉数，以原方出入。

处方：淡豆豉10g，薄荷3g，竹叶3g，葛根5g，连翘5g，杏仁6g，白豆蔻3g，通草3g，甘草3g，薏苡仁10g，滑石10g（包），赤茯苓10g。3剂。

9月12日三诊：身热已退至37.6℃。精神好转，仍便稀，纳呆，舌苔薄白，脉细无力。湿热已退，胃气未复，脾运不健，继以健脾养胃、化湿和中。

处方：藿香6g，陈皮5g，扁豆10g，生薏苡仁10g，白豆蔻3g，滑石10g，通草2g，谷芽12g，麦芽12g，晚蚕沙6g（包）。服上药3剂，诸症基本消除，临床治愈出院。

——王永炎.中医临床家董建华.北京：中国中医药出版社，2001.

案三：败血症合并二重感染案

李某，女，38岁，已婚，1991年4月17日初诊。久热不退7月余。患者久患胃下垂，平素中气不足。去年夏秋之交因鼻梁疔疖挤压导致感染扩散为败血症，在当地医院用大量广谱抗生素治疗后导致二重感染，经青霉素等治疗后仍低热一直不退，体温在37℃~38℃之间，时觉畏寒，口腔糜烂，覆盖白膜，腹泻与便秘交替而作，极度疲乏、消瘦，语言低微，进食极少，口干口苦，小便短赤，舌质略红，苔微腻。系时邪类疟（暑湿内困，气阴两虚）。西医诊断：二重感染。治以东垣清暑益气汤化裁。

处方：黄芪15g，太子参15g，青蒿6g（后下），秦艽12g，天花粉15g，五味子5g，麦冬12g，白芍12g，扁豆花12g，金银花12g，葛根15g，升麻10g，甘草3g。以上方为基本方，纳呆加麦芽、神曲、鸡内金；尿短时加绵茵陈、生薏苡仁、泽泻等；头痛加天麻、苍耳子。如此调服1月低热退尽，口糜烂、腹泻等亦消失，胃纳增加，精神转佳，痊愈出院。

按：本案发热不退半年余，败血症合并二重感染，治疗比较困难，虽用过多种抗生素及抗霉菌药，治疗效果不佳。经探究病因，认为患者平素中气不足，复感暑湿之邪，留困不解，气阴耗伤更甚，最适宜李东垣清暑益气汤治疗。东垣清暑益气汤用于脾虚兼感暑湿患者，较多补脾化湿之药，故王孟英谓其方有清暑益气之名，而无清暑益气之实，另拟王氏清暑益气方代之，近人多用王氏方，其实两个清暑益气汤各具特色，侧重不同而已。王氏清暑益气汤重在养阴生津，用于暑热伤津之证；而东垣清暑益气汤重于健脾燥湿，生津之力较逊，适宜元气虚弱，外感暑湿，或暑湿缠绵损伤中气者，本例即证明。

——赵凤林，任秦有.古今专科专病医案.西安：陕西科学技术出版社，2007.

第三节　伏　暑

一、概述

1. 定义

伏暑是夏季感受暑湿病邪，伏藏体内，发于秋冬季节的急性热病。其特点是初起即有高热、心烦、口渴、脘痞、苔腻等暑湿郁蒸气分证，或为高热、烦躁、口干不甚渴饮、舌绛苔少等热炽营分见症。由于本病发病季节有秋冬迟早之不同，加之初起即有明显的里热证，因而又有晚发、伏暑晚发、伏暑秋发、伏暑伤寒、冬月伏暑等名称。

2. 病因病机

伏暑的病因是暑湿病邪。一般认为，在夏月感受暑湿病邪，郁伏于体内，未即时发病，至深秋或冬月，由当令时邪触动诱发而成伏暑。吴瑭在《温病条辨》中说："长夏盛暑，气壮者不受也；稍弱者，但头晕片刻，或半日而已；次则即病；其不即病而内舍于骨髓，外舍于分肉之间者，气虚者也，盖气虚不能传送暑邪外出，必待秋凉金气相搏而后出也……其有气虚甚者……必待深秋大凉、初冬微寒相逼而出。"自此可以看出，暑湿病邪侵入人体后是否发病，决定于正邪两方面因素。邪正斗争的结果可以有不病、即病、邪气隐伏过时再发或不发，进而耗损正气，降低了人体的防御机能，待秋、冬寒凉之气激发，便突然发动，这便是伏暑的发病机理。

伏暑发病有两种类型，若为感受暑湿病邪郁伏气分而发，其病变则以暑湿内郁气分为重心；若暑热病邪，伏而化热，病发营分，其病变则以热炽营分为重心。由于伏邪为当令时邪触动而发，故两种类型初起均有表证相兼。初起可为卫气同病，或者卫营同病。卫气同病者，因表邪入里则见暑湿内蕴气分，郁阻少阳；进而暑湿困脾胃，或与胃肠积滞交结，阻于肠道。由于暑与湿有轻重之别，胃阳与脾气有强弱之易，故病程的演变尚可转化为不同的证候类型，还化燥伤阴而深入营血。如果初起即卫营同病者，表解之后则见热郁营分，可表现为心营热移小肠证；营热进而深入血分，多见热瘀交结，内闭包络证，或瘀热蕴结下焦证。不论是何种病理变化，均可在病邪骤退之后有正气耗伤，甚至导致阴伤尿闭，或气阴两虚。后期可见肾气大伤，下元亏虚，固摄失职的病机变化。有的患者经过救治，脱险后仍邪留经脉，后遗震颤、瘫痪等症。

总之，伏暑是发病急骤，病情深重，病势起伏，病程缠绵的伏气温病。

二、辨证要点

1. 辨肺经证候

本病初起，先伤上焦肺卫，见身热、微恶风寒、头胀、胸闷、身重肢酸、脘痞、苔腻等症；邪入气分，壅滞肺络，症见发热、汗出不解、口渴心烦、胸闷气喘、咳嗽痰多、苔白厚或黄腻、脉滑数；后期暑湿化燥入血，伤及肺络则咯血。

2. 重视肺经与相关脏腑的关系

暑湿困阻中焦，则见壮热汗出、烦渴、脘痞、呕恶、小便短赤、苔黄腻、脉濡数；邪干胃肠则腹痛、呕恶、下利急迫臭秽、发热、苔腻等。

3. 注意证候的演变

邪首犯肺卫，病在上焦，由卫传气后，则邪气留连而病情缠绵，弥漫三焦。若出现神志改变，为邪入营血，或邪郁成毒，毒入肝经而突见黄疸，则属险恶重症。

三、分型论治

1. 暑湿郁阻少阳

（1）证治

【证候】寒热如疟，午后身热加重，入暮尤剧，天明得汗诸症稍减，但胸腹灼热始终不除，口渴心烦，脘痞呕恶，舌红苔薄黄而腻，脉弦数。

【分析】暑湿郁阻少阳证是指手、足两个少阳的病变。关于这个问题，何秀山在《通俗伤寒论》中对蒿芩清胆汤这个方剂有一段按语说得非常精辟。他既讲了手、足少阳在生理上的关系，又讲了手、足少阳在病变中的互相影响，还对其病机进行了分析，文字非常简练，他说："足少阳胆与手少阳三焦合为一经。其气化，一寄于胆中以化水谷，一发于三焦以行腠理。若受湿遏热郁，则三焦之气机不畅，胆中相火乃炽……胆火炽，必犯胃而液郁为痰。"这段按语是说，手少阳经与足少阳经分而言之有手、足之分，合起来看都是少阳经，所以统称是少阳病。少阳的气化功能一方面体现为胆汁进入小肠，参与水谷的消化吸收，另一方面体现为三焦的气化功能。三焦是人体气化的场所，全身的津、气都通过三焦分布周身而直达腠理。也就是说，全身的阳气都可以行于体表而产生抗邪功能。如果感受了湿热邪气，郁阻于少阳，就可以导致上、中、下三焦不通，气机涩滞。由于气机不通，郁而化热、化火，就导致胆中的相火旺而出现胆热、胆火。胆中的火热炽盛，必然横逆犯胃，这就是由木郁而导致土壅，使胃的降浊功能失常而致津液不能正常敷布，凝聚而成痰，从而形成暑湿痰浊内郁的局面，手少阳三焦经是气机升降之枢，足少阳胆经是气机出入之枢，暑湿痰浊阻滞气机而导致气机升降出入失常，反过来暑湿痰浊就更没有出路，以致形成恶性循环。从这个证候的临床表现来看，其中既有三焦气机不利的表现，又有胆气不疏的表现。寒热往来的原因是气机升降出入失常。暑湿痰浊阻滞气机，阳气不能宣发到体表，就见恶寒。正邪相争就发热。正邪相争一段时间之后，正气有所损伤，与邪气抗争的力量不足，热就退下去。但是暑湿邪气并没退，仍然阻滞气机而使阳气不能宣发，所以又出现恶寒，这样就形成了邪阻则寒、正争则热的态势，往来交替，反复不已。因为这个证候不是外感寒邪，而是暑湿邪气内蕴，其中又以暑邪为主，是热重于湿，所以表现为热重湿轻。就是说，发热的时候体温很高，而恶寒相对来说较轻。这个证候的寒热往来没有时间规律，一日之内可以发作数次甚至数十次，不同于疟疾或隔日一次，或隔两日一次定时而发之规律，所以它看似疟疾而非疟疾。身热午后较重，入暮尤剧，是指持续发热，每到下午三四时体温更高，到晚上达到高峰。这是因为，午后阳明经气主令，正气充盛，正邪相争激烈，所以体温就上升。晚上人体的阳气入里，本来就内蕴暑湿，阳气入里就更加重了阴阳不平衡，所以热势更高。口渴，是由于热伤津液。心烦，是由于热扰心神。从口渴、心烦也可以看出，这个证候是热重于湿。胸闷脘痞，是湿阻气机，三焦气滞不通的表现。两胁胀满，是足少阳胆经枢机不利的表现，因为足少阳胆经行于两胁，经络不通，就出现胁痛胀满。少阳气机阻滞，中焦气机不通，胃气不降，就出现恶心呕吐。口苦是由于暑湿阻滞气机，胆汁不能正常疏泄而上泛所致。到天明阳气由里出表，津液随阳气出表而外泄，所以汗出而体温有所降低，其他症状也有所减轻。但是汗液并不多，邪气并没有全解，暑湿仍然郁阻于里，所以触按病人的胸腹始终有灼热感。湿热上蒸，就见舌苔黄腻。脉弦滑主痰湿阻滞气机。脉数主暑热内盛。

【治法】和解少阳，清热化湿。

【方药】蒿芩清胆汤（《通俗伤寒论》）。青蒿，黄芩，淡竹茹，仙半夏，枳壳，陈皮，赤苓，碧玉散。

蒿芩清胆汤出自《重订通俗伤寒论》，系由清代著名医家俞根初创制。《重订通俗伤寒论·六经方药》云："蒿芩清胆汤，和解胆经法，俞氏经验方。和解胆经一法，首推仲景小柴胡汤，小柴胡汤主治伤寒少阳证。其病机有二：一为风寒侵犯少阳邪正纷争，郁而化火，胆火上炎；二为邪犯少阳，枢机不利，进而影响脾胃，脾胃失和。可见，小柴胡汤证病位主要在少阳胆，病邪为风寒化热。故方中以柴胡配黄芩为主，柴胡辛散，善透少阳半表之邪，又疏利少阳气机，进而调和脾胃；黄芩苦寒，入肝、胆经能清少阳半里内郁之火。两药配伍体现和解胆经大法。方中更用半夏、生姜和胃降逆，以恢复脾胃的气机升降。俞氏研究《伤寒论》推崇张仲景，自然对小柴胡汤心领神会。然绍兴地处江南，气候温湿，其病自与中原寒燥者不同；再者清代正值温病学派成熟阶段，俞氏学术思想又受到温病学派的影响，尤其受叶天士、薛生白的影响。蒿芩清胆汤主治少阳湿热证，寒热如疟，寒轻热重，口苦胸闷，吐酸苦水，或黄涎而黏，甚则干呕呃逆，胸胁胀痛，小便黄少，舌红苔白腻，间现杂色，脉数而右滑左弦。其病位虽与小柴胡汤类似——均在少阳，但病证又有所不同；本证病在少阳胆与少阳三焦，病因为少阳胆火兼有湿热痰浊。病在少阳，法当和解少阳，但此证不同于柴胡汤证，故不能照搬小柴胡汤。叶天士《温热论》云："再论气病有不传血分，而邪留三焦，亦如伤寒中少阳病也。彼则和解表里之半，此则分消上下之势，随证变法，如近时杏、朴、苓之类，或如温胆汤之走泄。"此条文乃言湿温邪留三焦的治疗，俞氏得此启发，遂取小柴胡汤合温胆汤化裁而成蒿芩清胆汤。以青蒿脑易柴胡，枳壳易枳实；加碧玉散；去人参、生姜、大枣而成。青蒿，性味苦寒，气味芳香，性主升发，既清透少阳邪热，又辟秽化浊，其透散之功虽不及柴胡，但辟秽化浊之力见长。《庆堂随笔·卷下·论药性》云："青蒿，专解湿热，气芳香，故为湿温疫病要药。又清肝胆血分伏热……"黄芩，性味苦寒，清热燥湿。两药配伍，虽不同于柴胡配黄芩，但仍遵伤寒和解少阳之大法，又病有胆胃不和，湿热痰浊内扰，症见胸闷呕恶，故取温胆汤去生姜。碧玉散分消上下，和胃化浊。枳壳易枳实，因痰结不甚，尚未痞。去生姜嫌其性温。去参枣，恐甘温助湿热。查《重订通俗伤寒论》有关内容，只列本方药物用量及功用——"和解胆经法"，至于主治何证？症状如何？均未明言。最早阐发本方主治及配伍者当属何秀山（亦为绍兴名医）。何按云："足少阳胆与手少阳三焦合为一经，其气化一寄于胆中以化水谷，一发于三焦以行腠理。若湿遏热郁，则三焦之气机不畅，胆中之相火乃炽，故以蒿、芩、竹茹为君；胆火炽，必犯胃而液郁为痰，故臣以枳壳、二陈和胃化痰，以清泄胆火；然必下焦之气机通畅，斯胆中之相火清和；故又佐以碧玉，引相火下泄；使以赤苓，使湿热下出均从膀胱而去。此为和解胆经之良方，凡胸痞作呕、寒热如疟者，投无不效。"从何按内容可知：①本方主治证病位涉及少阳胆与少阳三焦，"足少阳胆与手少阳三焦合为一经"。②病起于三焦被湿热之邪郁遏，气机不畅，胆中相火乃炽，继而"胆火炽，必犯胃而液郁为痰"，胆胃不和，痰浊内扰。③主症为"胸痞作呕，寒热如疟"。④配伍方面明确指出，以青蒿配黄芩为主，清化湿热和解少阳，结合竹茹清胆和胃，辅以枳壳、二陈汤理气化痰，最后佐以碧玉散、赤茯苓引湿热下泄。后世对该方的认识皆是在此基础上丰富和补充而已。如高等中医院校使用的"六版"《方剂学》教材载本方主治："少阳湿热证，寒热如疟，寒轻热重，口苦胸闷，吐酸苦水，或黄涎而黏，甚则干呕呃逆，胸胁胀痛，小便黄少，舌红苔白腻，间现杂色，脉数而右滑左弦。"其补充症状的思路大体如此：本方凉药较多，以方测证，证候当属热胜，故在寒热如疟之后补充寒轻热重、口苦、舌红等；吐酸苦水，或呕黄涎而黏是胆胃不和，湿热痰浊内扰的具体描述；胸胁胀痛，是少阳经气不利的见症。如同小柴胡汤证之胸胁苦满。本方药以青蒿、黄芩二药为君，入少阳清邪热而利枢机；竹茹、半夏燥湿化痰；陈皮、枳壳行气降逆；赤苓、碧玉散清热利湿。诸药配合有清热化湿、疏理气机的功用。暑湿去、枢机利，则诸症自愈。临证运用时，如心烦较甚，可加栀子、淡豆豉等清热除烦；如恶心呕吐明显，可加黄连、苏叶、生姜和胃止呕。

（2）临床运用

临床中蒿芩清胆汤用于内、外、妇、儿等多科疾病，疗效显著，实验研究证明该方具有抗病毒、抗菌、利胆、保肝、利尿作用，对胃液、胃酸分泌具有抑制作用，还具有促进胃排空、保护胃黏膜、增强机体免疫力、抗内毒素等作用。临床应用时如湿邪偏重，可酌加白豆蔻、薏苡仁、通草、大豆黄卷等；如湿浊较重者可酌加草果、厚朴、槟榔等疏透湿浊；寒热起伏而久不退者可试加乌梅、常山、地骨皮等；如见口苦、口秽、耳聋、妄言，为胆热炽盛，扰乱心神，加龙胆清泄胆热；入暮热盛、心烦不寐、舌赤尿黄，为兼心经热盛，加栀子、地骨皮导泻心火。

陈睿观察蒿芩清胆汤加减治疗小儿感冒的有效性，为临床中药新用提供依据。其方法：选择2005年10月～2007年2月某中医院儿科收治的感冒患儿100例，应用辨证论治方法对证选药，以蒿芩清胆汤为基础方进行加味，观察6天，治疗前后进行比较。结果100例感冒患儿应用蒿芩清胆汤治疗的总有效率为98%。结论为应用蒿芩清胆汤加减治疗小儿感冒疗效满意［陈睿.蒿芩清胆汤加减治疗小儿感冒100例临床观察.国医论坛，2007，22（4）：28-29.］。流行性感冒是感染流感病毒引起，以起病急、高热、乏力、全身肌肉酸痛和轻度呼吸道症状为特征的急性外感热病。中医学称为时行感冒，是临床常见病，具有较强的传染性，并能引起继发症及并发症。王继建对44例发热门诊患者，且经本市疾控中心判定并做甲流快检（甲流快检抽检均为阳性）的初、高中学生予蒿芩清胆汤加减治疗，结果治疗组有效率为92.31%，说明蒿芩清胆汤治疗流行性感冒有疗效［王继建.蒿芩清胆汤加减治疗流行性感冒26例.中医研究，2010，23（3）：37-38.］。另外，据林宁等人的研究发现，蒿芩清胆汤在上呼吸道感染发热的治疗方面可获显著疗效［林宁，张彦卿，徐上钦.蒿芩清胆汤加减治疗上呼吸道感染发热 37 例临床观察.中国中医急症，2012，21（12）：2001-2002.〕。胆汁反流性胃炎是由于从胆囊排入十二指肠的胆汁和其他肠液混合，通过幽门，逆流至胃，刺激胃黏膜，从而产生的炎症性病变。胆汁反流性胃炎在临床上比较常见，临床主要表现有胃部饱胀感或不适，往往饭后加重，或有胃痛，或胃部发凉，可伴腹胀、嗳气、反酸、烧心、恶心、呕吐、胃振水音、肠鸣、排便不畅、食欲减退和消瘦等；胃镜下可见胃黏膜充血、水肿、糜烂等特征，约占胃炎总数的12.3%。西医学对本病的治疗尚缺乏理想的药物，目前较多应用胃肠动力药、抑酸剂和黏膜保护剂三联治疗，旨在加强胃蠕动，促进胃排空，协调胃−十二指肠运动而抑制胆汁反流，但其存在促催乳素分泌等副反应。胆汁反流性胃炎属于中医学胃痛、呕吐、呕胆、胆瘅等范畴。《伤寒论》云："少阳之未病，口苦咽干目眩也。""伤寒五六日中风，往来寒热，胸胁苦满，默默不欲饮食，心烦喜呕，或胸中烦而不呕或渴⋯⋯"充分体现了肝胆郁热表现。若饮食不节、忧思恼怒、情志失畅等因素，使肝失疏泄，肝气郁结，久郁化热，热移于胆，则出现胃脘灼热疼痛、烦躁易怒等病证。故治疗以清肝利胆、理气止痛为主。李庆标将140例胆汁反流性胃炎患者随机分为2组，治疗组70例给予蒿芩清胆汤加减治疗，对照组70例用复方雷尼替丁颗粒、多潘立酮和阿莫西林治疗，观察蒿芩清胆汤治疗胆汁反流性胃炎的临床疗效。结果：治疗组有效率为95.71%，对照组为84.29%，两组比较差异有统计学意义（P＜0.05）。结论：蒿芩清胆汤治疗胆汁反流性胃炎疗效显著〔李庆标.蒿芩清胆汤治疗胆汁反流性胃炎疗效观察.中医药临床杂志，2013，25（8）：701-702.]。据报道，蒿芩清胆汤也可用于治疗急性胆囊炎。胆囊炎属中医学胁痛范畴。其内因人体肝胆气机紊乱和整体机能失调；外因饮食不节、蛔虫上扰或情志刺激等。西医学认为，胆囊炎的发生多与细菌感染和胆囊结石的刺激有关。而中医学认为"胆寄少阳""少阳相火"，多具有火热的性质；胆又称"中精之府"，中藏精汁，内最清洁，如胆内经常保持清洁，则胆内的火热之气宣畅无阻，就不会发生病变；反之，如果受到上述某种因素的干扰，胆囊就有可能发生病变。林长军认为胆囊炎的形成，由肝胆气机壅阻，胆汁排泄障碍，以致胆汁郁积，秽浊内生，因而胆内火热之气宣散游溢受到阻碍，与秽浊蕴蒸，形成胆囊炎的痛和肿的炎性病变。所以用宣散瘀滞、清热利湿、消肿止痛、祛秽化浊功效的加减蒿芩清胆汤治之。同时林长军观察蒿芩清胆汤加减治疗30例急性胆囊炎患者的临床疗效，结果治愈率为93.3%，证明加减蒿芩清胆汤治疗急性胆囊炎效果显著［林长军.加减蒿芩清胆汤治疗急性胆囊炎30例.河南中医，2010，30，（9）：922-923.］。胡雨峰等采用蒿芩清胆汤治疗慢性肝病取得了良好的疗效，在观察加味蒿芩清胆汤治疗60例慢性乙型肝炎的疗效后，发现加味蒿芩清胆汤和复方益肝灵在降低转氨酶方面的疗效相当，在改善中医症状方面优于复方益肝灵。同时提出慢性肝炎，肝功能之所以反复波动，病机主要是湿热蕴结少阳，肝胆疏泄不利所致。故以清利肝胆湿热的名方蒿芩清胆汤治疗慢性乙型肝炎肝功能波动患者，可取得较好的临床疗效［胡雨峰，杜斌，石历闻，等.加味蒿芩清胆汤治疗慢性乙型肝炎60例.四川中医，2011，29（11）.]。

失眠是临床常见病、多发病。造成失眠的原因很多，包括环境因素、个体因素、躯体因素、精神因素、情绪因素等。长期失眠不但妨碍人们的生活、工作和学习，而且会影响患者的身心健康，造成全身相关脏器的功能紊乱和免疫功能减退。中医药在失眠症的治疗中有着重要地位。中医将失眠多分为痰火扰神、心脾气虚、肝郁气滞、阴虚火旺、肝火炽盛和心肾不交六种证型。杨敏等将64例住院的胆经湿热型失眠症患者按1∶1的比例随机分为两组。对照组32例给予阿普唑仑片0.4mg，每日1次，口服。治疗组32例给予蒿芩清胆汤治疗，每日1剂，水煎服。两组均以3周为1个疗程。观察蒿芩清胆汤治疗胆经湿热型失眠的临床疗效。结果：治疗组痊愈13例，显效11例，有效6例，无效2例，有效率占93.7%；对照组痊愈8例，显效8例，有效9例，无效7例，有效率占78.1%。研究表明，蒿芩清胆汤治疗胆经湿热型失眠有良好的疗效，值得临床进一步推广应用［杨敏，杨东东，肖文.蒿芩清胆汤治疗胆经湿热型失眠32例.中医研究，2013，26（2）：23–24.]。

（3）医案举隅

案一：暑湿郁阻少阳案

张某，女，14岁，于2013年11月7日初诊。患者自诉10天前因"反复咳嗽、咳痰2周，加重3天"在外院住院治疗，外院胸片提示左上肺实变影，肋膈角少量胸腔积液；病原菌培养提示肺炎链球菌感染，诊断为肺炎链球菌肺炎，外院予以青霉素、左氧氟沙星、头孢曲松等抗菌治疗，效果不佳，用药后全身反复出现斑疹、发热，热势每天下午加重，体温39.8℃左右，停药后斑疹消失，发热稍减，继续抗生素治疗后斑疹复发，发热较前加重，考虑药物引起反复斑疹、高热，遂转入中医院进一步治疗。现诊：患者自诉发热，且午后加重，前半夜尤剧，伴胸腹部灼热、心烦、口微渴、咳嗽、咳痰减轻，全身乏力，无胸闷、气促等不适；舌质红苔白微黄腻，脉弦滑。治宜和解少阳、清热化湿。方药用蒿芩清胆汤加减。

处方：青蒿15g，黄芩、竹茹、枳壳、赤苓、佩兰、碧玉散各10g，法夏、陈皮、栀子各8g。共7剂，日1剂煎服。

2013年11月16日二诊：患者自诉服药3剂后发热、胸腹部灼热、心烦等症基本消失，现仍有轻微咳嗽、午后偶尔自觉发热，体温正常，余无不适，舌淡红苔黄微腻，脉弦滑。予上方减枳壳、陈皮、栀子；加旋覆花10g（包煎），海浮石10g。煎服法同前，续服7剂以善其后。随访未见复发。

按：药物热是常见的药物不良反应，是使用药物直接或间接引起的发热，绝大多数药物热出现在用药后第7～10天。随着抗生素的广泛应用甚至滥用，药物热的发生率有增高趋势。此患者发病于夏季雨湿较盛之时，暑湿初起郁阻肺卫，以肺卫见症为主。外院使用大量抗生素治疗，中医学认为抗生素乃寒凉之品，易伤人正气。人体正气不足，无以抗邪外出，邪交争于半表半里之少阳，进而引起反复午后高热；暑邪内盛引起心烦；又因湿为阴邪，而午后及暮夜属阴，正邪交争加剧，故身热入夜尤重；暑为阳邪，天明阳气渐旺，暑热之邪得阳气所助而以汗泄，故身热稍减。但患者终因暑湿合邪，邪气不得尽解，故每于午后高热复起，诸症复具。患者初诊乃暑湿阻遏少阳，枢机不利，故选用蒿芩清胆汤加减治疗，以期获和解少阳、清热化湿之功。方中青蒿、黄芩主入少阳，清少阳邪热而利枢机；法夏、竹茹共奏燥湿化痰之效；法夏、黄芩相配，一寒一温，辛开苦降，以顺其阴阳之性而调和阴阳，故清热泻火甚妙；赤苓、碧玉散利湿清热；陈皮、枳壳行气健脾、调畅气机；佩兰轻清上行、芳香化湿、解热清暑；栀子清热除烦。《医学启源》言其：疗心经客热，除烦躁，去上交蓄热，治风。诸药相合，清热化湿，舒畅气机，暑湿既除，诸症自愈。二诊患者尚有轻微咳嗽，偶觉下午发热，故在原方基础上加减，加旋覆花、海浮石以利气下行，二药伍用，同走肺经，相得益彰，一宣一化，则痰可祛、湿热除、肺肃清、嗽自宁。本案方证相合，故疗效及预后较好。

——黄和涛.蒿芩清胆汤加减治疗反复药物热验案一则.亚太传统医药，2014，10（4）：108-109.

案二：湿热内蕴，枢机不和案

于某，女，67岁，2007年10月5日初诊。患者今年2月份因上呼吸道感染而致发热，虽应用多种抗生素，但发热时作时止。多则10余天，少则三四天，每次需用退热药，迁延至今。期间为此反复住院3次。多方系统检查仅见纵隔有一肿大淋巴结，余无阳性发现，CEA、AFP、CA199、CA125等肿瘤标记物检查阴性。现诊：发热一般在39℃以上，最高41℃，热前形寒，有时寒战。口干大便偏烂，日行3~4次，纳差，乏味。舌质暗红苔薄黄腻，脉小滑数。治宜和解少阳、清热化湿。方药用蒿芩清胆汤加减。

处方：藿香、黄芩、法夏、柴胡、太子参、郁金、茯苓、六曲、白薇各10g，青蒿、鸭跖草各20g，厚朴5g，陈皮、竹茹各6g。予7剂，日1剂煎服。

2007年10月12日二诊：药后未见体温升高，不冷，有汗，食欲转好，神疲乏力。大便溏烂转实，舌质暗红苔薄色黄，脉小滑。病势趋好，守方再进。原方加南沙参10g，北沙参10g，7剂。

2007年10月19日三诊：服药2周以来体温未再上升，精神、面色明显好转，食纳知味，舌质暗红苔薄黄腻，脉细滑。药已中的。10月5日方去鸭跖草、白薇；加南沙参10g，北沙参10g，地骨皮12g，玉竹10g，玉米须15g；改太子参12g。7剂。以善其后。随访无复发。

按：发热可分为感染性发热与非感染性发热两大类，但受医学水平的限制，现今仍有不少长期发热而查不出病因的病例。而中医学的特点是"辨证论治"，即使面对这类不明原因的发热，甚则如传染性非典型肺炎等一些新发疾病，仍可通过四诊资料进行辨证、治疗，有时往往能达到意想不到的效果。

本案患者发热间作7月余，热前形寒，属少阳发热之证；大便溏烂、纳差乏味、神疲乏力为脾虚气弱、湿热内蕴之象。故诊断其为脾虚气弱，湿热内蕴，枢机不和之证。取蒿芩清胆汤方加减治疗此疾，并取得了明显疗效，揭示了中医辨证论治的优势和重要性。

——陈四清.蒿芩清胆汤治疗反复发热.江苏中医药，2007，39（11）：46-47.

2. 暑湿夹滞郁阻胃肠

（1）证治

【证候】身热稽留，胸腹灼热，呕恶，便溏不爽，色黄如酱，苔黄垢腻，脉滑数。

【治法】导滞通下，清暑化湿。

【方药】枳实导滞汤（《通俗伤寒论》）。枳实，生大黄（酒洗），山楂，槟榔，川黄连，厚朴，六曲，连翘，紫草，木通，甘草。

在枳实导滞汤方后，何秀山有一段按语，对这个方剂的分析很透彻，他说："凡治温病热证，往往急于清火而忽于里滞。不知胃主肌肉，胃不宣化，肌肉无自而松，即极力谅解，反成冰伏。此方用小承气合连、槟为君，苦降辛通，善导里滞。臣以楂、曲疏中，翘、紫宣上，木通导下；佐以甘草和药。开者开，降者降，不透发而自透发。每见大便下后而斑、疹齐发者以此。此为消积下滞，三焦并治之良方。"从何氏的按语中可以看出，这个方剂的组成很有特色，枳实、生大黄、厚朴这三味药就是小承气汤，有行气通下的作用。枳实、厚朴、槟榔都是苦温药，它们的作用是行气、通下，而且是使气下行而通胃肠道的气机，从而推动浊气下降，暑湿积滞就容易从大便里排出。黄连苦寒，清热燥湿；枳实、槟榔、厚朴辛苦温，燥湿行气，它们配合起来，辛开苦降、燥湿降浊；连翘、紫草、木通这三味药都是清热药，连翘能清能透，紫草清热解毒、凉血通便，木通下行，从湿中泄热；神曲与山楂都是消导药，用以消食导滞；佐以少量甘草调和诸药。这些药相互配伍，有行气、通下、清热、燥湿、消导五个方面的作用，使饮食积滞得以消磨，胃肠暑湿夹滞有外达之路，胃肠蠕动功能得以恢复而病愈。湿热病一般来说不用下法，而这个方剂却属于下法。但是它与大承气汤、小承气汤、调胃承气汤的苦寒峻下不同，虽然它里面含有小承气汤，但不是单用原方，而是与其他药物配伍使用，属于轻下、缓下法。因为这个证候不是阳明燥结，肠内不是燥屎而是暑湿夹滞，不可能一攻而下，所以不能猛攻急下，这个方剂要反复使用，把胃肠道的暑湿积滞一点一点往下刮，可以连续使用多次，甚至十次、二十次、使邪气逐渐排出，直到大便不溏才可以停药。正如叶天士所说的"伤寒大便溏为邪已尽，不可再下；湿温病大便溏为邪未尽，必大便硬，慎不可再攻也，以燥屎为无湿矣。"另外，临床使用枳实导滞汤的时候，如果积滞比较重，大便中所夹的不消化食物残渣多，可以在这个方剂里加保和丸6g布包同煎，以增强消食导滞作用。本证为湿热宿垢内滞胃肠，并非一次攻下可清除干净，须连续攻下，以邪尽为度，一般大便见硬方为邪尽，但制剂宜轻，不宜重剂猛投；若热稍轻而湿较甚，可用枳实导滞丸；呕恶较甚者加半夏、姜汁和胃降逆；伤络便血者加炒地榆、侧柏炭、茜草等凉血止血。

（2）临床运用

溃疡性结肠炎是一种慢性非特异性结肠炎，重者发生溃疡，病变主要累及结肠黏膜和黏膜下层，临床主要表现为腹泻，腹痛和黏液脓血便，病情轻重不一，多呈反复发作过程。根据该病腹泻、腹痛及反复发作的临床表现，属于中医学的肠澼、下痢、休息痢等范畴。其病因主要是由于感受暑湿之邪侵袭肠胃或饮食失节，恣食生冷损伤脾胃，或嗜酒肥甘，素有湿热，兼外感暑湿热毒与肠胃之气血相搏结，化为脓血与黏液，又因失治、误治，寒温不适，饮食不节，七情郁结等致使正虚邪恋，病情缠绵，经久不愈。首先应辨清肠胃病因病机证候特点。湿的特点是大便稀溏、舌苔白腻、脉象滑数；气滞为腹胀；血瘀为腹痛；寒则腹冷；虚则腹痛喜按。总的治则是清热、渗湿、导滞。薛东领采用枳实导滞汤治疗慢性溃疡性结肠炎52例，通过临床观察发现枳实导滞汤加减治疗慢性溃疡性结肠炎疗效较好［薛东领.枳实导滞汤治疗慢性溃疡性结肠炎52例.山西中医，2009，25（4）：15.］。而枳实导滞丸加减治疗儿童轮状病毒性肠炎也有显著疗效。刘宇采用枳实导滞丸加减、利巴韦林加思密达分别治疗儿童轮状病毒性肠炎80例，结果总有效率为95%［刘宇.枳实导滞丸加减治疗儿童轮状病毒性肠炎80例观察.四川中医，2004，22（10）：74-75.］。流行性出血热国际上统称为肾综合征出血热，按临床表现分为：伤寒流感型、胃肠型、急腹症型、肺型、脑膜脑炎型、败血症型、肾盂肾炎型、白血病型、重症肝炎型、腔道出血型共10型。以发热、"三痛三红"、渗出水肿、充血出血、肾损害五期经过为临床特点，是起病急、死亡率高、流行广的传染病。有认为本病病因属温疫热毒、以卫气营血辨证。也有认为临床表现与余霖《疫疹一得》所述相似，如"头痛如劈、通体炎炎、骨节烦痛、腰部被杖、静躁不常、周身如冰、四肢逆冷、胸膈郁遏、红丝烧目、大渴不已、小便短缩如油"等。李仲平认为，本病属温病范畴，具伏暑的临床特点。暑湿之邪最易阻遏气机，侵及卫分，可入气分、营分，如气分暑湿之邪转入中焦脾胃或内有积滞，湿热积滞互结，故大便溏而不爽，其气秽臭，肛门灼热；湿热阻遏气机，少腹滞紧；由于邪滞肠道，非通导不能祛邪，暑湿之邪内郁，又非清化不能除尽。李仲平观察枳实导滞汤治疗肾综合征出血热胃肠型的临床疗效，结果发现枳实导滞汤对胃肠型治疗可达到以"通"止"泻"、以"通"解"滞"、以"通"止"痛"目的，有减轻病情、促进越期转型之确切功效，值得进一步深入研究并探讨其机理〔李仲平，储峰，陈德兴.枳实导滞汤治疗肾综合征出血热胃肠型的临床观察.上海中医药杂志，2003，37（10）：21-22.〕。胃石症是因食入某些食物或异物，不易消化，在胃内滞留，凝结成团块不能自行排出，进而出现上腹胀痛、烧心、恶心呕吐、泛酸、纳差等症状的病证。根据胃石成分一般分为植物性、毛发性、药物性及混合性胃石，临床植物性胃石多见，多是由于过食或空腹进食山楂、柿子、枣类等含果胶、鞣质较多的食物，在胃酸刺激下凝结成胃石。本病可予外科手术、内镜及药物治疗，但因外科手术治疗创伤大、术后恢复慢，且存在肠粘连等术后并发症的可能，内镜下治疗又需要较高成本的设备支持，所以药物治疗特别是运用中药是治疗植物性胃石症的主要手段，病人易于接受，且疗效满意。郑雅、刘冬梅运用新加枳实导滞丸治疗植物性胃石，结果治愈率55.56%。可见，新加枳实导滞丸治疗植物性胃石疗效满意〔郑雅、刘冬梅.新加枳实导滞丸治疗植物性胃石18例.现代中医药，2012，32（1）：30–31.〕。

（3）医案举隅

案一：湿热阻滞肠胃，损伤血络案

方某，男，32岁，2008年12月5日初诊。患者大便黏腻不爽伴腹痛2年，西医诊断为慢性结肠炎，多处行中西医治疗效果欠佳。现诊：便黏腻不爽，呈赤白样，血多脓少，有里急后重感，排便肛门有灼热感，腹痛时轻时重。饮食、睡眠可，小便正常。舌红苔黄腻，脉滑。治宜利湿热、行气通便。方药用枳实导滞汤加减。

处方：枳实、厚朴、槟榔、黄芩、连翘、紫草、神曲、山楂各12g，大黄10g，白术、茯苓、白芍、葛根各15g，土茯苓20g，三七粉、生甘草各6g。共6剂，日1剂煎服。

2008年12月11日二诊：患者诉大便基本正常，每日一次，无脓血和里急后重之感，腹痛消失。舌淡红有齿痕苔白腻，脉滑。上方去葛根、白芍、三七粉；加入陈皮、山药各10g，续服6剂。

2008年12月17日三诊：患者精神饱满，诉大便正常，无其他不适感。舌淡红苔薄白，脉略滑。随访半年无复发。

按：现代人生活工作压力大，平时应酬多，多食酒醋厚味，饮食不节，导致湿热内阻肠胃。慢性结肠炎的各种表现，如腹痛、里急后重、便秘或泻泄黏液便甚或赤白脓血便、舌红苔黄腻等，皆为一派湿热之象。饮食积滞内停，气机壅涩，传导失司，故腹痛、里急而肛门滞重；湿热积滞不化，下迫于肠，则泄泻；湿热熏灼肠道，脉络受损故下痢脓血；湿热内蕴则舌红苔黄腻，脉滑。慢性结肠炎患者多病程长，病结蒂固，必须"轻法频下"才能够使病邪逐渐祛除。湿热病邪为阴阳合邪，湿热相合，如油入面，蕴郁胶结，难以速化，治疗时要分解湿热，使湿去热孤，正如吴鞠通所说："徒清热则湿不退，徒祛湿则热愈炽。"故治疗要兼顾祛湿和清热两个方面。湿邪致病多起病迟缓，传变慢，缠绵难愈；湿热病邪易阻滞气机，故要配伍理气行气之药。枳实导滞汤的基础上加葛根升发清阳，鼓舞脾胃清阳之气上升而奏止泻止痢之效；配伍三七粉以止脓血。因患者病程已久，湿毒蕴积肠道，增土茯苓一药，以解肠胃之积毒。诸药合用共奏清热利湿、理气通便之功，最终达到排便正常、腹痛消失等临床效果。

——张伟，牛阳.牛阳教授运用枳实导滞汤治疗慢性结肠炎经验.光明中医，2011，26（9）：1775-1776.

案二：湿热结聚，脾失健运案

聂某，女，52岁，2001年12月21日初诊。患者诉患慢性腹泻1年余，伴有黏冻，腹痛时轻时重。患者2000年12月因"结肠炎"在某西医院住院，系统治疗1月余。住院期间，曾用"氢化可的松琥珀酸盐"保留灌肠，口服"泼尼松""可乐定"等，效果不佳。又于2001年1月在某医院门诊口服中药（具体情况不详）数十剂，病情仍未见好转，每日大便次数较前增多。现诊：大便稀溏，伴黏冻夹脓血便，每日10余次，腹痛肠鸣，腹痛时轻时重，便后痛减，疲乏，纳差，食则易积，食后脘腹胀痛，嗳气，神情抑郁，夜眠极差，舌淡苔薄黄腻，脉细数。结肠镜提示慢性结肠炎。治宜清利湿热、消食健脾，方药用枳实导滞汤加减。

处方：枳实、神曲、大黄、黄连、黄芩、泽泻、白术各10g，茯苓12g，合欢皮、夜交藤各20g，郁金15g。共6剂，日1剂煎服。

2001年12月27日二诊：便稀，每日4次，无脓血，仅伴黏冻，腹痛大减，便后偶有痛感，欲食，食后脘腹胀痛减轻，嗳气已除，夜眠好转，精神较前明显好转，恢复治疗信心，舌淡苔薄微腻，脉细数。前方中加入山药15g，鸡内金15g，6剂，继按前法服。

2002年1月2日三诊：患者精神状态良好，大便基本成形，每日一次，食后偶有腹胀，夜眠好，舌淡苔薄白，脉细。前方去郁金、夜交藤、合欢皮，继服6剂而愈。随访半年未见复发。

按：结肠炎的病变脏腑与大小肠有关。《素问·宣明五气》："大肠小肠为泄。"湿热之邪结聚于肠，日久蕴遏不散，血肉腐败而成溃疡。肠道失去传导变化，则见腹泻或便脓血、黏液样粪便。若治疗不当，或饮食不节，暴饮暴食，过食油腻、生冷之物，损伤脾胃，使原有的湿邪加重，肠道气机受阻，下窍不利，局部气血凝滞。经络阻塞"不通则痛"，则见腹部阵发性痉挛性疼痛，里急后重。排便后可稍缓解。由此可见，湿热滞肠是引起本病的重要原因之一。湿热滞肠，腑气不通，则影响脾之运化功能，脾失健运，又可加重肠道湿热，腑气更加不畅。"邪不去则正不安",只有先导泄肠中湿热之邪,腑气才得以通畅,脾胃才能恢复正常的生理功能。湿热之邪结聚于肠,用大黄破而下之,则湿热从下而去;佐入黄芩、黄连以清其热;泽泻以利其湿;芩、连、大黄太过苦寒,恐伤及脾胃,所以又用甘温之白术以补土固中。结肠炎患者常伴见神情抑郁、失眠、焦虑等症状。精神因素可诱发并加重疾病,用药时加入郁金、石菖蒲、合欢皮、夜交藤等,可以收到更好的治疗效果。

案三:食积湿热胶结案

陈某,女,55岁,2011年7月29日初诊。患者脘腹胀痛3天。该患者诉近1周内每日进食山楂4~6枚。于门诊行X线钡餐透视示胃体下部见约5cm×3.5cm充盈缺损,表面粗糙,即诊断为胃石症。现诊:自觉脘腹胀满疼痛、烧心,伴有嗳腐吞酸,甚吐稀薄酸水,纳差,大便已3天未行,舌质红苔黄厚腻,脉弦滑数。体检上腹部压痛,并可触及包块。治宜消积导滞。方药用新加枳实导滞丸。

处方:枳实、黄连、焦三仙、槟榔、延胡索、木香、厚朴各12g,大黄3g,茯苓、白术、黄芩各9g,莱菔子15g,鸡内金25g,吴茱萸6g。共3剂,日1剂煎服。

2011年7月31日二诊:服药3天后,诉大便已排下,量多色深,患者即感脘腹胀满明显减轻,上方去大黄;鸡内金减为15g,继服4剂。

2011年8月4日三诊:述诸症已基本消失,上腹部触诊无压痛,未触及包块,X线钡餐透视示胃内无异物,胃石已排。痊愈后，随访未再复发。

按：本病患者因饮食因素致食积于内，中焦气机升降失常，水液代谢异常，湿困脾胃，蕴而化热，根据舌、脉、症可辨为食积湿热胶结，予消积导滞的新加枳实导滞丸，疗效显著。

——郑雅、刘冬梅.新加枳实导滞丸治疗植物性胃石18例.现代中医药，2012，32（1）：30-31.

四、与现代疾病的关系

1. 概述

根据本病的发病季节和临床特征，西医学中秋冬季重型流感、流行性出血热、散发性脑炎等疾病与之相似，均可按本病进行辨证论治。

流行性乙型脑炎简称"乙脑"，是由虫媒传播的乙型脑炎病毒引起的以中枢神经系统损害为主的急性传染病，是一种人畜共患的自然疫源性疾病。临床表现为突然高热、头痛、呕吐、嗜睡甚则昏迷、抽搐，检查脑膜刺激征及病理反射阳性。乙脑病毒以蚊虫为主要传播媒介，乙脑的流行与媒介蚊虫密度及人与蚊的接触机会有关。中医学并无乙脑病名，本病属"伏暑"范畴。流行性乙型脑炎夏季多发，《素问·热论》云："先夏至日者为病温，后夏至日者为病暑。"《重订广温热论》云："温热，伏气病也……因暑邪引动而发者，曰暑温，或曰暑热。"《中西温热串解》云："暑温者，长夏受暑之病，偏于热者也，形似伤寒，头痛身痛，发热恶寒，右脉洪大而数，左脉反小于右。"《增订叶评伤暑全书》云："忽然手足搐挛，厉声呻吟，角弓反张，如中恶状，为暑风。"这些记载与乙型脑炎的主要症状发热、剧烈头痛、抽搐、昏迷相似。多数文献认为，乙脑的基本病机为夏季感受暑热邪毒，循卫气营血传变，化火、生痰、动风所致。对于病机传变方面，多认为暑热邪毒、先伤气分，这与叶天士"夏暑发自阳明""暑伤气分，湿亦伤气"的论点一致。在其发展演变中，暑热疫毒易伤津耗气，化火生风，出现气营两燔、痰闭清窍、风火相煽等证，甚则造成内闭外脱的危象。本病发生于长夏，雨湿较盛，故多见暑温夹湿。本病后期热邪渐退而津气未复，大多表现为正虚邪恋。病情严重者邪毒留恋，伤津耗气，伤及肝肾阴精或痰瘀阻络可后遗抽搐、瘫痪、失语、呆钝等后遗症〔彭鑫，杜松，李菲.流行性乙型脑炎中医病因病机研究现状.中国中医基础医学杂志，2012，18（10）：1175-1176.〕。

　　流行性出血热（EHF）是由病毒引起以鼠类为主要传染源的疾病。本病的主要病理变化是全身小血管和毛细血管广泛性损害，临床上以发热、低血压、出血、急性能损害等为特征。临床诊断主要根据流行病学资料、临床表现和实验室检查结果进行综合分析做出。EHF秋冬多发且病重，春季少发且病轻，其疫区地貌属河湖低洼地、林河湿草地及水网稻田。以河湖低洼地为多发病区。分析1970年以来的疫情变化趋势，大致每10年出现1次流行高峰周期。中医学把本病纳入温病范畴。本病的前驱症状近似银翘散证，而发热中期和发热晚期却如伏暑温病，尤其是本病的发热期合并少尿期重证与暑燥疫极为相似。清代温病学家吴瑭的《温病条辨》上焦篇42条曰："伏暑、暑温、湿温，证本同源，前后互参，不可偏执。"因暑多夹湿，热胜于湿即时而发者为暑温，湿胜于热即时而发者为湿温，邪伏于里过夏而发者为伏暑。伏暑化燥可见暑温证型，亦可见春温气分证型。伏暑湿胜于热，患者又素禀阳虚，内伏之暑湿尚未化燥则见湿温证型。从病理变化上理解：暑为阳邪，邪伏于里则郁久化热、化燥，血热妄行则体内离经之血瘀于脉外，热郁气滞可致血凝脉中。邪热消退后瘀血积留在人体各处为害，由于其所影响的脏腑、经络、组织器官的部位不同和瘀积量之大小有别，故出现多种疑似证：如类生脉散证、类复脉汤证、类阿胶鸡子黄证、类参附汤证、类左归饮证、类益胃汤证等。必须辨其异同，分清病变实质予以施治。

2. 临床报道

翁宜峰等将77例流行性乙脑患者分为治疗组35例运用中西医结合方法治疗，对照组42例用西药治疗，结果治疗组死亡5例（占14.3%）全部死于入院24小时内。对照组死亡15例（占35.7%），其死因均为呼吸衰竭。治疗组存活30例，全部于3天内退热，其中24例在入院24天内退热（占80%），平均退热时间、抽搐、昏迷和脑膜刺激征消失时间，治疗组明显优于对照组（存活27例）。治疗组存活例数中仅有1例有轻度失语后遗症，而对照组存活例数中有9例出现不同程度偏瘫、失语、痴呆、性格改变、共济失调和吞咽困难等后遗症。两组经统计学检验具有显著差异［翁宜峰，林剑生，温钟文，等.中西医结合治疗流行性乙型脑炎35例疗效分析.时珍国医国药，2001，12（12）：1088.］。涂晋文等探索治疗流行性乙型脑炎更有效的方法。结果发现，中药提取物喜炎平注射液对治疗乙脑疗效明显［涂晋文，董梦久，刘志勇，等.喜炎平注射液治疗流行性乙型脑炎临床观察.南京中医药大学学报，2012，38（7）：603-608.］。

3. 医案精选

案一：流行性出血热案

刘某，男，42岁，于2002年11月20日西医确诊为流行性出血热（发热、低血压、少尿3期）。临床表现：发热9天，神情痛苦，面色暗红，胸背部两侧红疹成片，口臭汗骚，壮热不退，呃逆频作，呕恶厌食，头痛目眩，胸腹灼热，腰痛尿少，大便不爽。粪如稀酱，舌深红苔黄垢腻，脉滑数。辨证施治：此乃伏暑湿热夹滞证，以苦辛通降法治疗。方用枳实导滞汤加味。

处方：大黄12g，枳实10g，神曲10g，茯苓9g，黄芩9g，黄连9g，白术9g，泽泻6g，牡丹皮9g，赤芍9g。急煎内服，每日2剂。一级护理，半流质饮食，忌食荤腥焦枯之品。

次日病势未增，守方治疗，再日病势稍瘥，再守方进2剂。第四日体温恢复正常，除头痛眩督、呃逆、胸腹灼热、腰痛尿少如故外，其余症状皆已缓解。根据本病的毒血症发热期过后瘀血积留病理，依证改用活血化瘀的血府逐瘀汤加牡丹皮。

处方：当归10g，生地黄10g，桃仁8g，红花8g，川芎10g，赤芍6g，桔梗6g，牛膝30g，柴胡10g，枳壳10g，甘草6g，牡丹皮10g，每日1剂。服完2剂后，每日尿量800mL，症状明显改善，药已投症，守方用药。治疗20天后，自觉症状消失，实验室检查接近正常。出院后继续服用血府逐瘀汤加味30剂，1个月后返院复查，实验室检查皆正常。康复情况良好。

按：流行性出血热发热中期合并少尿期的辨证施治：发热中期出现肾性少尿，用利尿药及补液无效者，多属于伏暑气分腑证，可考虑用攻下法。热结胃肠便秘者，选用导赤承气汤；湿热夹滞便溏者，采用枳实导滞汤，可据证连续攻下，以大便爽快和粪便颜色由酱黑色变为黄色为度。假如黑便复作，仍可继续清里攻下。此法常可中断发热期，并能减轻肾脏损害。

——胡克晋.中医辨证施治流行性出血热的体会.疑难病杂志，2010，9（1）：50-51.

案二：危重型新甲型H1N1流感病毒致急性呼吸窘迫综合征案

患者，女，46岁，来京务工人员，既往有糖尿病史。因"发热咳嗽5天"于2013年1月14日急诊入院。患者入院5天前无明显诱因出现发热，未测体温，伴咽痛、声音嘶哑、咳嗽、咳黄痰，无关节疼痛、乏力，无胸闷，无腹痛腹泻，无尿频尿急，无皮疹，未予重视，逐渐出现呼吸困难、精神食欲差、大便次数减少。就诊于北京某医院急诊，行咽拭子检查提示新甲型H1N1流感病毒核酸阳性；胸片：双肺多叶、多段片状渗出影。以重症肺炎、感染中毒性休克收入院。入院后呼吸困难加重，体温有上升趋势，最高温度达40.3℃，嗜睡。予抗感染亚胺培南西司他丁、利奈唑胺、伏立康唑、奥司他韦，同时予补液纠正休克、抑酸保护胃肠黏膜、营养支持等治疗。患者仍高热39.5℃，嗜睡，呼吸急促，汗出，咳嗽，咳黄痰，双下肺湿啰音，心率125次/分，食欲差，大便次数减少。舌质红苔腻水滑，脉浮数虚。西医诊断：甲型H1N1流感病毒性肺炎，急性呼吸窘迫综合征，感染中毒性休克，急性肾功能不全。中医诊断：喘脱（肺气闭绝，内闭外脱，热入营血）。治宜扶正固脱、清热开窍。予下利湿邪方药。

处方：生晒参、西洋参、金银花各20g，萆薢、晚蚕沙、葶苈子、麦冬、五味子、黄芩、炒薏苡仁、枳实各15g，郁金、三七、车前子、知母、生甘草各10g，生石膏60g，水牛角、山茱萸各30g，牡丹皮12g，菖蒲、炙麻黄各6g，杏仁、生大黄各9g。水煎服，日1剂，共7剂。安宫牛黄丸每12小时一次，每次1粒，服3天，鼻饲。

经上述治疗后，患者意识及精神状态好转、体温下降至正常，咳嗽、咳痰好转，湿啰音减少，可进食。于服药后5天拔除气管插管。服药后7天，患者鼻导管吸氧6L/min，血氧饱和度98%，体温38℃，精神弱，咳黄痰，咳痰无力，舌红舌中后部苔黄腻，脉虚细浮。考虑余热未尽，气阴两虚。予生脉散加减善后。

南沙参15g，北沙参15g，麦冬15g，炒杏仁9g，连翘15g，茅根30g，芦根30g，仙鹤草30g，功劳叶15g，牛蒡子15g，瓜蒌30g，五味子9g，浙贝母10g，青蒿15g，黄芩15g，佛手10g。水煎服，每日1剂，共7剂。后期痰培养见鲍曼不动杆菌，予头孢哌酮舒巴坦治疗5天，2013年1月31日好转出院，出院后未再服药。

按：该病例入院时已经出现高热、神昏、少尿，此为肺气欲绝，津液不足，心神失养之征；血压降低，舌质鲜红，舌苔水滑厚腻，为热入营血，进一步耗伤气阴，内闭外脱的危急状态，舌苔体现了不能正常运化的水湿与热邪形成的湿热内蕴之象。急予益气固脱，清热开窍是治疗关键。西医机械通气呼吸支持、补液纠正休克基础治疗，为个体化应用中药提供了时间。用生晒参、西洋参、山茱萸、麦冬、五味子补肺肾之气、扶正固脱，同时兼顾养阴生津之效；针对气不摄津，津液化而为湿浊，应用萆薢、晚蚕沙分清泌浊，下利湿邪；用麻杏甘石汤合犀角地黄汤加黄芩、金银花，宣通肺气、清营凉血；用菖蒲、郁金、安宫牛黄丸类开窍醒神。中西医结合治疗互取长短，可较快改善危急状态。热病后期气阴两伤，采用益气养阴的生脉饮，加用清透余热之功劳叶、青蒿，疗效明显，体现了中药的个体化应用，弥补西医在此阶段无有效治疗的不足。

——班承钧，于晓敏，曹彬，等.中西医结合治愈2例危重型新甲型H1N1流感病毒致急性呼吸窘迫综合征的体会.环球中医药，2014，7（6）：456-459.

第六章　温毒类温病的特色辨治

第一节　大头瘟

一、概述

1．定义

大头瘟是感受风热时毒的急性外感热病。其临床特征为初起常见憎寒恶热、头面焮赤肿痛。本病多发生在冬、春季。

2．病因病机

风热时毒侵袭人体是引起大头瘟发病的直接原因。根据中医发病学观点，风热时毒的产生与外界气候环境有密切关系，在冬季应寒反温，春月温风过暖的异常气候环境中容易=形成并传播流行；同时体质条件在大头瘟发病中也是重要因素，当人体正气不足，或气血阴阳失调时，风热时毒从口鼻吸入，内因外因相互作用，而发为本病。

风热时毒具有"风"的特性，故侵犯人体，从口鼻而入犯于肺卫，卫受邪郁而出现肺卫表证；因风性轻扬上窜，故风热时毒多上攻头面咽喉而出现肿毒的表现，故《诸病源候论·诸肿候》说"肺之生也，皆由风邪、寒热、毒气客于经络，使血涩不通，壅结皆成肿也"；风热时毒同时又具有热毒性质，故发病后发展急速，热毒较快深入而蒸迫气分，出现肺胃受病、肠胃热结阴伤等病理变化；若失治误治风热时毒攻窜流走，可内陷营血，出现营分热盛，甚至耗血动血，闭窍动风等病理变化。但一般情况下出现营血分病变较为少见，而以发病较急，热盛气分，毒攻头面为发病病理特点。

二、辨证要点

1. 重点识别特殊表现

本病具有特殊的局部症状，头面焮赤肿胀，呈斑块状鲜红突起，灼热疼痛，皮肤发硬，表面光亮，界限清楚。一般先由鼻旁、面颊肿起，向眼、耳、面部蔓延，甚则波及头皮。严重者可出现水疱。

2. 辨析证候演变

本病初起邪袭肺卫而憎寒发热，面肿咽痛。继则热势渐增深入气分，充斥肺胃，上攻头面焮赤肿痛、壮热口渴。毒结肠腑，则身热如焚、头面红肿目赤、大便秘结。后期胃阴耗伤，表现为身热退、头面焮肿消退、口渴欲饮、不欲食、咽干。本病部位比较局限，经及时正确治疗，一般不深入营血分。

三、分型论治

1. 邪犯肺卫证治

（1）证治

【证候】恶寒发热，热势不甚，无汗或少汗，头痛，头面红肿，全身酸楚，目赤，咽痛，口渴，舌苔薄黄，脉浮数。

【分析】此为风热时毒侵袭肺卫之证。邪毒犯卫则恶寒、发热、全身酸楚、无汗或少汗；热毒郁肺，肺热炎上则咽痛、目赤；邪热津伤则口渴；热毒攻窜头面则红肿；苔薄黄、脉浮数是风热时毒犯于肺卫，病势在表之征。本证以恶寒发热、全身酸楚、头面红肿等为辨证要点。

【治法】疏风透表，宣肺利咽。

【方药】葱豉桔梗汤（《通俗伤寒论》）。鲜葱白，苦桔梗，焦栀子，淡豆豉，鲜薄荷，青连翘，生甘草，淡竹叶。

方用鲜葱白通阳发汗，配淡豆豉散肺胃之邪；苦桔梗、鲜薄荷、淡竹叶、生甘草清宣上焦风热、开利肺气、清咽止痛；焦栀子、青连翘清热解毒，祛除致病之风热毒邪。临证运用时，可加牛蒡子、金银花、大青叶增加其清热解毒利咽之功效；咽阻喉痛者，可加紫金锭2粒磨冲。

金黄散（《医宗金鉴》）：大黄，黄柏，姜黄，白芷，胆南星，陈皮，苍术，厚朴，甘草，天花粉。外敷。

方中天花粉、黄柏、大黄清热泻火解毒；姜黄、白芷活血疏风止痛；胆南星、厚朴、陈皮、甘草、苍术行气化痰。多用于大头瘟初起、头面红肿热痛而未成脓之时，有清热消散之效。

（2）临床运用

无汗者，可加荆芥疏风散邪；口渴甚者，加芦根、花粉；咽喉红肿热痛明显者，加马勃、玄参等。同时，配合用金黄散外敷。使用时要注意，风热毒邪侵袭肺卫，治以辛凉清解，虽本证可见恶风寒、头身痛等症，但不可辛温发汗。因汗为心液，热邪又易伤阴，发汗则更伤阴津。然而清热亦不能寒凉太过，并于清热之中寓疏透热毒之意，以防热毒蕴结壅滞。

（3）案例举隅

风热毒邪犯卫案

吕某，女，18岁，2000年4月15日就诊。患者发热2日，今起自觉头面紧绷肿胀，微红，伴恶风，少汗，咽喉微痛，头痛，口渴饮少，大便干，小便短赤，舌边尖红苔薄黄，脉浮数。查体：T 37.6℃，头面轻度肿大，色红，咽红，双侧扁桃体不大，心肺（-），余无异常。西医诊断：颜面丹毒。中医诊断：大头瘟（风热毒邪，侵袭肺卫）。治法：辛凉解表、宣肺利咽。方药：葱豉桔梗汤加减。

处方：淡豆豉6g，炒栀子10g，金银花10g，连翘10g，杏仁10g，桔梗10g，牛蒡子10g，薄荷6g（后下），蝉蜕10g，防风6g（后下），甘草3g。3剂，水煎服。

药后身热退，头面红肿消除，咽痛、头痛缓解，病愈。

按：患者发热2日就诊，属大头瘟风热毒邪犯卫。风热时毒初犯肺卫，热势不盛，头面微红、肿胀较轻，且兼有恶风少汗、舌边尖红苔薄黄、脉浮数，亦是邪在肺卫的表现。治疗宜辛凉解表、宣肺利咽，故选用葱豉桔梗汤加减。

2. 毒壅肺胃证治

（1）证治

【证候】初起憎寒，发热，头面红肿，甚则目不能开，或伴咽喉肿痛，继则憎寒渐罢而热势增高，口渴引饮，烦躁不安，头面焮赤肿痛，咽喉疼痛加剧，舌红苔黄燥，脉数实。

【分析】本证为肺胃热毒、上攻头面所致。热毒炽盛，充斥肺胃则壮热口渴、烦躁不安、咽喉疼痛加剧；头为诸阳之会，风热时毒上窜，壅结头面脉络，则见头面各种疼痛；舌红苔黄、脉数实皆里热毒盛之征象。辨证以壮热烦渴、头面焮肿疼痛明显、舌红苔黄等为辨证要点。

【治法】清热解毒，疏风消肿。

【方药】内服普济消毒饮（《东垣十书·东垣试效方》）。黄芩，黄连，玄参，连翘，板蓝根，马勃，牛蒡子，薄荷，僵蚕，桔梗，升麻，柴胡，陈皮，生甘草。

方以酒炒黄芩、黄连清降发于头面之热毒；牛蒡子、连翘、薄荷、僵蚕辛凉疏散头面风热；玄参、马勃、板蓝根有加强清热散毒之功，配生甘草、桔梗、玄参以清利咽喉，玄参并有防止伤阴的作用；陈皮理气疏壅，以散邪热郁结；方中配升麻、柴胡，是用其疏散风热之功，即"火郁发之"。黄芩、黄连得升麻、柴胡可引药上行，以清头面热毒；另一方面，黄芩、黄连又可防止升麻、柴胡生发太过，二者相辅相成，共收疏散风热、清热解毒之功效。

吴鞠通《温病条辨》指出："温毒咽痛喉肿，耳前耳后肿，颊肿，面正赤，或喉不痛，但外肿，甚则耳聋，俗名大头瘟、虾蟆瘟者，普济消毒饮去柴胡、升麻主之，初起一二日，再去芩、连，三四日加之佳。"并认为："其方之妙，妙在以凉膈散为主，而加入清气之马勃、僵蚕、金银花，得轻可去实之妙；再加玄参、牛蒡子、板蓝根，败毒而利肺气，补肾水以上济邪火；去柴胡、升麻者，以升腾飞越太过之病，不当再用升也……去黄芩、黄连者，芩连里药也，病初起未至中焦，不得先用里药。"

吴氏的这些见解，可供临证运用时参考。

外敷三黄二香散（《温病条辨》）。黄连，黄柏，生大黄，乳香，没药。

该方用三黄苦寒清热、降火解毒；乳香、没药辛温微苦，活血散瘀、消肿镇痛。合用则具有清火解毒、消肿止痛的作用。

（2）临床运用

普济消毒饮是治疗大头瘟的传统名方，疗效确实。方中薄荷、牛蒡子、僵蚕疏风透邪而利咽喉；连翘、板蓝根、马勃、生甘草清热解毒利咽消肿；黄芩、黄连清解肺胃之热毒；玄参咸寒生津，以制火邪；升麻、柴胡、桔梗升载诸药，直达病所；佐陈皮利其壅滞之气。诸药合用，共奏清热透邪、解毒消肿之效。临床上，普济消毒饮不仅治疗流行性腮腺炎疗效确实，治疗化脓性腮腺炎亦可获良好效果，其他如急性扁桃体炎、痈疮肿毒等属热毒型者都可用本方加减治疗，效果良好。临床常用：黄芩、黄连、板蓝根、连翘、牛蒡子、玄参、桔梗、升麻、柴胡、马勃、陈皮、薄荷（后下）、僵蚕。若热毒较甚者可去陈皮、柴胡，加金银花、蒲公英；咽痛明显者加土牛膝、岗梅根；化脓者酌加皂角刺；气虚者酌加黄芪；便秘者加大黄（后下）。

（3）案例举隅

案一：肺胃火炽，热毒攻上案

朱左，头面肿大如斗，寒热，口干，咽痛，腑结，大头瘟之重症也。头为诸阳之首，惟风可到，风为天之阳气，首犯上焦，肺胃之火，乘势升腾，三阳俱病，拟普济消毒饮加减。

处方：荆芥穗4.5g，青防风3g，软柴胡2.4g，酒炒黄芩4.5g，酒炒川连2.4g，苦桔梗3g，连翘壳9g，炒牛蒡6g，轻马勃2.4g，生甘草2.4g，炙僵蚕9g，酒制川军9g，板蓝根9g。

二诊：肿势较昨日大松，寒热咽痛亦减，既见效机，未便更张。

处方：荆芥穗4.5g，青防风3g，薄荷叶2.4g，炒牛蒡6g，酒炒黄芩3g，酒炒川连2.4g，生甘草1.8g，苦桔梗3g，轻马勃2.4g，大贝母9g，炙僵蚕9g，连翘壳9g，板蓝根9g。

三诊：肿痛消退，咽痛未愈，外感之风邪已解，炎炎之肝火未清也，再予清解。

处方：冬桑叶9g，生甘草1.8g，金银花9g，甘菊花6g，苦桔梗3g，连翘壳9g，粉牡丹皮4.5g，轻马勃2.4g，黛蛤散15g（包），鲜竹叶30张。

按：此为大头瘟重症，证属肺胃火炽，热毒攻上。初诊风热邪毒极甚，故头面肿大如斗，寒热，口干，咽痛，腑结，投以普济消毒饮加减，因患者兼有恶寒发热等，故加荆芥、防风等祛风解表；二诊时患者肿胀之势大减，寒热咽痛亦减，故守原方；三诊时肿痛消退但咽痛未愈，属外感风邪已解但肝火未清，故拟桑叶、菊花等清泄肝火，金银花、连翘、马勃等清热利咽。

——沈仲理.丁甘仁临证医集.上海：上海中医药大学出版社，2000.

案二：大头瘟病，毒壅肺胃证案

张某，男，56岁。初诊：发热2日，头面红肿，微恶寒，继则寒罢而热增。今日头面红肿热痛加重，两目不能张开，咽喉红肿

354

且痛，口渴心烦，大便2~3日未行，舌苔黄厚质红，两脉洪滑且数，按之有力。此风温时毒侵袭肺卫，内蕴滞热，势将成温毒大头瘟证。用清热解毒疏风方法，使热祛毒解、消其肿痛。

处方：薄荷3g（后下），牛蒡子6g，苦桔梗8g，黄芩12g，酒黄连4.5g，生甘草6g，玄参10g，连翘10g，板蓝根10g，马勃3g，紫雪散3g（冲）。2剂。

二诊：服上药后遍身小汗，恶寒已解，身热渐退，大便一次，头面红肿略消，两目已能张开，咽喉肿势稍减，仍时作痛，心烦，但夜已成寐，两脉洪滑，数势已差，按之力弱。温热蕴毒渐解，气分之热未清，再以普济消毒饮法加减，忌食荤腥食物。

处方：蝉衣6g，赤芍10g，牛蒡子6g，紫草6g，连翘12g，金银花15g，天花粉12g，重楼10g，鲜白茅根30g，芦根30g，紫雪散1.8g（分冲）。2剂。

三诊：温热蕴毒渐解，头面红肿已退，体温正常，夜寐已安，大便溏薄，每日1次，小溲赤少，脉象弦滑而力差，舌苔根部略厚。温热蕴毒已解，胃肠余滞未清，再以清化湿热兼导积滞，饮食当慎。

处方：僵蚕8g，蝉衣6g，片姜黄6g，连翘10g，重楼10g，水红花子10g，焦三仙各10g，瓜蒌仁25g，玄明粉1.5g（分冲）。2剂。

前药又服2剂之后，诸恙皆安，大便正常，舌苔已化为正常，慎饮食，忌荤腥1周而安。

按：此为风温时毒侵袭肺卫，内蕴滞热。气分热毒炽盛，上犯头面，故头面红肿热痛明显，两目不能张开，咽喉红肿且痛。口渴心烦、便结、舌红苔黄、两脉洪滑数且按之有力均为里热毒盛之征象，且微恶风寒，故还有表证。治宜清热疏风、解毒消肿。二诊时表证解则恶寒消失，时毒渐解故身热渐退，大便一次，头面红肿略消，两目已能张开，咽喉肿势稍减，仍时作痛，心烦，但夜已成寐，两脉洪滑，数势已差，按之力弱。温热蕴毒渐解，气分之热未清，故再以普济消毒饮法加减。三诊时温热蕴毒已解，故头面红肿消失，热退，大便溏薄，每日1次，小溲赤少，脉象弦滑而力差，舌苔根部略厚。温热蕴毒已解，胃肠余滞未清，再以清化湿热兼导积滞。

——彭建中，杨连柱.赵绍琴临证医案精选.北京：学苑出版社，2013.

案三：大头瘟案

古某，1937年4月初诊。患者诉头肿大如斗，皮色焮红，病已半月，延医数人，其效不佳，病渐恶化，邀请往诊。诊查：见其卧床上，胸高气粗，体若燔炭，头肿如斗，目合难开，眼角流脓，耳孔肿塞凸出并亦流脓水，神昏谵语，烦渴喜冷饮。家人告知，大便已10日未解。切其腹坚而满，诊其脉数而大，望其舌苔黄干厚，咽喉红肿。辨证：此乃感受温热疫毒之邪，上攻头面而发。病久失治，热陷心包，兼有腑实之证。治法：拟清瘟解毒、豁痰开窍之法，予普济消毒饮加减，兼服安宫牛黄丸治之。

处方：连翘15g，川连10g，黄芩15g，牛蒡10g，玄参20g，桔梗10g，板蓝根15g，马勃10g，僵蚕10g，薄荷7.5g，贯众10g，柴胡10g，纹军20g（后下），芒硝10g（分2次冲）。水煎分2次服，同时以汤送服安宫牛黄丸2丸。

二诊：翌日复诊，身热大减，大便已解，便出燥屎黑硬。患者神志渐清，偶能识人，烦渴亦减。舌脉同前，嘱继服前方药。

10日后一男子忽入诊所，向余侧身跪拜，连称："感激救命恩人。"仔细观之，此人正是古某。见其头肿全消，舌转红赤，脉象稍数。为清其余邪，投以清瘟败毒饮2剂以为善后。

按：本证为感受温热疫毒之邪，上攻头面而发。病久失治，肺胃热毒炽盛，故有胸高气粗，体若燔炭，头肿如斗，目合难开，咽喉红肿，以及舌红苔黄干厚脉数大等一派热象；肺胃热毒未解而内陷心包，故见神昏谵语、心烦；热毒日久未解耗伤阴液，故形成大便十日未解、腹坚而满之腑实证。拟清瘟解毒、豁痰开窍之法，予普济消毒饮加纹军、芒硝以通下，并兼服安宫牛黄丸治之。

——董建华.中国现代名中医医案精华·高仲山医案.北京：北京出版社，1990.

案四：湿热中阻、上壅头面证案

沈右，重感氤氲之邪，引动伏温，外发温毒，满面红肿，透及后脑，耳根结块，久而不消，形寒身热，逾时得汗而解，胸闷不思饮食，舌苔薄腻微黄，脉象左弦数右濡数，虑其缠绵增剧，姑拟清解伏温而化痰瘀。

处方：薄荷叶2.4g，朱茯神9g，荆芥穗2.4g，鲜竹茹4.5g，清水豆卷12g，熟牛蒡6g，江枳壳3g，连翘壳9g，大贝母9g，净蝉衣2.4g，苦桔梗3g，生赤芍6g，板蓝根9g。

二诊：大头瘟复发，满面红肿焮痛，寒热日发2次，得汗而解，胸闷不思饮食，口干不多饮，耳根结块，久而不消。舌苔薄腻，脉象左弦数，右濡数。伏温时气，客于少阳阳明之络，温从内发，故吴又可云：治温有汗而再汗之例。体质虽虚，未可滋养，恐有留邪之弊。昨投普济消毒饮加减，尚觉获效，仍守原法为宜。

处方：薄荷叶2.4g，朱茯神9g，金银花9g，生草节1.2g，板蓝根6g，熟牛蒡子6g，苦桔梗3g，连翘壳9g，生赤芍6g，净蝉衣2.4g，轻马勃2.4g，鲜竹茹6g，通草2.4g。

三诊：大头瘟之后，头面红色未退，睡醒后时觉烘热，逾时而平。舌苔干白而腻，脉象左弦数、右濡滑，余湿留恋少阳阳明之络，引动厥阴升腾，所有之痰湿阻于中焦，阳明通降失司，纳谷减少，小溲短赤。滋阴则留邪，燥湿则伤阴，有顾此失彼之弊。再拟清泄伏温为主，宣化痰湿佐之。

处方：霜桑叶9g，生赤芍6g，赤茯苓9g，夏枯草4.5g，滁菊花9g，连翘壳9g，福泽泻4.5g，枯碧竹9g，薄荷炭2.4g（后下），轻马勃2.4g，象贝母9g，鲜竹茹4.5g，金银花露180g（后下）。

四诊：昨投清泄伏温、宣化痰湿之剂，头面红色略减，洪热稍平，纳谷减少，舌干白而腻。余邪留恋阳明之络，厥阴易于升腾，痰湿互阻中焦，脾胃运输无权。已见效机，仍守原意出入，阴分虽亏，不可滋养，脾得伏温速清，则阴分自复。

处方：冬桑叶9g，象贝母9g，轻马勃2.4g，碧玉散9g（包），滁菊花9g，生赤芍6g，赤茯苓6g，广橘白3g，薄荷叶2.4g，连翘壳9g，福泽泻4.5g，鲜竹茹4.5g，夏枯草4.5g，金银花露180g（后入）。

五诊：面部红色渐退，洪热形寒，时作时止，胸闷不舒，纳谷不减。舌中微剥，后薄腻，脉象左濡小，右滑数。阴分本亏，肝经气火易升，湿痰中阻，胃失降和，络中蕴湿未楚，荣卫失其常度。今拟清泻厥阴、和胃化痰，待伏温肃清后，再为滋阴潜阳可也。

处方：冬桑叶9g，朱茯神9g，珍珠母15g，仙半夏4.5g，滁菊花9g，生赤芍4.5g，嫩白薇4.5g，北秫米9g（包），碧玉散9g（包），川象贝各6g，通草2.4g，嫩钩藤9g（后入），鲜竹茹4.5g，橘白2.4g，橘络2.4g。

按：患者"重感氤氲之邪，引动伏温，外发温毒"，温热之毒明显，痰瘀互结不化，故见"满目红肿，透及后脑，耳根结块，久而不消"，全程以清伏温、化痰瘀为重，选用普济消毒饮加减。

——王致谱.孟河丁甘仁医案.福州：福建科学技术出版社，2002.

3．毒壅肺胃，热结肠腑证治

（1）证治

【证候】身热如焚，气粗而促，烦躁口渴，咽痛，目赤，头面及两耳上下前后焮赤肿痛，大便秘结，小便热赤短少，舌赤苔黄，脉数。

【分析】此为风热时毒壅盛于肺胃及肠腑。肺热壅盛则身热气粗而促；胃热津伤则烦热口渴，小便热赤短少；邪毒壅滞肠腑则大便秘结；肺胃热毒上攻头面则头面焮赤肿痛、咽痛、目赤；舌苔黄、脉数是肺胃热毒炽盛之征象。本证以身热如焚、头面焮赤肿痛、大便秘结等为辨证要点。

【治法】清透热毒，攻下泄热。

【方药】通圣消毒散（《证治准绳》）。防风，川芎，白芷，金银花，连翘，牛蒡子，焦栀子，滑石，芒硝，酒炒生大黄，苦桔梗，生甘草，水牛角，大青叶，薄荷，鲜葱白，淡豆豉，芦根，浮萍。

方中薄荷、防风、鲜葱白、淡豆豉、白芷、浮萍、苦桔梗在于透泄肺胃蕴热外达；焦栀子、大青叶、金银花、连翘、牛蒡子等直解肺胃热毒而除酷热；酒炒生大黄、芒硝导肺胃热毒从肠腑而泄；滑石、芦根等导热毒随小便渗泄；水牛角凉血解毒，防热毒内陷营血。总之，该方有使热毒表里上下分消的作用，故能奏效。临证运用时，病情重者，日服2剂，夜服1剂。

（2）临床运用

若口渴甚者，加花粉、麦冬生津止渴；咽喉疼痛较重者，可加玄参、马勃、僵蚕清热利咽。若毒邪偏盛、头面红肿明显，加夏枯草、菊花等以清上犯之热毒；头面肿胀紫赤者，加牡丹皮、紫草、丹参以凉血通络；面上燎疱宛如火烫，痛不可者，可选黄连、石膏、紫草、紫花地丁、土茯苓、薏苡仁等清热除湿解毒；邪热炽盛而神昏谵语者，可服安宫牛黄丸。

（3）案例举隅

案一：肺热肠结案

杜左，颠顶之上，惟风可到，风温疫疠之邪，客于上焦，大头瘟头面焮红肿痛，壮热口干，溲赤便结。苔薄腻，脉郁滑而数。风属阳，温化热，如烟如雾，弥漫清空，蕴蒸阳明，症非清浅。亟拟普济消毒饮加味，清彻风邪而通腑气。仿经皆火郁发之，结者散之，温病有下不嫌早之例。

处方：薄荷2.4g，栀子4.5g，马勃2.4g，金银花9g，豆豉9g，大贝9g，牛蒡子6g，生甘草2.4g，赤芍4.5g，连翘9g，桔梗2.4g，黄芩3g，生川军2.4g，板蓝根9g。1剂腑通，去生川军，服3剂愈。

按：此为大头瘟之肺热腑结，肺胃热毒炽盛，上攻头目则头面焮红肿痛、壮热口干；热毒壅滞肠腑则溲赤便干。拟普济消毒饮加减清热解毒祛风，方中加入生川军以通腑气泄热，服一剂后既腑通，遂去生川军，再服3剂患者愈。

——沈仲理.丁甘仁临证医集.上海：上海中医药大学出版社，2000.

案二：毒壅肺胃，热结肠腑证案

患儿刘某，女，4岁，1997年3月2日初诊。家长代诉：3日前患儿因"感冒"后出现恶寒，发热，继则左耳下漫肿疼痛，咀嚼时尤甚，不思饮食，曾经某大夫诊治，予以银翘散加减3剂后，病情不见好转，来诊时患儿仍发热，双侧腮部肿痛，口干唇裂，面红，大便2日未解，舌质红苔黄燥，脉沉细。急予增液承气汤加减。

处方：大黄4g，玄参6g，麦冬6g，生地黄6g，芒硝6g（冲服），厚朴4g，枳实4g，甘草2g。日服2剂后泻下燥屎，时即热退，双侧腮部疼痛明显减轻，腹胀消失。次日腮部疼痛消失，肿胀明显减轻，渐思饮食，二便调，舌质稍红苔薄黄，脉细。续投益气养阴、软坚散结之剂，将上方去大黄、芒硝、枳实，再服3剂后诸症消除，病情痊愈。

按：患者属大头瘟毒壅肺胃，热结肠腑证。风热时毒壅滞肺胃，上攻头面部故见发热，双侧腮部肿痛、面红；热结肠腑则便结；前者误治使肺胃热毒久不得解，故阴伤明显，口干唇燥、舌红苔黄而燥、脉沉细均为阴伤表现。治宜增液承气。方中大黄、芒硝等通腑泄热；枳实、厚朴行气；玄参、麦冬、生地黄等护阴。二剂后能使燥屎下而热退，头面部红肿减轻。

——张芝.通腑邪热治疗小儿痄腮一得.陕西中医学院学报，2001，24（5）：59-60.

案三：风火夹湿，郁蒸于上案

冯姓，妇，年30余，住武昌水陆街。初起头微肿、耳微痛，医者投以银翘散，药不胜病，迁延旬日，致头面肿大如盆。两眼合缝，口不能张，耳流脓血，其热烙手，二便俱秘，不食者，已六日矣。六脉数实，此风火夹湿，郁蒸于上之实证也。纯投清凉，致气血冰凝，怫热内作，风无出路，是以愈酿愈深。

仿刘河间防风通圣散之旨，表里两解，用海马、全蝎解毒而消肿更速也。

处方：防风9g，白芷6g，川芎6g，连翘12g，荆芥6g，黄连3g，黄芩9g，海马6g，全蝎3个，当归身9g，大黄9g，芒硝12g，水煎服。嘱曰：如服药后心烦作呕，此药力已行，勿疑也。

次诊：进2剂，泄动10余行，肿消一半，耳中脓血已愈，仍如前法，惟药味减轻耳。

次方：防风6g，白芷6g，川芎6g，荆芥6g，黄连3g，黄芩9g，甲珠3g，乳香3g，没药3g，当归身15g，大黄6g，芒硝9g，水煎服。

三诊：进2剂，红退肿消，惟眼胞上下肿未全消。前方去甲珠、乳、没、硝、黄；加黄芪者，邪去则扶正也；加昆布、海藻者，导余毒从小溲出也。

处方：防风6g，白芷6g，川芎9g，黄连3g，黄芩9g，生黄芪9g，当归15g，金银花6g，昆布9g，海藻9g。水煎服。

进4剂，二便调和而诸症悉除矣。

按：患者进前者失治误治后风热时毒亢盛，壅滞与肺胃及肠腑，治宜清热疏风、通腑泄热，拟表里双解之方。

——赵凤林，任秦有.古今专科专病医案.西安：陕西科学技术出版社，2007.

4. 胃阴耗伤证治

（1）证治

【证候】身热已退，头面红肿消失，口渴，但欲饮，不欲食，咽干，目干涩，唇干红，舌干少津，无苔或少苔，脉细微数。

【分析】此为大头瘟的恢复期表现。肺胃热毒已解，故热退、面赤红肿消失；胃津耗损，故口渴欲饮；胃阴不足，纳食故减；胃阴耗伤，阴津不能上荣，故咽干、目涩、唇干红等；舌干少津，无苔或少苔，脉细微数等是胃阴亏耗的征象。本证以热退肿消、口咽干、欲饮不欲食、唇舌干红少苔等为辨证要点。

【治法】滋养胃阴。

【方药】七鲜育阴汤（《重订通俗伤寒论》）。鲜生地黄，鲜石斛，鲜白茅根，鲜稻穗，鲜鸭梨汁，鲜蔗汁（冲服），鲜枇杷叶（去毛炒香）。

方以鲜生地黄、鲜石斛、白茅根、鲜梨汁、鲜蔗汁甘寒滋养胃阴；鲜稻穗（可用生谷芽代之）养胃气；鲜枇杷叶和降胃气。

迨胃阴复，胃气和降，自能纳谷。

（2）临床运用

胃阴耗伤甚者，可加沙参、麦冬以滋养胃阴，并可加入少量砂仁振奋胃气，取阳生阴长之义。若尚有余邪，可合用竹叶石膏汤加减。

（3）案例举隅

大头瘟（胃阴耗伤）案

黄某，男，23岁，2003年5月27日就诊。3日前突然头面微红肿大，伴低热、恶风，少汗，咽喉微痛，经治头面红肿渐渐消失，身热已退，咽喉疼痛亦基本消除，但咽干、口渴欲饮，量不太多，食欲不振，大便偏干、量少，小便短赤。唇舌干红少津，苔薄黄，脉细数。查体：体温36.6℃，咽潮红，双侧扁桃体不大，余无异常。西医诊断：颜面丹毒；中医诊断：大头瘟（胃阴耗伤）。治法：滋养胃阴。方药：七鲜育阴汤加减。

处方：桑叶10g，杏仁10g，桔梗10g，生地黄10g，玉竹10g，牛蒡子10g，白茅根15g，芦根15g，甘草3g。3剂，水煎服。药后咽痛、头痛缓解，病愈。

按：此为典型大头瘟恢复期表现，属胃阴耗伤证。肺胃热毒已解，头面红肿渐渐消失，身热已退，咽喉疼痛亦基本消除；胃津耗损，故口渴欲饮、量不太多；胃阴不足，食欲不振，大便偏干；胃阴耗伤，阴津不能上荣，故咽干、目涩、唇干红等；舌干少津，无苔或少苔，脉细微数等是胃阴亏耗的征象。予以七鲜育阴汤加减滋养胃阴，故咽痛、头痛缓解，病愈。

四、与现代疾病的关系

1. 概述

西医学中颜面丹毒、流行性腮腺炎等具有本病特征者，可参考本病辨证施治。

2. 临床报道

现代药效学实验表明，普济消毒饮具有抗菌和增强免疫作用，临床除用于治疗温病大头瘟外，对急性感染性疾病的治疗效果显著，如急性扁桃体炎、急性淋巴结炎、急性咽喉炎、急性病毒性心肌炎、面部皮炎、痤疮等［张保国.普济消毒饮药效及临床研究.中成药，2010，32（1）：117-120.］。薛彩莲采用普济消毒饮治疗急性扁桃体炎45例，对照组43例选用抗生素及抗病毒药，结果2组总有效率均为100%（P<0.01）［薛彩莲.加味普济消毒饮治疗急性扁桃体炎45例.时珍国医国药，2002，13（7）：425.］。王定康采用普济消毒饮去连翘，加山豆根、银花等治疗急性扁桃体炎95例，总有效率达92.63%［王定康.普济消毒饮加味治疗急性扁桃体炎95例.实用中医药杂志，2005，21（6）：341.］。兰万成采用普济消毒饮加天花粉、薏苡仁等治疗急性化脓性扁桃体炎96例，总有效率获94.79%［兰万成.普济消毒饮加味治疗急性化脓性扁桃体炎96例.中医研究，2003，16（2）：32.］。金淳民治疗急性淋巴结炎56例采用普济消毒饮加减煎服，同时局部外敷金黄膏，总有效率96.6%［金淳民.普济消毒饮治疗颈痈56例.江苏中医，2000，21（3）：25.］。许新采用普济消毒饮去柴胡加生薏苡仁煎服，治疗面部痤疮50例，10天为一疗程，经1~5个疗程治

疗总有效率达98.0%〔许新.普济消毒饮加味治疗面部痤疮50例.河南中医学院学报，2005，20（119）：7.〕。姜蓉采用普济消毒饮煎服，同时外用荆芥、菊花煎水含漱，治疗急性咽喉炎45例，5天为一疗程，总有效率获100%，平均治愈时间7天〔姜蓉.普济消毒饮治疗急性咽喉炎67例.新中医，2001，33（6）：63.〕。师卿杰采用普济消毒饮合生脉散加减煎服治疗急性病毒性心肌炎45例，部分病人给予吸氧、加用抗心律失常西药。对照组45例给予抗病毒、营养心肌、抗心律失常药物等联合治疗。结果治疗组和对照组总有效率分别获91.66%、77.8%（P<0.01）〔师卿杰.生脉散合普济消毒饮加减治疗急性病毒性心肌炎45例.河南中医药学刊，2002，17（5）：50.〕。

3. 医案精选

案一：腮腺炎并发睾丸炎案

陈某，男，21岁。患者5日前感冒后，恶寒，发热，次日两腮肿痛以左侧为甚。患者觉左侧睾丸疼痛，口渴喜饮，大便干结，小便黄。诊查患者体温40.7℃，双侧颌下肿痛，局部微红、发烫。左侧睾丸肿痛，阴囊发红、触痛。舌质红胖舌苔厚润，脉洪弦数。辨证为少阳湿热蕴蓄，由腑急犯厥阴。治以清热化湿解毒，舒和少阳、厥阴。方药：普济消毒饮加减。

处方：板蓝根30g，柴胡10g，蝉衣10g，僵蚕10g，玄参15g，黄连10g，黄芩10g，焦栀子10g，桔梗10g，牛蒡子10g，连翘10g，荔枝核20g，炒橘核20g，生大黄10g（泡水兑服），生甘草3g。

复诊：上方服用3日后，患者两腮红肿疼痛基本消失，睾丸、阴囊红肿痛热亦减。恶寒罢，低热不退，体温37.5℃~38.4℃，头晕，知饥思食，口渴不多饮。大便先干后稀，小便黄，舌质红苔黄厚润，脉弦滑数。可见服方后已见疗效，将板蓝根、荔枝核各减10g，续服3剂后，诸症消失而病愈。

按：睾丸炎是流行性腮腺炎常见的并发症，常累及患侧睾丸或阴囊，出现睾丸胀痛伴剧烈触痛，以及阴囊临近皮肤水肿、发红。痄腮病位于足少阳胆经，肝胆相为表里，少阳湿热蕴蓄，由腑急犯厥阴，厥阴肝经"入阴毛中，环绕阴器"，故颌下微红、肿痛、发烫与患侧睾丸疼痛并见。治宜清热化湿解毒，舒和少阳、厥阴，方用普济消毒饮加减。

——杨爱东.温病学传承与现代研究.上海：上海科学技术出版社，2013.

案二：流行性腮腺炎案

陈某，女，7岁，1988年3月13日初诊。患者1天前突觉恶寒发热，头痛，呕吐，自服"感冒灵"不解。第二天各症加重，并见左耳下方、面部开始肿胀疼痛，遂由其父母带来就诊。诊时见恶寒、发热（T 38.5℃）、头痛、咽红咽痛、周身不适、颜面肿痛、纳呆、尿黄、大便秘结、唇红舌红苔黄白而厚、脉滑数。西医诊断：流行性腮腺炎。中医诊断：大头瘟；辨证：卫气同病。治则：疏风清热，解毒消肿，兼通下腑实。

方药：普济消毒饮加减。

处方：金银花12g，连翘12g，板蓝根15g，薄荷3g（后下），牛蒡子10g，升麻6g，夏枯草12g，桔梗6g，大黄4.5g（后下），僵蚕4.5g，甘草3g，每天1剂，水3碗煎成1碗，分2次服。

二诊：患者2天后大便通解，发热减轻（T 37.5℃），头痛、咽痛等诸症减轻，舌红苔黄白相兼，脉滑数。上方去大黄，再用5天，各症消除而愈。

按：此为大头瘟之卫气同病。邪犯卫分故见恶寒发热、周身不适；邪热上攻头目和咽喉则见头痛、颜面肿痛、咽红咽痛；热结肠腑则见大便秘结。治宜疏风清热、解毒消肿，兼通下腑实。方用普济消毒饮加减。

——钟嘉熙，林兴栋.重读中医经典丛书·温病学临床运用.北京：科学出版社，2010.

案三：小儿流行性腮腺炎并发急性肾炎高血压脑病案

梁某，女，10岁，于1994年11月30日因发热1周，抽搐6小时入院。1周前患儿发热，两腮肿痛，在当地医院诊断为腮腺炎，治疗效果不佳，但仍能上学读书。患儿于入院当日凌晨5时，突然烦躁不安，诉头痛，随即抽搐，呕吐胃内容物数次，在当地医院因诊断不明，由家人急背入院。入院时症见：神志不清，高热，目巢、颜面浮肿，两腮红肿，烦躁，手足抽掣，胸腹部皮肤花斑隐隐，双下肢轻度凹陷性水肿，失语，小便失禁，舌红苔黄厚，脉数。刻诊：T 39.2℃，P 121次/分，R 20次/分，BP 105~150mmHg，双眼瞳孔不等，对光反射迟钝。颈软无抵抗，咽充血（+），扁桃体I°肿大，心律齐，各瓣膜区未闻杂音，生理反射存在，病理反射未引出。心电图示：阵发性房性心动过速。尿常规：红细胞（+++），白细胞（+），颗粒管型（+），蛋白（++）；血常规：白细胞30.2×10⁹/L，中性粒细胞92%；肌酐50umol/L，尿素氮3.5mmol/L，二氧化碳结合力19.5mmol/L，钾3.5mmol/L，钠137mmol/L，氯99mmol/L，钙2.1mmol/L，补体C3 550mg/dL，补体C4 290mg/dL，血沉 30mm/h；脑脊仪检查 60/min，无色透明，无凝块，潘氏试验阴性，白细胞3×10⁶/L；眼底检查：视网膜动脉痉挛期。中医辨证：急惊风（感受疫邪）；痄腮（热毒蕴结型）；水肿（邪犯厥阴变证）。西医诊断：流行性腮腺炎并发急性肾炎高血压脑病；脑疝形成。急用中药清热解毒、镇惊开窍。

予以清开灵注射液60mL加入5%葡萄糖500mL静滴。针刺人中、合谷。急煎中药生石膏40g（先煎），知母、法夏、石菖蒲、郁金、黄芩、僵蚕、地龙各10g，竹茹、蝉蜕各8g，芦根15g，紫雪丹1.5g（冲服）。水煎鼻饲。并予20%甘露醇100mL加压静滴。持续低流量输氧。

经过3小时的抢救，患儿神清，抽搐止，对答切题，仍失眠头痛，小便黄少，T 37.8℃。减清开灵为40mL，继续静滴3天，停用甘露醇，停止输氧。更方以治疗痄腮与水肿为主，予以清热解毒、宣肺利水、活血化瘀。

处方：生麻黄6g，生石膏、卷柏各20g，黄芩、金银花、连翘、益母草、桑白皮各10g，白茅根30g，地丁、败酱草各12g，车前子15g。每日1剂，水煎服，连服10剂，诸症已除，各项化验检查正常，治疗半月痊愈出院。随访1年，患儿健康无异常。

按：小儿乃稚阴稚阳之体，卫外不固，风温邪毒外袭从口鼻而入，壅阻少阳经脉，结于腮部发为痄腮。风温邪毒袭于肌表，壅塞肺气，则肺通调失常，风遏水阻，风水相搏致热毒炽盛，热极生风，内陷厥阴，故症见头痛、烦躁、惊厥、抽搐、昏迷、水肿的邪犯厥阴变证。急用中药清热解毒、镇惊开窍：予以清开灵注射液、针刺人中及合谷，并配合中药芳香开窍、镇静安神；待神清，抽搐止，更方治疗痄腮与水肿为主，治宜清热解毒、宣肺利水、活血化瘀。

——张彩玲.中药为主抢救流行性腮腺炎并发急性肾炎高血压脑病1例.陕西中医，1996，17（8）：359-360.

第二节　烂喉痧

一、概述

1. 定义

烂喉痧是感受温热时毒引起的急性外感热病。其临床特征为咽喉肿痛糜烂，肌肤丹痧密布。本病具有较强的传染性，易引起流行；多发生于冬春季节。

2. 病因病机

温热时毒侵袭人体是引起烂喉痧发病的直接原因。根据中医发病学特点，其发病与冬春天时不正之气及人体正气不足或脏腑气血阴阳失调等因素有关，素体阴虚者尤易感受为病。感受温热时毒的途径有与患者直接接触和经空气传染两种。陈耕道《疫痧草》说："其人正气适亏，口鼻吸受其毒而发者为感发；家有疫痧之人，吸受病人之毒而发者为传染。所自虽殊，其毒则一也。"

温热时毒由口鼻侵入人体，直犯肺胃，热毒之邪蕴伏于肺胃，内外充斥，是烂喉痧病机的关键所在。咽喉为肺胃之门户，又因肺主皮毛，胃主肌肉，所以本病初起既有恶寒发热、头痛身楚等肺卫表征，又有咽喉肿痛和肌肤丹痧等局部临床特征。继则表证消失，热毒归于肺胃并进一步转盛，咽喉红肿糜烂，肌肤丹痧更为显著。故何廉臣说："疫痧时气，吸从口鼻，并入肺经气分则烂喉，并入胃经血分则发痧。"若感邪较轻，人体正气较强，通过积极治疗，肺胃气分热毒外解则病可痊愈；反之，感邪较甚，正气较弱，治疗不及时或不恰当，温热时毒可深入营血或迅速内陷心包；也有热毒内闭而正气外脱者，均为本病的危重症。所以《疫痧草·辨证疫邪所由来》云："疫毒直干肺脏而烂喉，气秽盛者，直陷心包，而神昏不救。"本病后期，多表现为余毒不尽而阴液耗伤证。

二、辨证要点

1. 重视接触史与特殊表现

本病多有与烂喉痧病人接触的病史。具有急性发热、咽喉肿痛糜烂、肌肤丹痧密布、舌红绛起刺如杨梅状的典型临床表现。初起邪毒侵犯肺卫，除咽喉肿痛糜烂、肌肤丹痧密布外，同时可见憎寒发热。继则病邪入里，热势转盛，毒壅上焦，而见壮热、口渴、烦躁，咽喉红肿糜烂，肌肤丹痧更为显著，舌红赤有珠。

2. 注意证候的演变

毒燔气营，可见壮热，汗多，烦躁不安，甚则神昏谵语，丹痧密布，红晕如斑，赤紫成片，舌绛干燥，遍起芒刺，状如杨梅，脉细数。后期咽喉糜烂渐减，但午后低热，口干舌燥，舌红而干，脉细数，余毒伤阴为此期特点。

3. 注意判断病势的顺逆

肺胃邪毒，或从外解，或从内陷，邪毒向外者，病机为顺；邪从内陷者，病机为逆，可因内闭外脱而死亡，应从视喉、察神、按脉、观痧等方面判断其顺逆。

三、分型论治

1. 温热时毒侵袭肺卫证治

（1）证治

【证候】初起憎寒，发热，继则壮热，烦渴，咽喉红肿疼痛，甚则点状糜烂，肌肤丹痧隐现，舌红或有柱状突起，苔白，脉浮数。

【分析】本证为烂喉痧的初起表现，时毒外袭肌表，内侵肺胃之证。邪犯肌表，邪正相争，卫阳受郁，故憎寒发热，苔白，脉浮数；肺胃热毒上壅咽喉，则咽喉红肿疼痛而糜烂；热毒波及营分，外窜血络，则皮肤丹痧；心烦口渴，舌红赤如珠均为热毒壅盛的征象。本证以憎寒发热、咽喉肿痛、肌肤丹痧隐隐为辨证要点。

【治法】透表泄热，清咽解毒，凉营透疹。

【方药】清咽栀豉汤（《疫喉浅论》）。生栀子，香豆豉，金银花，苏薄荷，牛蒡子，粉甘草，蝉蜕，白僵蚕，乌犀角（水牛角代），连翘壳，苦桔梗，马勃，芦根，灯心草，竹叶。

夏春农《疫喉浅论·疫喉痧论治》认为：治疫喉之关键，惟在善取其汗，有汗则生，无汗则死。因此，本方用香豆豉、苏薄荷、牛蒡子、蝉蜕辛凉解表以疏散热毒；以生栀子、金银花、连翘壳清热解毒；白僵蚕、马勃、苦桔梗、粉甘草开结利咽；以水牛角合辛凉之品意在凉营解毒透疹；并用芦根护阴生津；灯心草、竹叶清心并导热下行。全方以解毒为中心，兼利咽凉营透疹，并疏散表邪，颇合喉痧时毒初起的病机。此为里热较炽，表邪不甚者，用清咽栀豉汤；若表邪偏盛者，用清咽汤。

清咽汤（《疫喉浅论》）。荆芥，防风，桔梗，杏仁，甘草，枳壳，鲜浮萍，前胡，牛蒡子，白僵蚕，橄榄，薄荷。

（2）临床运用

本证系邪在卫表，故治疗首重清热，使温热时毒能从汗而解。如丁甘仁谓："烂喉丹痧以畅汗为第一要义。"所谓畅汗，是以辛凉清透为法，是表气通畅，热达腠开，从而达到邪从汗透，热随汗泄的目的。即以汗出通畅为邪热外透的标志，所以又有得汗则安的说法。但临床运用时，切不可把汗出作为目的，滥用辛温升托之品以强取其汗，以免助热伤阴加重病情。其次，由于温热时毒的温热之性更甚于一般温邪，故初起治疗虽以辛凉解表为主，但清里亦不容忽视，即在辛凉之中合以清热解毒、清泄热邪之品。

本证虽见肌肤丹痧隐约，但其病机是肺胃热毒外窜肌肤而致，故不可误认为是邪陷营血分而滥用清营凉血之品。同时，本证治疗虽以透达热毒为原则，但亦不可过用寒凉，以免有凉遏冰伏之弊。

表郁较重者，酌情加入荆芥、防风等以辛散表邪；咽喉肿痛明显者，可加入挂金灯、橄榄、土牛膝等清热利咽。

咽喉红肿，尚未糜烂者，可外用玉钥匙吹喉。

玉钥匙（《三因极一病证方论》）。焰硝，硼砂，脑子（冰片），白僵蚕。上为末，研均，以竹管吹半钱许入喉中。

（3）案例举隅

案一：烂喉痧——温热毒邪犯卫证案

郑某，女，4岁，1955年10月16日就诊。患者昨日突然发热39℃以上，恶寒。现在面部及颈、胸、背、躯干、上下肢出现弥漫性猩红色鸡皮疹，疹点间隙满呈红晕，口周皮肤苍白。咽喉红肿疼痛，饮食不佳，二便正常，舌尖红如杨梅，苔黄腻，脉滑数。观其脉证为初感温毒，邪在卫分。治宜辛凉解表、解毒利咽。

处方：金银花10g，大青叶10g，马尾连6g，黄芩6g，牡丹皮10g，苏叶6g，荆芥穗6g，防风6g，浮萍10g，蝉蜕6g，地肤子6g，射干5g，小儿牛黄散每次半瓶。日服2次，共服4瓶。

服3剂后热退；服6剂后咽肿痛消除；服9剂后疹退净已渐脱皮，诸症消失，惟饮食不佳，脉缓和，舌苔薄黄。再拟丸剂缓投为之善后。予清解丹一日2次，健脾片每日2次，每次2片。服后即痊愈。

按：此为烂喉痧之邪犯肺卫证。温病初起，邪在肺卫可见恶寒发热；肺胃热毒上壅咽喉，则咽喉红肿疼痛；热毒波及营分，外窜血络，则皮肤丹痧；舌尖红如杨梅、苔黄腻、脉滑数均为热毒壅盛的征象。治宜辛凉解表、解毒利咽。方用清咽栀豉汤加减。

——张荣显.临证治验三则.北京中医，1984（2）：27-28.

案二：烂喉痧——热毒壅结案

天津沈姓学生，年16岁，于仲春得温疹兼烂喉痧证。因在体育场中游戏，努力过度，周身出汗为风邪所袭，遂得斯病。初病时微觉恶寒头痛，翌日即表里俱壮热、咽喉闷疼。延医服药病未见轻，喉中疼闷似加剧，周身又复出疹，遂延余为诊治。其肌肤甚热，出疹甚密，连无疹之处其肌肤亦红，诚西人所谓猩红热也。其心中亦自觉热甚，其喉中扁桃体处皆红肿，其左边有如榆荚一块发白。自言不惟饮食疼难下咽，即呼吸亦甚觉有碍。诊其脉左右皆洪滑有力，一分钟九十八至。愚为刺其少商出血，复为针其合谷，又为拟一清咽、透疹、泻火之方，俾服之。

处方：生石膏，玄参，天花粉，射干，牛蒡子，浙贝母，清连翘，鲜芦根，甘草，粳米。共煎汤2大盅，分2次温服。

复诊：翌日过午复为诊视，其表里之热皆稍退，脉象之洪滑亦稍减，疹出又稍加多。从前三日未大便，至此则通下一次。再视其喉，其红肿似加增，白处稍大，病人自言此时饮水必须努力始能下咽，呼吸之滞碍似又加剧。愚曰：此为极危险之病，非刺患处出血不可。遂用圭式小刀，于喉左右红肿之处，各刺一长口，放出紫血若干，遽觉呼吸顺利。拟再投以清热消肿、托表疹毒之剂。

处方：生石膏，天花粉，赤芍，板蓝根，牛蒡子，生蒲黄，浙贝母，青连翘，鲜芦根。共煎一大盅半，分2次温服。将药连服2剂，其病脱然痊愈。

按：《灵枢·痈疽》谓：痈发嗌中，名曰猛疽，猛疽不治，化为脓，脓不泻，塞咽，半日死。此证咽喉两旁红肿日增，即痈发嗌中名为猛疽者也。其脓成不泻，危在目前。若其剧者，必俟其化脓而后泻之，又恒有迫不及待之时，是以此证因其红肿已甚，有碍呼吸，急刺之以出其紫血而红肿遂愈，此所谓防之于预也。且化脓而后泻之，其疮口恒至溃烂；若未成脓而泻，其紫血所刺之口半日即合矣。

——张锡纯.医学衷中参西录.北京：人民卫生出版社，2006.

案三：烂喉痧——温热毒邪犯卫案

李小传染喉痧，痧子已布，寒热不退，咽痛焮红，风温时气蕴袭肺胃，腑行溏薄，肺移热于大肠也。治宜辛凉清透、宣肺化痰。

处方：薄荷叶2.4g（后下），净蝉衣2.4g，淡豆豉9g，甜甘草1.8g，苦甘草1.8g，苦桔梗3g，轻马勃2.4g，金银花9g，连翘壳9g，生赤芍6g，象贝母9g，山楂肉6g，鲜竹叶30张，干荷叶1角。

二诊：传染痧子，布而渐回，身热晚甚，有汗不解，右颐颊下，肿硬疼痛，口角腐烂。颇虑延成牙疳，急宜清温解毒。

处方：薄荷叶2.4g（后下），京玄参4.5g，炙僵蚕9g，金银花12g，连翘壳9g，板蓝根9g，生甘草1.8g，苦桔梗3g，熟石膏9g（打），生赤芍6g，大贝母9g，鲜竹叶30张，活芦根1尺（去节），陈金汁30g（冲服）。

三诊：传染痧子，布而渐回，身热未退，颐颊漫肿渐减，口疮腐烂。阳明积火上升，痧毒未除，再宜清温解毒。

处方：薄荷叶2.4g（后下），连翘壳9g，金银花12g，京玄参6g，甘中黄2.4g，生赤芍6g，熟石膏9g（打），苦桔梗3g，大贝母9g，炙僵蚕9g，板蓝根9g，鲜竹叶30张，活芦根1尺（去节），陈金汁30g（冲服）。

四诊：传染痧子，布而渐回，身热渐退，咽喉内白腐，咳嗽音喑，项颈漫肿疼痛。温邪疫疠化热，蕴袭肺胃，厥少之火上升。还虑变迁，再宜清温解毒。

处方：薄荷叶2.4g（后下），连翘壳9g，金银花12g，京玄参4.5g，甘中黄2.4g，生赤芍6g，生石膏12g（打），川贝母6g，象贝母6g，炙僵蚕9g，板蓝根6g，鲜竹叶30张，活芦根1尺（去节），陈金汁30g（冲服），淡竹沥30g（冲服）。

五诊：传染痧子，布而渐回，身热较轻未退，咽喉内白腐，咳嗽痰多，项颈漫肿。温邪疫疠化热，蕴袭肺胃，厥少之火上升。还虑剧增，再宜气血双清而解疫毒。

处方：鲜生地黄9g，京玄参4.5g，薄荷叶2.4g（后下），甘中黄2.4g，金银花12g，连翘壳9g，大贝母9g，炙僵蚕9g，生石膏12g（打），板蓝根6g，鲜竹叶30张，活芦根1尺（去节），陈金汁30g（冲服），淡竹沥30g（冲服）。

按：患者初诊尚有表征，治宜辛凉清透、宣肺化痰；二、三、四诊时热毒炽盛，故以清温解毒为主；五诊时温邪疫疠化热，蕴袭肺胃，厥少之火上升，还虑剧增，再宜气血双清而解疫毒。

——沈仲理.丁甘仁临证医集.上海：上海中医药大学出版社，2000.

2.温热时毒壅滞气分证治

（1）证治

【证候】壮热，口渴，烦躁，咽喉红肿糜烂，肌肤丹痧显露，舌红赤有珠，苔黄燥，脉洪数。

【分析】此为表邪已解，温热时毒壅于上焦气分，波及营

（血）分。气分热毒炽盛，故壮热、烦躁；热毒蕴结不解，膜败肉腐，则咽喉红肿糜烂；热毒窜入血络，则肌肤丹痧显露；舌红赤有珠、苔黄燥、脉洪数为温热时毒壅滞气分征象。本证以壮热不恶寒、咽喉红肿糜烂、肌肤丹痧显露为辨证要点。

【治法】清气解毒，凉营退疹。

【方药】余氏清心凉膈散（《疫疹一得》）。连翘，黄芩，栀子，薄荷，石膏，桔梗，甘草，竹叶。

本方为凉膈散去芒硝、大黄加石膏、桔梗而成，有清气泄热、解毒利咽之效。方用连翘、黄芩、栀子、竹叶清泄气分邪热；用薄荷、桔梗、竹叶、甘草清宣上焦气机；用石膏大清气分炽热。

（2）临床运用

丹痧显露，舌赤有珠，为肺胃之热波及营分，扰动血络之症状，故临证运用时，须酌情加生地黄、牡丹皮、赤芍、紫草等以凉营解毒；如大便燥结者，须仍用大黄、芒硝以通腑泄热。

锡类散（《金匮翼》）（吹喉）。象牙屑（焙），珍珠（制），青黛（飞），冰片，壁钱（泥壁上者），西牛黄，焙指甲。

以上少许吹于患处，以清热解毒、化腐生新。如肿而不烂者可用玉钥匙。

（3）案例举隅

烂喉痧肺胃蕴热案

金某，痧点较昨晚稍透，兼有起浆白疹，咽赤作痛，偏左起腐。肺胃蕴热，未能宣泄，病起三朝，势在正甚。

处方：连翘壳、马勃、荆芥、薄荷叶、桔梗、射干、牛蒡子、蝉衣、广郁金、灯心草。

二诊：痧点虽布，面心足胫尚未透发，烦热，胸闷咽痛，舌苔黄燥少津。肺胃之邪，不克宣泄，夹滞不化，恐化火内窜。

处方：净蝉衣，牛蒡子，连翘壳，麻黄，苦桔梗，苏薄荷叶，广郁金，炒枳壳，煨石膏，茅根肉。

三诊：咽痛稍轻，肌肤丹赤，投辛温、寒，宣泄肺胃，热势大减，苔黄大化，而舌边红刺。邪欲化火，再以清泄。

处方：连翘壳，广郁金，滑石块，炒枳壳，煨石膏，黑栀子，淡豆豉，杏仁，牛蒡子，竹叶心。

四诊：肌肤丹赤而痧点未经畅透，肺胃蕴热不能宣泄，邪势化火，劫烁阴津，舌绛干毛。恐邪热内传而神昏发痉。

处方：犀角尖、牡丹皮、鸡苏散、玄参、杏仁、荆芥、牛蒡子、鲜生地黄、连翘、广郁金、茅根肉、竹叶、灯心草。

五诊：丹痧渐化，而火风未能尽泄，咽痛甚重，大便不行，舌绛无津，拟急下存阴法。

处方：犀角尖、牡丹皮、玄参肉、防风、玄明粉、生广军、鲜生地黄、大贝母、荆芥、黑栀子、生甘草、桔梗。

六诊：大便畅行，咽痛大减，然仍热甚于里，舌红尖刺无津。痧化太早，邪势化火，劫烁阴津，未为稳当。

处方：玄参肉、鲜生地黄、连翘壳、桔梗、金银花、郁金、天冬、栀子、生甘草、竹叶、鲜芦根。

七诊：咽痛渐定，热势大减，舌绛刺亦退，然舌心尚觉干毛，还是津液未复也。

处方：细生地黄、连翘、金银花、鲜石斛、天花粉、大玄参、生甘草、天冬、绿豆衣、栀子、芦根、竹叶。

八诊：脉静身凉，履夷出险，幸甚。拟清养肺胃，以彻余炎。

处方：大天冬、大玄参、连翘、白银花、茯苓、绿豆衣、川贝母、竹叶心、鲜芦根。

按：本案为烂喉痧治疗的全过程。患者疾病初起时"痧点较昨晚稍透，兼有起浆白疹，咽赤作痛，偏左起腐""势在正盛"，治宜辛凉透邪、清热解毒。陈耕道曾提出"疏达、清散、清化、下夺、救液"五大法则，纵观全案，患者二诊、三诊、四诊时重在清热，并积极防治热入营血分，通过疏散、发汗、清透等方法涤除热邪。疾病后期患者伤津较重，故六诊、七诊、八诊重在清余热、生阴津。

——张聿青.张聿青医案.北京：人民卫生出版社，2006.

3. 气营（血）两燔证治

（1）证治

【证候】咽喉红肿糜烂，甚则气道阻塞，声哑气急，丹痧密布，红晕如斑，赤紫成片，壮热，汗多，口渴，烦躁，舌绛干燥，遍起芒刺，状如杨梅，脉细数。

【分析】此为邪毒化火，燔灼气营（血）之危重症。气分邪毒炽盛，则见壮热、汗多、口渴、烦躁；营（血）热毒炽盛，故见丹痧密布、红晕如斑；舌绛干燥、遍起芒刺、状如杨梅，脉细数等，为热灼营阴之征。本证以咽喉红肿糜烂明显、丹痧密布、赤紫成片、舌干绛遍起芒刺等为辨证要点。

【治法】清气凉营，解毒救阴。

【方药】凉营清气汤（《丁甘仁医案》）。水牛角，鲜石斛，黑栀子，牡丹皮，鲜生地黄，薄荷叶，黄连，赤芍，玄参，生石膏，生甘草，连翘壳，鲜竹叶，白茅根，芦根，金汁（冲服）。

方用薄荷叶、鲜竹叶、连翘壳、黑栀子、生石膏、黄连清泄气分热毒；用水牛角、鲜生地黄、牡丹皮、赤芍、金汁凉营（血）解毒；用玄参、鲜石斛、芦根、白茅根甘寒救阴，共奏气营两清、解毒生津之效。

（2）临床运用

若痰多者加竹沥水、珠黄散（豆腐制珍珠、西牛黄）。

（3）案例举隅

案一：烂喉痧毒燔气营案

宋某，男，25岁。

初诊：患者发热2～3日，今晨面部、胸腹、四肢皮肤斑疹红晕，咽痛喉肿，扁桃体肿大化脓，有白腐，今日体温39.5℃，口周围苍白，舌红尖部起刺，状似杨梅，根部黄厚，质绛且干，自觉头晕心烦急躁，不能入睡，唇焦破裂流血。大便2日未行，小便赤短深。此温邪蕴热，气营两燔之烂喉丹痧重症。故治宜凉营透斑、清气泄热。防其逆传昏厥或高热，忌食荤腥甜黏油重之品。

处方：连翘15g，忍冬花30g，紫草9g，生石膏24g，知母9g，玄参45g，生甘草10g，紫花地丁9g，花粉9g，僵蚕9g，杏仁9g，鲜茅根45g，鲜芦根45g，香犀角（水牛角代）0.6g（冲）。2剂。

二诊：药后胸腹、四肢皮肤丹痧已透，神志清楚，身热渐减，体温38℃，咽痛喉肿皆消减，扁桃体肿见轻，仍有白腐，质绛起刺，状如杨梅，根部黄厚。2日来，夜寐尚安，心烦也减，唇仍焦破，大便已通、不多，小便短红。烂喉丹痧重症，热毒壅滞，窜扰营分，今日已见转机。再以清透热毒、凉营育阴。病势虽见好转，然热毒甚重，宜防其逆传。

处方：蝉衣4.5g，生石膏24g，玄参45g，栀子6g，连翘30g，金银花30g，牡丹皮9g，黄芩9g，竹叶6g，生草10g，鲜茅根45g，鲜白茅根45g，香犀角（水牛角代）0.3g（冲）。2剂。

三诊：身热渐退，神志也清，体温37.4℃，皮肤丹痧已透齐，咽痛止而喉肿也退，大便每日1次，小便黄少，心烦已除，夜寐甚安，舌苔渐化，红刺已退，唇仍色深紫。病势已减，余热未清，再以甘寒育阴、凉营解毒。病已向愈，防其反复，饮食寒暖诸应适宜。

处方：细生地黄30g，肥知母9g，淡竹叶3g，连翘24g，金银花24g，牡丹皮9g，玄参30g，赤芍9g，北沙参30g，冬瓜皮30g。3剂。

四诊：身热退净，皮肤已渐脱屑，神志甚清，精神好，饮食如常，二便自调，舌苔化净，舌质略红，两脉细弱力差，烂喉丹痧已愈，再以调理肠胃，以后天补先天之法。

处方：北沙参24g，细生地黄24g，白芍9g，赤芍9g，冬瓜皮30g，茯苓皮24g，焦麦芽9g，鸡内金9g。4剂。

五诊：烂喉丹痧已愈，皮肤脱屑未齐，诸症皆平，胃纳甚佳，夜寐安稳，病已愈，用散剂调理。

处方：焦三仙（各）150g，鸡内金150g，砂仁3g。

共研细末，每早晚各服9g，加糖9g，开水冲服，其味酸甜，又助消化，病后最宜。

按：此为烂喉痧重症。患者一诊时邪热正盛，高热，皮肤斑疹红晕，咽痛喉肿，头晕心烦急躁，唇焦破裂流血，便结，杨梅舌；二诊时虽上诉情况均有所改善，但医者认为"热毒甚重，防其逆传"。故一、二诊重在清气凉营；三者时虽病势大减，但余热未清，故以凉营育阴为主；四、五诊时患者烂喉丹痧基本痊愈，以调理中焦为主。

——彭建中，杨连柱.赵绍琴临证验案精选.北京：学苑出版社，2002.

案二：喉痧变烂喉案

叶妇，年二十余，住上海澄衷学校。侍其夫喉痧得此疾。前医恐其出痧麻，连进辛凉透解，未敢骤用滋阴清降，毫无应效，病反转重。身热甚壮，咽喉腐烂，汤饮难进，烦闷口渴，继则发热更甚，燥扰不安，起坐如狂，甚至谵语妄言，咽喉间满腐，蒂丁去其大半，口唇焦燥。诊断：脉洪数有力，舌苔灰黄。此疫毒由口鼻直入肺胃，悉从火化，由气入营，伤津劫液，内风欲动，势将痉厥也。急投犀角地黄汤，凉营解毒为君，佐竹叶石膏汤清燥救肺，加减数味，合为凉营清气之剂。

处方：犀角尖（水牛角代）1.5g（磨汁冲），鲜生地黄24g，赤芍6g，粉牡丹皮6g，川黄连1.5g，鲜石斛24g，玄参9g，生石膏24g，焦栀子6g，薄荷叶2.4g，青连翘9g，生甘草2.4g，鲜竹叶30片，陈金汁30g（冲）。

先用鲜白茅根30g，芦根30g，煎汤代水，每日服珠黄散0.6g。

一日夜连进4剂，即热退神清，咽喉腐烂亦退，三四日即愈。似此危险重症，得庆更生，亦可谓幸矣。可见有痧麻喉不腐者有之，喉腐而不出痧麻者亦有之。

按：患者因侍奉其服喉痧而感病，又经前人误治，使得病情加重。疫毒之气直入肺胃，则见身热甚壮，上攻咽喉而是咽喉腐烂，汤饮难进；邪气化火转入营分，热扰神明，故燥扰不宁、起坐如狂、神志谵妄；耗伤大量阴津，则口焦唇燥。此为感染疫毒之重症，阴液耗伤明显，治疗不及恐引动内风而成痉厥，治宜凉营解毒、清燥护阴，方用犀角地黄汤和竹叶石膏汤化裁，以犀角（水牛角代）、赤芍、粉牡丹皮、川黄连、石膏、焦栀子、青连翘等凉营解毒为主，辅以鲜生地黄、鲜石斛、玄参、鲜竹叶等护阴生津。

——何廉臣.重印全国名医验案类编.上海：上海科学技术出版社，1959.

4. 余邪未净，阴液损伤证治

（1）证治

【证候】咽喉糜烂渐减，但仍疼痛，壮热已除，惟午后仍低热，口干唇燥，皮肤干燥脱屑，舌红而干，脉细数。

【分析】此为烂喉痧恢复期表现。邪毒已减，余邪未净，故见壮热消退但午后低热、咽喉轻度糜烂；肺胃阴伤，故见口干唇燥、皮肤干燥而脱屑；舌红而干、脉细数为阴津耗伤征象。本证以咽喉糜烂渐减、午后低热、皮肤干燥脱屑、舌干红等为辨证要点。

【治法】滋阴生津，兼清余热。

【方药】清咽养营汤（《疫喉浅论》）。西洋参，生地黄，茯神，麦冬，白芍，天花粉，天冬，玄参，知母，炙甘草。

本方治疗重点是滋阴生津。方中西洋参、麦冬、天冬、玄参、生地黄甘寒生津；白芍、炙甘草酸甘化阴，共奏养阴之效；知母、天花粉清泄余热，且能滋阴生津；茯神宁心安神，以除心烦。

（2）临床运用

如余毒热盛者加水牛角。

（3）案例举隅

案一：喉痧案

王某，女，11岁。感染喉痧，咽喉疼痛糜烂，壮热虽除，惟午后发热，入暮手足心热如烙，咽干口渴，不思谷食，皮肤干燥、脱屑，舌绛起刺，脉细数。证属余毒未清，阴液受损。治以甘寒、咸寒滋养阴液为法，以清余毒。

处方：鲜生地黄15g，玄参10g，麦冬10g（切），知母10g，生甘草3g，天花粉10g，北沙参10g，鲜石斛15g，穞豆衣10g，活水芦芽尺许（去毛节）。3剂。

身热退清，咽痛糜烂大减。继以养胃汤（麦冬、生地黄、沙参、玉竹、冰糖）加减调理，以糜粥自养而愈。

按：患者所感邪毒已减，但余邪未净，故见"壮热虽除，惟午后低热"；肺胃阴伤，故见咽干口渴，皮肤干燥、脱屑；入暮手足心热，舌红而干，脉细数，为阴津耗伤征象。治宜滋养阴液、清解余热，故用鲜生地黄、玄参、麦冬、花粉、北沙参、鲜石斛等大派甘寒、咸寒之品，以滋养肺胃之阴。

——张德超.猩红热病机证治浅谈.江西中医药，1981，

(1)：18–21.

案二：烂喉疫痧案

金平卿哲嗣，年八岁。体质素瘦，今年三月出痧，痧后又生疱疮，至六月初旬，又病喉痧，发热咽痛。初由西医蒋某治之，用冷水浸毛巾罨颈项，又用水浴法，及服安知必林，与盐剥水漱喉等法，均无效。病势益剧。其岳家童姓荐余治，时六月十五日也。

身热，咽喉两旁上下，皆溃烂腐秽，口渴溲黄。诊断：脉息软数，舌红无苔，盖阴液大亏，热邪燔灼于上焦也。热不难解，惟咽喉全部腐烂，而阴液亏耗，断非实证可比。危险已极，幸神不昏，呼吸不促，不烦躁尚可挽救。内服以加味增液汤为主，外以吹喉锡类散频频吹之。先用淡盐汤漱喉，漱后吹药。金君自以体温计，置病人口中验热度，已有一百零五度之高。予谓体温计虽能验热度之高下，然不能分虚实，万不可泥以论病。若只准体温计所验之热毒以定治法，则当用三黄白虎。然就脉象舌色而论，则不独三黄白虎，不可误投，即西药中之退热剂，亦非所宜。否则危亡立见，噬脐无及矣。金君韪之，遂以予方煎服焉。

处方：鲜生地黄30g，原麦冬9g，金银花9g，肥知母3g，鲜石斛9g，天花粉6g，黄芩3g，青连翘9g，生甘草1.8g。

次诊：十六日复诊，四肢不热，身热亦轻，舌色红艳而光，毫无苔垢，大便通利，溲色黄浊，言语多，口不渴，彻夜不寐，喉烂如故，脉息虚数，原方去黄芩、花粉、知母、鲜生地黄加西洋参、枣仁、茯神、百合等品。

处方：西洋参4.5g，炒枣仁9g，朱拌茯神9g，原麦冬9g，干地黄15g，鲜石斛9g，玄参9g，青连翘9g，生甘草1.8g，金银花9g。

先用百合1枚，煎汤代水煎药。

三诊：十七日复诊，舌上红色转淡，夜间能睡一二时，谵语亦减，咽喉上不腐烂较退，惟下部及隔帘等处，仍然腐烂，精神疲惫，脉息虚细无神，是气血大虚之候也。急宜倍补，拟方以大补元气煎合增液汤法，惟吹药仍用锡类散，日吹数次。

处方：西洋参6g，炒熟地黄炭12g，干地黄12g，怀山药9g，玄参6g，鲜石斛6g，朱染茯神12g，麦冬6g，人中黄1.2g。

四诊：十八日复诊，夜寐甚安，谵语亦止，稍能进粥汤，喉烂减退大半，脉息仍细弱无神，仍用原方加味。

处方：西洋参6g，炒熟地黄12g，干地黄12g，朱茯神12g，怀山药9g，玄参6g，鲜石斛6g，原麦冬6g，人中黄1.2g，湘莲9g，女贞子9g。

五诊：十九日复诊，喉全退。用毛笔蘸水拭之，腐物随笔而出，全部皆现好肉，不必前数日之黏韧难拭矣。脉息亦较有神，而现滑象，舌色仍淡无苔，小便清，能进薄粥，仍用原方加减。

处方：西洋参6g，炒熟地黄9g，干地黄12g，朱茯神12g，玄参6g，湘莲9g，原麦冬6g，怀山药9g，人中黄12g，女贞子9g，扁豆9g。

六诊：二十日复诊，饮食较多，乃以原方减轻其剂，接服两日，眠食俱安。但忽又发热，或轻或重，而热之时间又不一致。金君复以体温计验之，仍在一百零五度，及一百零三四度之间，甚以为忧。予曰：无恐也，此气血未能复原，营卫未能调和，而邪热之内伏者，仍不免有余蕴耳。且现在喉烂痊愈，眠食俱安，种种生机，与七日以前之危险现状，相去不啻天渊。乃以前方去熟地黄，酌加青蒿、佩兰、苡仁、地骨皮等药。接服两剂，遍身发出白痦，如水晶、如粟米，而热遂退，饮食亦渐多。但仍不能起床行立，嘱以饮食培养，如鸡鸭汤粥饭之类，尽量食之，自是遂不服药。

越数日，为其祖母诊病。此儿犹未能起床，但饮食甚多，每日夜须食六七餐，至半月后，始稍能行动，一月后始能出卧室，可以想见其病之危，体之虚矣。当其未能出卧室之时，亦间有发热便秘。面目浮肿诸现状，皆未以药治之。此为病后应有之现象，一俟气血精华，恢复原状，则自痊亦。此病得瘥，固由病家始终坚信，旁无掣肘之人，而夏君子雨赞助之才，亦足多焉。予用熟地黄时，病家不敢服，虑其补也，赖夏君为之解说，盖夏与金旧交，而亦精于医者也。

按：患者素体虚瘦，又两次出痧，加之经前人误治，使得患者阴液耗伤明显，热邪燔灼上焦。初诊时余热仍存，故"身热，咽喉两旁上下，皆溃烂腐秽，口渴溲黄""脉息软数，舌红无苔"是阴液亏耗之证，治宜加味增液汤，并外以吹喉锡类散频频吹之，虽素体阴伤明显，但在治疗上仍辅以金银花、肥知母、天花粉、黄芩等清热解毒；二诊时虽身热减轻，但阴伤更甚，"舌色红艳而光，毫无苔垢"，且出现彻夜不寐的症状，原方去黄芩、花粉、知母、鲜生地黄加西洋参、枣仁、茯神、百合等品安神；三、四、五诊，患者病势大减，但气血阴津亏损明显，故多重在补益；六诊患者复热，是"气血未能复原，营卫未能调和，而邪热之内伏者，仍不免有余蕴耳"，故酌情加青蒿、佩兰、苡仁、地骨皮等药清退虚热。

——何廉臣.重印全国名医验案类编.上海：上海科学技术出版社，1959.

四、与现代疾病的关系

1. 概述

西医的猩红热可参考烂喉痧进行辨证治疗。

2. 临床报道

凉营清气汤为丁甘仁所创，主要功用为清气凉营、解毒救阴，传统用于喉疫治疗，临床急性发热辨证胃气营（血）同病者亦可用该方加减治疗。刘俊芳观察凉营清气汤急性发热气营同病型的临床疗效。将47例气营同病门诊患者分为"已经输液消炎、抗病毒及其他对症治疗组"即A组和"未经过输液消炎、抗病毒及其他针对性治疗组"即B组，两组患者均给予"凉营清气汤"治疗，观察两组体温变化、临床症状改变及疗效。结果：两组在治疗后体温较治疗前明显下降（P＜0.05），B组的起效时间快；两组在治疗后症状积分较治疗前明显下降（P＜0.05），B组的症状改变快；B组的治愈率较高（P＜0.05）；两组总有效率为93.62%（刘俊芳，张华锴，郭选贤.凉营清气汤治疗气营同病47例.中国实验方剂学杂志，2013，19（6）：336.］。

3. 医案精选

案一：猩红热案

王某，男，17岁，1973年11月26日初诊。

主诉（母代诉）：近五六天寒战，高热，咳嗽，烦躁不安，全身红疹。

检查：体温40℃，发热烦躁，神昏谵语，口渴心烦，胸背肌肤红润，痧疹弥漫，咽喉红肿、糜烂、呈杨梅舌。水谷不下，舌尖红有刺，三焦郁火壮胜，烦躁不安，脉洪大。诊断：猩红热（烂喉痧）。辨证：疫邪由卫分而进入气分及营分，表邪入里，郁而不解，里热转甚，疫邪化火。治则：清营分，肃气热，利咽喉，透痧毒。

处方：桑叶9g，连翘9g，金银花21g，沙参12g，牛蒡子9g，葛根9g，甘草6g，桔梗9g，犀角（水牛角代）3g，生地黄9g，栀子9g，黄连3g，马勃9g，芦根15g。石膏9g，水煎服，连用2剂。

外用锡类散吹喉。

新针：金津（外）、玉液（外）均用泻法。喇嘛穴（双）。

二诊：1973年11月29日。检查：体温38.2℃，咽喉仍红肿，局部腐烂渐退，疹透，口渴心烦以解。稍能入睡，脉浮数。辨证：热灼气营，但邪势稍减。治则：清营解毒，养阴清肺。

处方：石斛6g，大青叶12g，生地黄12g，玄参15g，花粉6g，栀子9g，金银花3g，连翘9g，葛根9g，牛蒡子9g，芦根18g，蝉蜕9g，甘草3g，红萝卜3片为引。水煎服。

三诊：1973年12月1日。检查：体温37℃，咽部红肿消失，痧收，咽痛声嘶，咳嗽较甚，痰多气促，脉滑数。辨证：毒邪蕴伏于内不能外达。治则：清血分之伏火，散气分之结热，清毒热，化痰涎。

处方：贝母9g，知母9g，麦冬9g，生地黄9g，玄参15g，栀子

9g，瓜蒌9g，马勃9g，青黛9g，金银花3g，连翘9g，牛蒡子9g，芦根12g，甘草6g。水煎服，再用2剂痊愈。

按：患者感受疫邪，邪由卫分而进入气分及营分，郁而化火，此时邪气正盛，治宜清气凉营、利咽透毒。二诊时虽仍有热灼气营，但邪势稍减，在清营解毒的基础上，加以石斛、生地黄、玄参、花粉等以养阴清肺；三诊时"毒邪蕴伏于内不能外达"，治宜清血分之伏火，散气分之结热。

——钟嘉熙.重读中医经典丛书——温病学临床运用.北京：科学出版社，2010.

案二：猩红热案

连某，女，22岁。因外感致发热，头痛，咽喉疼痛2天。高热达39.2℃，出现红色皮疹3小时。当地用土霉素、喉片、复方氨基比林无效，且心烦，口渴，大便干，小便黄赤，于1984年4月2日就诊。检查：T 39.2℃，P 104次/分，R 22次/分，BP 78~108mmHg。神清，急性病面容。全身皮肤呈弥漫性鲜红色充血性点疹。疹间无正常皮肤可见，压之褪色。皮肤皱折处点疹更为密集。右颈触及2个花生米大淋巴结，活动光滑，压痛（+）。面部潮红充血。口鼻周围呈明显的环口苍白圈，咽峡、软腭充血明显，轻度肿大，扁桃体红肿，无脓性分泌物。心肺（-），腹软，肝、脾未扪及。舌质较绛红，苔黄厚。舌乳头红肿凸起，呈典型的杨梅舌，舌面光滑，呈肉红色。脉象浮数。

辅助检查：白细胞$18 \times 10^9/L$，中性粒细胞89%，淋巴细胞6%，嗜酸性粒细胞5%；尿蛋白极微量；心电图未见异常。西医诊断：猩红热。中医诊断：烂喉痧（风热犯肺，肺气郁闭）。治法：辛凉解表，宣肺透卫。方药：清心凉膈散加减。

处方：连翘10g，黄芩10g，栀子9g，玄参30g，桔梗10g，金银花15g，蒲公英15g，赤芍10g，生地黄12g，板蓝根30g，重楼9g，土茯苓20g，丹参18g，川牛膝18g，甘草10g。3剂，水煎服，每日1剂。

3日后复诊：患者精神好转，体温降为37.6℃，咽喉痛大减，咽峡、软腭及扁桃体红肿减轻，杨梅舌及环口苍白圈消失，舌面滑，舌质红苔黄。颈胸部红疹已开始脱屑。照上方续服2剂，遍身红疹退净，体温正常，诸症消失。

按：此为烂喉痧，风热犯肺，肺气郁闭之证。治宜辛凉解表、宣肺透热，方用清心凉膈散加减。

——陈金芝.凉膈散加减治疗猩红热三例.中原医刊，1990（1）：54.

案三：温病发斑并发毒疱（金葡菌败血症合并DIC）案

芦某，女，12岁，1962年6月30日初诊。

病程与治疗：患儿于6月28日突然头痛，呕吐痰水夹杂食物，次日高热持续不退，头痛不止，四肢厥冷，精神委靡，身见紫斑，由西医儿科收住院治疗。查血：白细胞19.8×10^9/L，中性粒细胞90%，淋巴细胞10%。脑脊液常规：清、无色，白细胞0.016×10^9/L，潘氏试验（－）。血培养见金黄色葡萄球菌。血清凝固酶（＋）。瘀斑血片见金黄色葡萄球菌。败血症（金葡菌败血症合并DIC）。

经抗生素（青霉素、金霉素并用）、激素（氢化可的松），以及补液、纠酸、补充电解质等措施治疗3天，病情未能控制。

诊见肤热如灼，痉厥狂躁不安。今增呕血，血色如猪肝，舌苔薄白，而脉息并不数疾，斑遍全身，大者过掌，小者如钱，色青紫而黑，右足底连成一片，色若青靛。此系阳明温毒燔胃发斑，病情重险。当此血分热毒极甚之际，非凉血化斑不能挫其势，方用犀角地黄汤加味。

处方：犀角（水牛角代）1.5g（磨冲），生地黄15g，赤芍6g，紫花地丁15g，玄参10g，丹参10g，牡丹皮10g，石菖蒲5g，连翘10g。每贴药煎2次，药汁浓缩至300mL，分4次鼻饲。建议保留补液，其余西药暂停，加强护理。

二诊7月2日连进上药2剂，身热递降，体温38℃，惊定神清，呕止厥回，斑未增多，而斑上又发水疱，擦破之处，流出黏水，痛不可触，背部斑迹，少数已化。综观是证，血热之中又夹湿毒为患，湿热互蕴，治必兼顾。拟解毒化湿法续进：紫花地丁15g，紫丹参10g，生地黄15g，牡丹皮6g，生薏苡仁15g，六一散10g（包），藿梗5g，泽泻5g，鲜扁豆花20朵。2剂。煎法如前，去鼻饲管改为口服。

三诊体温37.6℃。斑上毒疱已渐平敛。于上方加炒川柏5g，赤芍5g，生甘草3g，细木通3g，泽泻10g，六一散10g。3贴后身热退净，紫斑渐化。上方去生地黄，加马料豆10g，增泽泻至12g。再3剂后，斑迹全化，毒疱收敛，血培养阴性。更方调理10天出院。3个月后随访，一如常人。

按：此为阳明温毒燔胃发斑，病情危重。血分热毒极甚，须犀角地黄汤凉血止血化斑；二诊时患者斑上发疱，擦后流水，医者以为"血热之中又夹湿毒为患，湿热互蕴，治必兼顾"，故在原方中加以六一散、生薏苡仁、藿梗、鲜扁豆花等化湿；三诊后病势渐减，继守原方。

——李耀谦.温病发斑治验.上海中医药杂志，1984（1）：9.

案四：手足口病案

邵某，女，3岁，2008年4月3日就诊。患者主因口腔黏膜、手掌、足趾多发疱疹、斑疹就诊，发病前有轻微发热，诊时疱疹周围发红，有痛感，食欲欠佳，精神略差，他症不著，舌淡红苔薄黄，脉浮稍数。西医诊断：手足口病。中医诊断：风热郁于肺卫证。治以疏风散热解毒，用清咽栀豉汤化裁治疗。

处方：金银花、连翘、板蓝根各15g，马勃10g，栀子、豆豉、牛蒡子、薄荷、蝉蜕、玄参、白僵蚕、甘草各6g。每天1剂，水煎频频呷服。

3剂后，口腔、掌趾部斑疹减轻；继服3剂后疱疹、斑疹完全消退。

按：清咽栀豉汤出自《疫喉浅论》，由栀子、淡豆豉、金银花、薄荷、牛蒡子、甘草、蝉蜕、白僵蚕、犀角、连翘、马勃组成，具有清热解毒利咽的功效，原用于疫喉的治疗。手足口病是以发热，手掌、足趾、口腔内等部位发生斑疹、疱疹为主要特征的一种病毒性传染病，主要以3岁以下婴幼儿发病为主。其轻微型中医辨证属于风热郁于肺卫，临床用清咽栀豉汤化裁治疗，起效迅速。

——高飞凌.温病古方治疗皮肤病举隅.山西中医学院学报，2009，10（3）：55-56.

第七章　温疫类温病的特色辨治

第一节　温热疫

一、概述

1. 定义

温热疫是由温热疠气引起的急性外感热病。特点是以初起里热外发为主要证候表现，临床初起即出现但热不恶寒、头身痛、口干咽燥、烦躁、便干等症状。本病四季皆可见，以春季多见。

2. 病因病机

温热疫是因温热疫气所引起的急性外感热病。其发病较其他温热类温病发病更快，尤其是传染性更为强烈。初起即表现为里热外发类似伏邪温病的但热不寒、头身疼痛、口干咽燥等症状。其中以清代杨栗山和刘松峰所言疫病相似。诚如杨栗山所言："一切不正之气，升降流行于上下之间，人在气交中无可逃避……禽兽往往不免，而况人乎。"可见疫疠之气其传染性之强。刘松峰亦提出："以其为病，沿门阖户皆同，如徭役然。"而瘟疫流行为兵荒天灾之年为多也，一旦流行起来却没有特殊规律可循，亦如其来无时，其着无方，无关人之强弱，血气之盛衰，有接触者皆可感染。温热疫发生虽无年岁四时，但以春夏季节为多，正气不足或体虚萎弱之人为病较重。

温热疫气多从口鼻而入，伏于体内，五脏皆可潜伏，外感、饮食、情志皆可诱发，多从里外达于表而发病。表里上下皆可为发病之所。杨栗山云："温病因杂气怫热，自里达表，或饥饱劳碌……触动其邪。"初起里热炽盛，浮越于表，突然出现恶寒，随后出现但热不寒、头痛、口干类似于表证，而实非表证之症状。大部分患者此阶段可缠绵数日或更久而突然出现病重，温热疫气充斥表里三焦之症。病邪变幻多端，时而阳明壮热，腹痛便秘，或疫毒之气充斥心经，逆乱心神，导致谵语妄言等症。

可予安宫牛黄丸等清心开窍。或邪入血分，迫血动血，导致斑疹、出血；或瘀热搏结而发黄；或血蓄下焦，予桃仁承气汤等。温毒发斑等予以化斑汤或托里举斑汤等。

总之，温热疠气自口鼻而入，弥漫三焦，初起表现为里热炽盛，内扰心神，迫血妄行而出现多脏器功能的病变，后期可见温热疫邪伤及气阴等症。

二、辨证要点

1．辨别病因病机及其病变部位

温热疫起病急骤，传变迅速，可在短时间内危及患者生命。因此，辨清毒邪性质找出病因最好，但若一时无法查出具体病因，亦可按照叶天士卫气营血辨证理论分辨出病邪的深浅；其次要辨别具体病位，明确具体脏腑经络的病变部位。

2．辨别毒邪属性

若发病后热势不显，症见身热不扬、全身重滞、胸脘痞闷、口渴不欲饮、舌苔厚腻等，则多为湿热疫毒之邪所致。若发病后热势明显，症见高热口渴、唇燥舌干、肌肤斑疹、小便短少、大便秘结，则多为温热疫毒之邪所致。

3. 辨清病邪预后转归

若热势由低转高，或忽然降至正常以下，神志昏迷，甚或厥脱、动风、肌肤斑疹色深稠密甚至融合成片，均为病势加重之表现，提示预后不良。

若热势渐减，身热夜甚转白昼亢盛，甚至无明显异常等情况。或者外发斑疹但色泽鲜明，分布稀疏，则大多提示病势有所好转，预后相对良好。

三、特色方证辨治

1. 里热充斥三焦证治

（1）证治

【证候】壮热不恶寒反恶热，头痛目眩，身痛，鼻干咽燥，口干口苦，烦渴引饮，胸膈胀满，心腹疼痛，大便干结，小便短赤，舌红苔黄，脉洪滑。

【分析】本证是温热疠气怫郁于里，由里外发，故壮热，疫邪热攻于上，见头身目痛；热邪干于清窍，故烦躁、鼻燥咽干；热甚于内，故见胸闷大便干、小便短赤、舌红苔黄、脉洪滑等。所以，本证以壮热、口渴、头痛、胸腹痛为辨证要点。

【治法】升清降浊，透泄里热。

【方药】升降散（《伤寒温疫条辨》）。僵蚕，蝉蜕，姜黄，大黄，黄酒，白蜜。

杨栗山用此方治疗"表里三焦大热，其证不可名状者"。本方以僵蚕为君，蝉蜕为臣，姜黄为佐，大黄为使，黄酒为引，白蜜为导，六法俱备。僵蚕味辛苦气薄，喜燥恶湿，得天地清化之气，轻浮而升阳中之阳，故能胜风除湿，清热解郁，从治膀胱相火，引清气上朝于口，散逆浊结滞之痰也；蝉蜕气寒无毒，味咸且甘，为清虚之品，能祛风而胜湿，涤热而解毒；姜黄气味辛苦，大寒无毒，祛邪伐恶，行气散郁，能入心、脾二经，建功辟疫；大黄味苦，大寒无毒，上下通行，亢盛之阳，非此莫抑；黄酒性大热，味辛苦而甘，令饮冷酒，欲其行迟，传化以渐，上行头面、下达足膝、外周毛孔，内通脏腑经络，驱逐邪气，无处不到；白蜜甘平无毒，其性大凉，主治丹毒斑疹、腹内留热、呕吐便秘，欲其清热润燥，而自散温毒也。全方以僵蚕、蝉蜕升阳；姜黄、大黄降阴中之浊阴，一升一降，内外通和，而杂气之流毒顿消，为治疗温疫之总方。

（2）临床运用

临证治疗时，若热津伤，加花粉、葛根等生津解肌；若病位在上焦者，加金银花、连翘、栀子、薄荷等味；如阳明热盛者可合入白虎汤等。若兼大便不通者，可予承气辈，总之，以通腑泄热为要。本方的应用范围并不局限于热甚毒甚。凡上、中、下三焦热毒所致的痤疮、溃疡、烧伤等症，均可按本方化裁使用。其可用于治疗各种口腔溃疡，对发热较重者，加石膏、知母等；胸膈满闷咳痰较多者，可合用凉膈散。

（3）案例举隅

案一：热毒上攻（痤疮）案

赵某，女，25岁，2005年5月8日初诊。

主诉：面部起红丘疹，微痒，以额部较密，此伏彼起，反复发作半年，伴有心烦不安、失眠多梦、白带多、色黄质稠，素喜辛辣食物。舌尖红苔薄黄稍腻，脉弦滑数。诊为痤疮，证属肺胃湿热内郁。治以清泻肺胃、除热化湿。

方用升降散加味：僵蚕、栀子、浙贝母、黄柏、甘草各10g，蝉蜕、姜黄各6g，大黄5g，薄荷8g，连翘、金银花、土茯苓各20g，苦参、白鲜皮、车前子各15g。水煎服，每日1剂。嘱禁食辛辣煎炸食物，保持心情舒畅。加减服药20余剂，诸症消失。

按：因患者平素喜食辛辣食物，脾胃湿热内蕴，复感风热外袭，致肺胃湿热内郁，熏蒸肌肤，气血郁滞而发为皮疹，局部微痒反复发作。所以治用升降散通里达表、宣郁散火、祛风胜湿，加栀子宣泄胸膈郁热；金银花、连翘、薄荷疏风清热解毒；浙贝母清肺热而软坚散结；土茯苓、苦参、白鲜皮清热利湿解毒而止痒；黄柏、车前子清泄下焦湿热；甘草调和药性。诸药合用而取得理想疗效。

——陈金鹏，郭锦桥.升降散临床应用举隅.浙江中医杂志，2008.

案二：热毒蕴结咽喉（急性颌下淋巴结炎）案

张某，女，24岁。

初诊：患者就诊时发热已9天，体温波动于38.5℃至39℃之间，颔下有一5cm×5cm大小之肿物，西医诊断为"急性颔下淋巴结炎"，用青霉素、四环素效果不佳。现患者发热不退，仍觉恶寒，面色暗黄，颔下有一包块，大如鸡卵，质地坚硬，按之疼痛，皮肤不红，护之亦不灼手，咽喉红肿而痛，纳谷不甘，大便3日未解，脉沉弦而数，按之有力，舌红苔白根腻。此属火郁三焦，少阳枢机不利，气血壅滞而成，拟升降散加减。

白僵蚕3g（为末，冲服），蝉衣6g，片姜黄10g，生大黄6g，柴胡6g，金银花10g，皂角刺5g，黄芩10g，苦桔梗6g，生甘草6g，3剂。

二诊：药后热退身凉，诸症悉减，颔下肿物仅有枣核大小，惟食纳不甘、乏力。以竹叶石膏汤、益胃汤加减收功。

按：颔下核起而肿痛，伴发热恶寒、咽喉肿痛、大便秘结。此为感时邪毒气，俗称"时疫疙瘩"是也。证属热壅于内，三焦不利，气血壅滞，结聚而不得发越也。故用升降散疏利气机。流行血气，加柴、芩疏解少阳枢机，金银花清热解毒，皂角刺消痈破结，苦桔梗、生甘草清咽利膈。服药3剂，不仅热退身凉，而且颔下肿块消散大半。升降散之善治时疫、消肿散结，屡用不爽，亦在医者之善于加减化裁也。

——赵绍琴.赵绍琴医案精选.北京：人民卫生出版社，2008：20–21.

案三：猩红热案

张某，男，56岁。

初诊：患者从3月2日开始，发热较重，体温38.7℃，自觉头晕，胸闷，心烦急躁，阵阵恶寒，周身酸痛，咽痛口渴。近1周来夜间不得入睡，曾服银翘解毒丸6丸，未见效。3月4日请邻居医生看视，认为"风寒感冒"，随开一方：桂枝9g，防风9g，葛根6g，荆芥3g，生姜3片，红糖30g，水煎分服。1剂。今晨病势突然增重，发热40℃，神志时清时昧，面部青暗，口鼻苍白，舌绛起刺，状若杨梅。苔根厚而黄干，咽喉肿痛白腐，呼吸急促，口干欲饮，时有谵语，小便赤少，大便3日未行，胸部似有斑点不多，两手脉象沉涩不畅，按之弦细数有力。温邪蕴热，内闭于肺，气营两燔，本当清营泄热，但误服辛温表散之剂，温热炽甚，阴分过伤，势将昏厥，防成烂喉丹痧，且火郁内闭，深恐本不胜病，姑予一方，以慰来者之望，备候高明政定。

僵蚕9g，蝉衣6g，片姜黄6g，杏仁6g，炒牛蒡子6g，玄参30g，连翘24g，金银花15g，前胡3g，浙贝母12g，鲜白茅根60g，鲜芦根60g，另用鲜九节菖蒲根15g，煎汤送服神犀丹一丸，犀角（水牛角代）末0.5分（分2次汤药送下）。1剂。

二诊：前药服后，遍身温疹一涌而出，色深皆重，身热略退，体温38.5℃，神志渐清，已能言语，自述心烦渴饮，欲食冰，两脉已由沉涩转为弦滑细数，口唇鼻梁仍苍白，舌绛如朱，尖部起刺，根部焦黄而厚，口味甚臭，大便虽通不多，小便赤少，咽喉肿痛白腐，不能吞咽，胸闷较轻，呼吸急促已缓。温毒蕴热，已成烂喉丹痧，火郁渐解，气营交炽，病势甚重，再以清气热以解温毒，凉营血兼透丹痧，饮食寒暖，慎之又慎。

僵蚕6g，蝉衣6g，姜黄6g，生石膏24g，黄芩9g，竹叶6g，连翘

24g，金银花24g，紫草9g，地丁草9g，川贝母6g，局方至宝丹二丸，分2次用鲜九节菖蒲根30g洗净打烂，煎汤送下，先服汤药。1剂。

三诊：今诊脉弦滑而按之濡滑略数，周身温疹已透，身热渐退，神志清楚，体温37.5℃，舌苔根部仍黄，尖部起刺已减，面部青暗也退，口周围苍白消失，大便通畅，色深味臭，小便仍黄，但尿量增加，咽红肿已愈，拟以养阴生津，兼去余邪之法。

细生地黄30g，赤芍9g，姜黄6g，连翘12g，石斛18g，北沙参30g，麦冬12g，川贝母6g，鲜芦根30g，鲜茅根30g，焦三仙各9g，牡丹皮9g。3剂。

四诊：身热退净，皮肤脱屑，体温正常，纳谷欠馨，二便自调，两脉沉濡小滑，拟一善后处理方：

茯苓24g，冬瓜皮30g，生山药30g，炒熟苡仁30g，半夏9g，陈皮6g，焦三仙各9g。5剂。

五诊：诸恙皆安，皮肤脱屑已净，饮食、睡眠、二便如常，病已痊愈。

按：本例为烂喉丹痧误治案。烂喉丹痧为热毒深入血分，治疗最忌表散。此病本属热盛，再以风药发表，则无异于火上浇油，而成燎原之热，以致难以救疗。本例即因误用表散，致神志昏蒙，火邪内闭，丹痧不能畅发。故用升降散加清热解毒，凉营开窍之品，升降气机，宣透郁火，服药后丹痧一涌而出，即神志转清，内闭已解。继用气营两清，解毒透疹。待温疹已透，热毒渐泄，则及时加入养阴生津之药，最后仍以调理脾胃收功。

——赵绍琴.赵绍琴医案精选.北京：人民卫生出版社，2008：

20–21.

案四：热郁证案

邹某，女，23岁，未婚，2013年4月21日初诊。病人自述因近期压力大，出现轻度抑郁、失眠，伴心烦急躁、脱发、斑秃、夜间磨牙、张口困难、口干而苦、大便干燥，体质肥胖，舌尖红舌苔黄厚腻，脉沉而躁数。诊断：郁证，痰火郁结证。治法以宣郁散火、化痰散结为主。

处方：僵蚕10g，蝉蜕6g，片姜黄10g，制大黄6g，半夏10g，夏枯草15g，淡豆豉10g，栀子6g。10剂，每日1剂，早晚分服。

二诊：2013年5月2日，患者自述服药7剂后，大便次数增多，睡眠好转，心烦急躁消失，口能张开，夜间磨牙消失。现自觉身体轻松，心情舒畅，脱发减少。继用前方，7剂，2日1剂。后随访病愈。

按：郁证是由于情志不舒，气机郁滞所引起的一类病证，主要表现为心情抑郁，或心烦易怒，或失眠等各种复杂症状。郁证的发生是由于情志所伤，肝气郁结，逐渐引起五脏气机不和所致。正如《丹溪心法·六郁》云："气血冲和，百病不生，一有怫郁，诸病生焉。故人身诸病，多生于郁……戴云：郁者，结聚而不得发越也，当升者不得升，当降者不得降，当变化者不得变化也；此为传化失常，六郁之病见矣。"本病初病因气滞而夹痰湿、食积、热郁者多见。本案中的心烦急躁、口干而苦、大便秘结、舌红、脉沉而躁数等均为火郁证之象。火郁证的病机是气机郁滞，百病生于气，气有余便是火，火热遏伏于内而不得透发，而见火热内郁之证。火郁证的治疗当遵循《素问·六元正纪大论》提出的"火郁发之"的治疗原则。升降散是治疗火郁证的代表方，其具有清透之功，用于治疗火郁证或湿热郁滞，或痰湿内蕴，或三焦伏火等杂病诸证，无论身热之有无，湿热之孰重，但属气机不畅，邪郁不解者，用之宣畅气机，解郁清里，均有良效。鉴于患者体质肥胖、舌苔厚腻，合半夏、夏枯草以化痰散结；郁热在内，心神被扰，合栀子豉汤以清宣郁热、清心除烦。诸药相合，郁热得清，痰湿得化，心神得安而病愈。

——荆鲁，王停.升降散临床应用举隅.中国中药杂志，2013：38（14）.

案五：血郁（痛经）案

马某，女，34岁，已婚，2012年9月20日初诊。患者自述痛经8年。2004年开始出现经期腹痛，当地医院B超提示：双侧附件巧克力囊肿，遂于2005年行双侧附件巧克力囊肿剥除术，术后痛经消失。2007年顺娩一女婴。2009年痛经再次发作，于外院治疗未见明显缓解。3年来，经来腹痛剧烈难忍，肛门坠胀疼痛，服"芬必得"稍能缓解。遂于我院就诊。刻下：两胁及乳房胀痛，心烦急躁，大便偏干，舌质红有瘀斑，脉沉涩。末次月经2012年8月22日，5天经净。当日B超示：子宫腺肌症。诊断：痛经，气滞血瘀证。因经将来潮，依"急则治其标"原则，立法为调畅气机、活血化瘀、解痉止痛。

处方：僵蚕10g，蝉蜕10g，片姜黄10g，熟大黄3g，丹参10g，炒五灵脂10g，生蒲黄10g，延胡索15g，乌药15g，川牛膝10g。5剂，每日1剂，早晚分服。

二诊：2012年10月5日。服药2剂后月经于9月22日来潮，5天经净。两胁及乳房胀痛、心烦急躁症状消失，经量偏多，血块多，有烂肉样组织排出，小腹疼痛较前缓解，伴下坠，但能忍受。鉴于经已净，可用治本之法，调畅气机，活血调经。

处方：僵蚕10g，蝉蜕10g，片姜黄10g，熟大黄6g，当归15g，川芎10g，赤芍10g，川牛膝10g。10剂，2日1剂。

三诊：2012年10月17日。用前药后自觉身体轻松，小腹微寒，经将来潮，再次求药。舌质暗红有瘀斑、苔薄白，脉滑。守9月20日方，5剂，日1剂，早晚分服。

四诊：2012年10月28日。月经于10月20日来潮，经量正常，无腹痛，血块少量，5天经净。嘱守前治疗方案，巩固2个月经周期。随访3个月，痛经未再发作，外院B超提示子宫及双侧附件未见异常，病愈。

按：妇女正值经期或行经前后出现周期性小腹疼痛或痛引腰骶，甚则剧痛昏厥者，称为"痛经"，亦称"经行腹痛"。《傅青主女科》云"肝属木，舒则通畅，郁则不扬，经欲行而肝不应，则抑怫其气而疼生"，可见肝郁是经行腹痛的重要病机。木郁达之，关键在于条达肝气，顺其性而治之。本案选用调畅气机之升降散为基础方，经期合失笑散、丹参以活血化瘀，延胡索、乌药理气止痛，全方共成调畅气机、活血化瘀、解痉止痛之功；非经期可合用当归、川芎、赤芍等活血调经之品，以调畅气机，活血调经。中医理论认为，僵蚕、蝉蜕等虫类药物具有解痉止痛之功，片姜黄具有破血行气、通经止痛，针对重度痛经多有奇效。现代药理研究也表明，僵蚕、蝉蜕有抗惊厥、镇痛、镇静等药理作用。

——荆鲁，王停.升降散临床应用举隅.中国中药杂志，2013：38（14）.

四、与现代疾病的关系

1．概述

现代西医的春季急性传染病，如流行性感冒、流脑、禽流感等与本证相符者均可参考温热疫进行辨证治疗。

2．临床报道

升降散在临床中除运用于温热疫外，在临床各科亦有广泛运用。如国医大师李士懋教授运用升降散治疗郁火头痛、失眠、精神分裂症等疗效显著。此外在2003年非典型肺炎发生时此方亦有应用，作为烈性传染病，非典型肺炎以发热为首发症状，伴极度乏力、干咳、呼吸困难。起病急，病情重，传变快，主要病位在肺，亦可累及其他脏腑，属于中医学温病、热病范畴，根据病变特点分为早期、进展期、恢复期三期。病因为疫毒之邪，从口鼻而入，病机为邪毒壅肺、湿浊阻肺、肺气郁闭、气阴亏虚。积极运用中医药早期预防、早期治疗可取得良好效果。

3．医案精选

热毒上郁于口案

刘某，女，42岁，干部，2007年3月16日初诊。主诉：口腔糜烂，疼痛反复发作3年余，加重1周。刻下所见，口腔下唇内黏膜有一8mm×5mm的灰白色溃疡面，周围淡红、疼痛。伴有腰酸，月经后期，四五十天一行，经量少。舌尖红苔薄微黄，脉细数尺沉。诊为口疮；证属肝肾阴虚，虚热内郁。西医诊断：口腔溃疡。治以滋补肝肾、宣郁止痛。方用升降散加味。

僵蚕、麦冬、当归、牡丹皮各10g，蝉蜕、姜黄、甘草、大黄各6g，天花粉、石斛各12g，沙参、女贞子各15g，旱莲草、连翘各20g。水煎服，每日1剂。嘱禁食辛辣性食物。

服药7剂后，患者口腔溃疡消失，加减坚持服药近2月后停药，至今一年半未复发。

按：慢性口腔溃疡临床较为常见，易反复发作，治疗较为棘手。本例患者由于口疮，口腔黏膜糜烂、疼痛反复发作3年余，脉细数尺沉。脉细主阴血不足，数主郁热内蕴，尺部沉主肾虚，脉证合参，辨证为肝肾阴血不足，虚热内生，郁热上扰于口腔，而致溃疡反复发作。所以治用升降散宣郁散火、通里达表；加连翘清热解毒；石斛、沙参、麦冬、天花粉养阴清热；女贞子、旱莲草滋补肝肾清热；当归养血；牡丹皮清血分郁热；甘草调和药性。诸药合用，使肝肾阴血恢复，内郁热邪得解。

——陈金鹏，郭锦桥.升降散临床应用举隅.浙江中医杂志，2008.

附：人感禽流感的中医防治参考方案

1. 概念

人感染高致病性禽流感属于中医温病学瘟疫范畴。《黄帝内经》有"五疫之至，皆相染易"的认识，是指感受时疫邪毒所引起的急性热病。温邪侵入人体发病与否取决于人体的抗病能力，若脏腑功能正常，正气内固，温邪往往不得入侵发病，即所谓正气存内，邪不可干。自然界气候突变、寒温失常，非其时而有其气之刻，如春季应暖反寒，冬季应寒反温等，则易增加患病机会。另外，社会因素，如经济条件、体育锻炼、卫生设施、防疫制度等亦与发病有关。

（1）病因

结合运气学说，夏秋多雨多湿，入冬以来应寒反暖。非时之气侵袭人体，肺卫失和，易致温病的发生。

（2）病机

温邪上受，首先犯肺。温热或疫毒之邪从口鼻而入，侵袭肺卫，肺气失宣。病变初起见发热、恶寒、咽痛、咳嗽等肺卫证候；兼夹湿邪者，湿困中焦，运化失常，可见恶心、腹痛、腹泻等症。疾病演变可分为初期、进展期、极期和恢复期四期病变过程。初期以邪袭肺卫为主；进展期表现为邪毒壅肺和气血两燔；极期可分为喘脱和神昏两型；恢复期为余热未清、肺胃阴伤。

2．分期辨证治疗

（1）初期

辨证：邪袭肺卫证。

症状：发热，恶寒，鼻塞，流涕，咳嗽，咽痛，头痛，肌肉酸痛，口干口渴；舌苔白或黄，脉浮数或浮紧。

治法：辛凉解表，轻清宣透。

方药：银翘散合升降散加减。银花、连翘、蝉衣、僵蚕、桔梗、竹叶、荆芥、淡豆豉、牛蒡子、芦根、薄荷、甘草。各药轻重临时斟酌用之。

若恶寒重、肌肉酸痛明显可加羌活、独活、防风；咽喉肿痛可加射干、山豆根；关节酸痛可加桑枝、威灵仙；胸膈满闷苔腻可加藿香、佩兰；湿热下利，腹痛泄泻可加葛根、黄芩、黄连；咳嗽声重可加浙贝母、杏仁、前胡等。

中成药：口服药可选用银翘解毒片、清瘟解毒片、双黄连口服液等，注射剂可选用清开灵注射液、穿琥宁注射液等。

（2）进展期

辨证：邪毒壅肺证。

症状：高热，咳嗽，喘憋，汗出，烦渴，咳痰黄稠或带血，或胸闷腹胀，肢酸倦怠，小便黄赤，或身目发黄；舌红苔黄或黄腻，脉滑数。

治法：清热解毒，泻肺平喘。

方药：麻杏甘石汤合葶苈大枣泻肺汤加减。炙麻黄3~10g，生石膏15~60g，杏仁6~10g，金银花10~30g，连翘10~30g，知母10~15g，桑白皮10~15g，鱼腥草15~30g，葶苈子5~10g，清半夏6~10g，甘草6~10g，大枣5枚。咯血可用白茅根、侧柏叶、仙鹤草；胸闷腹胀，肢酸倦怠，小便黄赤或身目发黄，可合甘露消毒丹加减以清热解毒化湿。

中成药：口服药可选用清肺消炎丸等；注射剂可选用鱼腥草注射液、痰热清注射液等。

辨证：气血两燔证。

症状：高热、口渴、汗出、烦躁不安，甚或神昏谵语；舌质绛红苔黄糙，脉洪滑或滑数。

治法：气营两清，凉血解毒。

方药：清瘟败毒饮和犀角地黄汤加减。生石膏30~60g，生地黄10~15g，水牛角粉10~30g（先煎代水），黄芩6~10g，黄连9~10g，栀子6~10g，知母6~10g，连翘10~15g，玄参10~15g，赤芍10~15g，牡丹皮10~15g，甘草6~10g。

中成药：双黄连注射液等。

（3）极期

辨证：喘脱证。

症状：喘促，烦躁，胸闷憋气，汗出如珠，意识模糊，心悸；舌质紫暗，脉细数或沉细。

治法：益气养阴固脱。

中成药：生脉注射液合丹参注射液。

辨证：神昏证。

症状：神昏谵语或不语，烦躁不安，气短息促，手足厥冷，冷汗自出，舌绛，脉细疾或沉弱。

治法：凉营解毒，清心开窍。

方药：清营汤加减送服安宫牛黄丸或紫雪丹。若气短息促、脉细急者，可选生脉散加减；若手足厥冷、冷汗自出、脉沉弱甚脉微欲绝者，可选参附汤加减，分别送服安宫牛黄丸及紫雪丹。

中成药：醒脑静注射液合生脉注射液、参麦注射液。

（4）恢复期

辨证：余热未清，肺胃阴伤。

症状：低热或不发热，干咳或痰少而黏，胃纳不佳，心烦、心悸、失眠，口舌干燥而渴，或腹泻，舌干红少苔，脉细数。

治法：滋养肺胃，兼清余热。

方药：竹叶石膏汤或沙参麦冬汤加减。竹叶6～10g，生石膏15～30g，清半夏6～10g，沙参10～15g，玉竹10～15g，麦冬10～15g，甘草6～10g。腹泻明显合用葛根芩连汤加减；心烦明显可合栀子豉汤加减；余热未清，低热明显可合蒿芩清胆汤加减。

中成药：生脉注射液等。

——《人禽流感中医药诊治指导方案（天津）》中医中药治疗部分.中国中西医结合急救杂志，2005，12（6）.

第二节　暑热疫

一、概述

1. 定义

暑热疫是由暑热疠气引起的急性外感热病。特点是以初起热毒燔炽阳明为主要证候表现，临床初起即出现高热、头身痛、斑疹出血、神昏惊厥等症状。本病四季皆可见，以夏暑多见。

2. 病因病机

暑热疫乃暑热疫气所引起的急性外感热病。本病多发于战

411

乱或久旱无雨之季节。乾隆年间京都大疫，余师愚据当时特点采取相应的治疗方法治疗暑热疫取得较好疗效。因疠气不同于一般外感六淫之邪，尤其是在气候反常之时更加容易发生。加之饮食不洁，劳倦内伤等因素导致暑热疫气在夏秋季节更容易发生。而暑热疫疠之气在不同的环境之下亦可表现出不同的症状。在暑热偏盛之时表现为以热邪炽盛为主的暑热疫病，而在湿邪偏盛之时则表现为湿热性质的湿热疫病。吴又可曾举例"昔三人，冒雾早行，空腹者死，饮酒者病，饱食者不病"，正说明正气的强弱是关系到是否染病的内在因素。本病比温热疫传变更快、更为凶险。暑热疫为感受暑热疫气所致，初起可表现为卫气同病，出现寒热交替、少汗、头项强痛、肢体酸痛等症状。入里可表现为胃肠湿热或阳明内结等症状。甚至出现壮热头痛、谵语如狂之症。热毒深入营血之时亦可表现神昏不语、斑疹密布等症。总之本病发病较急，传变亦快，虽有卫气营血之阶段可分，但发病之时很快表现为营血分之证。

二、辨证要点

1. 辨寒热之轻重

本病多发于战乱或久旱无雨之季节。发病之时有寒战高热、恶寒后马上出现高热者，有但热不寒者，有恶寒甚发热轻者，需仔细辨别。

2. 辨邪之盛衰

病程短、时轻时重者，病势尚轻；久病不愈、身体羸弱者病势为重。

三、特色方证辨治

1. 卫气同病证治

（1）证治

【证候】发热恶寒，头痛，项强，肢体酸痛，口渴唇焦，恶心呕吐，腹胀便结，或见精神不振、嗜睡，或烦躁不安，舌边尖红苔微黄或黄燥，脉浮数或洪数。

【分析】患者发热恶寒、头痛、项强说明表证较为明显，邪郁肌表，卫阳受困；口渴唇焦、烦躁不安、舌红则说明里热较甚，灼伤阴液，腹胀便结，乃津枯肠燥；精神不振、嗜睡乃热甚伤津耗气所致。

【治法】清热透表。

【方药】增损双解散（《伤寒温疫条辨》）。

僵蚕、滑石、蝉蜕、姜黄、防风、薄荷、荆芥、当归、白芍、黄连、连翘、栀子、黄芩、桔梗、酒大黄、芒硝、石膏、甘草。

（2）临床运用

增损双解散广泛用于治疗急性发热性疾病初起即见表里热炽之症者，如乙脑、重症流行性感冒等，辨属增损双解散证者皆可运用。如杨栗山云"余治温病，双解、凉隔愈者，不计其数……数年以来，以二方救活者，屈指以算，百十余人"，可见此方运用之广。现代临床在应用此方时，如暑热疫初起，邪在卫气，予以表里双解。临床运用时热象较甚者，可去当归；头痛甚者，可加菊花、钩藤、葛根等；呕吐甚者，可加竹茹、苏叶等。

（3）案例举隅

案一：非典型肺炎案

郑某，男，32岁，美籍人士。

一诊：2003年4月18日。患者从香港到沪，4月7日入院，体温曾超过39℃，咳嗽咳痰、气急，X线提示两肺部阴影。经用激素、抗生素、呼吸机等多种治疗，体温降为低热（37.5℃），但肺部阴影继续扩大，遂请本市中西医专家会诊。诊见面色缘缘正赤，微热不恶寒，口渴引饮，唇干而燥，有汗，咳嗽气急。细察咳嗽痰涎，色白而劲，并稍有泛恶。大便日行2次。舌质红苔黄腻，脉细弦。中医辨证：热邪疫毒，直犯肺胃，肺热盛，宣降失司。治疗原则：清热解毒，芳香化浊，泻肺和胃；予桑白皮汤加减。

处方：桑白皮10g，黄芩10g，黄连10g，栀子10g，金银花15g，连翘15g，芦根30g，鱼腥草30g，佩兰15g，苏子10g，陈皮6g，半夏10g。服药3剂。

二诊：4月21日。服药后，肺部炎症开始吸收，气急减轻，低热已退。上方减苏子；加赤芍10g。仍以清热解毒为主，凉血活血为佐，再进4剂。

三诊：4月25日。患者气急已平，肺部炎症病灶较前吸收，出汗已明显减少，精神倦怠，大便日行1次，病情趋向稳定，激素减量。中医辨证：邪气受挫而退，正气被遏而惫。治宜扶正为主，兼以祛邪。扶正治以益气养阴，祛邪治以解毒清热，佐以活血通络。

处方：生黄芪15g，太子参15g，芦根30g，鱼腥草30g，赤芍10g，丹参10g，丝瓜络6g，冬瓜子15g，陈皮6g，炙鸡内金10g，玉竹10g，石斛10g。服药4剂。

四诊：4月29日。患者4月26日停止使用呼吸机，胸片复查肺部阴影面积已明显缩小。现已不咳嗽，无痰，不气急，口干好转，二便正常，舌质淡红苔薄白，脉细稍弦。中医辨证：病已步入恢复期，当以扶正，然恐余邪未尽，正如叶天士所说："恐炉烟虽息，灰中有火也。"故酌以祛邪，又虑肺络不和，增以活血。

处方：黄芪10g，太子参10g，芦根30g，鱼腥草15g，赤芍10g，丹参15g，丝瓜络6g，陈皮6g，炙鸡内金10g，玉竹10g，石斛10g，黄精10g。服药5剂。

五诊：5月9日。患者病情稳定，精神已振。经两次检查：冠状病毒抗体均呈阳性结果。5月8日复查胸片，示肺部病灶完全吸收。建议每日服冬虫夏草1g，浓煎频服，取其补肺益肾之功，以善其后。

——徐瑛，陈晓蓉，张云鹏.治疗传染性非典型肺炎病案探析.中国医药学报，2003，18（3）：265-266.

案二：乙脑案

贾国成，男，6岁，江苏省江宁县江宁乡人，1958年8月10日入院。病史：4日前突然高热，略有头疼腹疼，无汗，次日即昏迷，呼之不应，且有惊厥，每半小时抽搐一次，不能纳谷，偶饮开水不吐，大便解蛔虫数条，小便正常。既往有痢疾病史。体查：发育正常，营养欠佳，神昏，体温39.3℃，瞳孔等大，对光反射存在，牙关咬紧，舌苔黄腻。

诊断：暑温邪入心包（乙型脑炎）。

治疗经过：暑风邪热袭入心包，治宜清热开窍。

处方：至宝丹1粒，鲜菖蒲打汁调匀，分二次冲服。

生石膏四两，肥知母四钱，生草一钱，金银花五钱，连翘六钱，煎服。午后7时体温39.3℃，无汗，烦躁不安。投予紫雪丹5分即服。上方加减10剂后病愈出院。

——赵琨.中医治疗乙型脑炎四例病案.上海中医药杂志，1959.

四、与现代疾病的关系

1. 概述

根据本病的好发季节及临床表现，西医学的流行性出血热、登革热、乙脑等疾病可参考本病辨证论治。

2. 医案精选

案一：登革热案

黄某，女，48岁，教师。

1990年10月13日因发热恶寒、头痛、全身骨节酸痛4天收入院。

患者4天前无明显诱因出现发热恶寒，伴头痛，全身骨节酸痛，以腰痛为甚，发热以下午或夜晚为甚（T 38℃～39℃），肌肤出疹、色红，无咳嗽，胃纳差，口干，时有腹痛，便溏，3~4次/日，舌边尖红，苔微黄干，脉弦细数。体检：T 38℃，神清，四肢及胸腹部皮肤可见散在的红色出血点，眼睑结膜充血（++），双肺未闻及干、湿啰音，心（－），束臂试验（+）。血分析：白细胞3.0×10^9/L，红细胞3.7×10^{12}/L，血小板84×10^9/L。

西医诊断：登革热。

中医诊断：暑热疫。

辨证：卫营同病。治以清暑解毒、凉营透疹为法。

处方：水牛角、石膏各30g，生地黄、野菊花各20g，金银花、黄芩各15g，赤芍、牡丹皮、知母各12g，黄连、甘草各6g。日2剂，水煎服，上、下午各进1剂。

10月15日二诊：仍有发热（T 38.5℃），腰痛乏力，皮疹，尿黄，大便干，舌红苔黄，脉弦数。

治以清热祛湿、凉血祛湿、凉血透疹。处方：薏苡仁30g，紫草、滑石、黄芩各15g，牡丹皮、法半夏、赤芍各12g，青蒿10g，甘草、陈皮各3g。水煎服，日2剂。

10月19日三诊：发热已退，神疲乏力，口干口苦，时有胸闷，皮疹消退，舌淡红苔白腻，脉弦细数。此为登革热后期，余邪未清，治宜清涤余热、养阴生津。处方：薏苡仁20g，沙参、麦冬、连翘、菊花、茯苓、板蓝根、花粉各12g，甘草3g。日1剂，服4天病愈。

按：本例防疫站确诊为登革热。治疗以清解疫气，佐以凉营透疹祛湿，配合双黄连粉针剂3g静滴，板蓝根注射液2mL，肌注，每日2次，以加强清热解毒之力，疫毒得清，诸症得除。

——刘仕昌.中国百年百名中医临床家丛书——刘仕昌.北京：中国中医药出版社，2007.

案二：肝癌案

戚某，男，39岁，2000年5月9日就诊。患者肝区疼痛3月伴发热4天。诉3月前起肝区疼痛，呈间歇性隐痛，胃纳减退，消瘦，乏力，口干不欲饮。1个月前出现眼、皮肤发黄，小便黄，大便正常。实验室检查：血甲胎蛋白阳性。B超报告：肝区可见直径5.2cm

肿块。确诊为肝癌。10天前赴某市医院插管化疗。于41天前出现发热，体温38.2℃~38.7℃，经补液抗感染对症治疗，仍发热不退。体检：消瘦，巩膜、皮肤黄染，皮肤灼热感，腹平软，肝下界位于肋下3cm、质硬。舌红无苔，脉细弦滑。证属邪毒内结伤阴，湿热内蕴化热。治宜养阴清热、解毒利湿。方用白虎汤加减。

生石膏、北沙参、地骨皮、怀山药、白花蛇舌草、薏苡仁各30g，牡丹皮、郁金、白薇各10g，知母24g，生甘草5g。3剂，浓煎，每日服2次。药尽热退。

按：本例肝癌案，正如《诸病源候论》之"气水饮停滞积聚成瘀，因热气相搏，则郁蒸不散，故胁下满痛，而身发黄"所云，为湿热、气郁、血瘀、阴虚互为交错，肝癌内生，黄疸发热乃作。治当以清热祛邪为主，辅以扶正养阴、邪祛正复，发热自愈。方中白虎汤去粳米，加北沙参、牡丹皮、山药、白花蛇舌草、郁金、白薇，共奏清热解毒、开郁通络、养阴退热之功。

——宋跃龙.白虎汤加减治疗恶性疾病发热验案举隅.浙江中医杂志，2002.

案三：高热案

某患者，男，31岁。患者发热10天，体温39.5℃，头痛，颈背强硬、酸痛，大汗出，口渴引饮，心烦，脉滑数，舌苔黄腻，静滴青霉素、庆大霉素7天，无效，而求中医治疗。据舌、脉、症，符合白虎汤证，即投下方。

石膏60g，知母15g，玄参20g，粳米12g，葛根30g，甘草10g。水煎服。

服药2剂后，脉静身凉，体温下降至37℃，效不更方，继服上方2剂，痊愈。

按：此系阳明经热盛，故大热头痛；热蒸外越，故大汗出；热灼胃中，津液耗伤，故口渴引饮；热盛于经，故脉洪大滑数。《内经》曰："热淫所胜，佐以甘苦。"石膏、知母甘苦以散热；粳米、甘草之甘以益气。方简效宏，气热得清，诸症自解。

——辛建，张新华.白虎汤应用三则.山东中医杂志，1998，17（1）.

案四：糖尿病案

患者，男，60岁。患者口渴、多饮3年，食量倍增，形体消瘦，全身乏力，头晕，脉细数，舌质红苔薄黄。实验室检查：血糖15.3mmol/L，尿糖（++++），服降糖灵等药治疗，症状可暂时缓解，停药后病复发如初。辨证为热盛津伤、气阴亏损，治宜清热生津止渴、益气养阴。

处方：石膏30g，知母12g，粳米12g，玄参12g，山药30g，人参10g，黄芪30g，枸杞子12g，水煎服。

服药5剂后，病人诸症明显减轻，血糖降至正常范围，尿糖（-）。嘱病人继服上方以巩固疗效。

按：糖尿病属中医学消渴范畴。笔者根据患者异常的口干、强烈的渴感和大量饮水等症状辨证用方，效果良好。另外，此类病人一般病程较长，易出现气阴两虚之证，故在白虎汤基础上加人参、黄芪、枸杞子等。

——辛建，张新华.白虎汤应用三则.山东中医杂志，1998：

17（1）.

附一：埃博拉出血热中医论治参考

1．概念

埃博拉出血热是近几十年主要在西非国家流行的疾病，是西医学根据致病菌埃博拉病毒所命名。中医古籍无病名及相关内容的文献记载。因该病具有传染性强、起病急、传变快等特点，发病后以发热、出血及多脏器功能损害为共同的临床症状，病死率高，故基本可以将该病归属于中医外感病中的疫病范畴。根据现有的资料来综合分析，该病属于外感疫病中的"温疫"。西非疫区属于热带季风气候，全年降水较多，湿度较大，易形成温疫夹湿。需根据疫区的具体天气气候特点、病人的体质状态确定该病属于温疫中的湿热类温疫还是温热类温疫。

2．中医传变规律及防治措施

埃博拉出血热表现为潜伏期、初期、极期、恢复期等疾病过程。中医可以借鉴该病的西医学分期，结合各期的具体临床表现，总结出该病可能的传变规律，并制定相应的中医防治措施。

（1）潜伏期

埃博拉病毒的潜伏期为2~21天，一般为5~12天。感染埃博拉病毒后可不发病或呈轻型，非重病患者发病后2周可逐渐恢复。因此，接触传染源是发病的前提，尽早隔离病源，切断传播途径是主要措施，中医早在《黄帝内经》中就提出了"避其毒气""避虚邪以安其正"的防病理念。其次，并非所有感染埃博拉病毒的个体均发病，是否发病与机体的正气相关，正合《黄帝内经》"正气存内，邪不可干"之理论。因此，中医防治该病既强调"避其毒气"，还注重"调节正气"，将调饮食、针灸、推拿、导引等治未病的具体方法运用到该病的防治中可取得较好疗效。

（2）初期

急性起病，起病时的主要临床表现为高热、畏寒、头痛、肌痛、恶心、结膜充血及相对缓脉。发病2~3天后可有恶心、呕吐、腹痛、腹泻、黏液便或血便等表现，半数病人可有咽痛及咳嗽，这符合中医外感温疫的表现。如兼有"结膜充血、咽喉肿痛、咳嗽"等症状，基本可以断定该病属于温热类性质温疫，可以参照温热类温病卫气营血辨证的传变及温疫特殊传变规律来防治。初期，温热疫毒之邪侵犯头面上焦为主，治疗宜疏风散热、清热解毒，首选之方为普济消毒饮。该方是治疗大头瘟的专方，具有显著的败毒之功，此时期借用，实乃异病同治之法。如果病人兼有恶心、呕吐、腹痛、腹泻、黏液便或血便等症状时，提示属于湿热性质的温疫可能性大。湿热疫毒之邪，具有"直趋中道，故病多归膜原"之规律，侵犯的部位是脾胃大肠及膜原三焦。此外，"相对缓脉"更是湿邪为患的标志，如西医学的肠伤寒，属于湿温病就具有"相对脉缓之特点"。已故名老中医赵绍琴先生在《温病纵横》中明确指出："湿热二邪同时为患，二者各自要表现其特点，但又相互影响，相互裹结，湿遏则热伏，热蒸则湿动，因而临床每每多见矛盾性的症状，如身热不扬，发热而脉不故反儒缓等。"中医治疗可以参考"湿温病""疫毒痢"等温疫相关治疗经验，根据不同的方证表现，知犯何逆，随症治之。常用方有甘露消毒丹、大柴胡汤、葛根芩连汤、白头翁汤、芍药汤等。

（3）极期

发病后4~5天进入极期，发热持续并出现神志的改变，如谵妄、嗜睡等。重症病人在发病数日可出现不同程度的出血倾向，有咯血，鼻、口腔、结膜、胃肠道、阴道及皮肤出血或血尿。病后第十日为出血高峰，50%以上的患者出现严重的出血，并可因出血、肝肾衰竭及致死性并发症而死亡。极期的临床表现，可总结为温疫邪毒充斥表里三焦，以心肝肾三脏为主。极期中医常规处理以清气凉营、凉血止血为要。邪热传营，尚未昏迷之时，宜首选大剂量的清瘟败毒饮以气血两清；病情较轻者亦可以选择清营汤。埃博拉出血热重症患者进入极期后表现为全身多个部位的出血，伴有明显的肾功能损害，病人最显著的表现为低血压、休克、面部水肿，还可以出现DIC，电解质和酸碱的平衡失调，这与流行性出血热的主要病理变化（全身小血管广泛性损害，临床上以发热、休克、充血出血和肾损害）基本相似，笔者认为埃博拉出血热"低血压、休克、少尿"可以借鉴流行性出血热的中医治疗经验来进行处理。此时患者大便不通、小便不利、尿血、全身浮肿，中医学认为病位在肾与膀胱，可以借鉴张仲景的下焦蓄血证的治疗经验，及早采用通腑泄热与活血化瘀相结合的方法治疗。近代不少中医名家在治疗流行性出血热"少尿期"时按仲景的"下焦蓄血证"处理，使用桃核承气汤等，获得了较好的临床疗效。另外，此期的治疗还可以配合中药保留灌肠。

埃博拉出血热极期多危证、死证，概括起来主要的危候有闭窍、动血、动风、斑疹、发黄、脱证等。

①闭窍：即神志改变，轻则烦躁，重则谵妄、嗜睡，甚则昏迷。温病过程中出现神志改变的，无外乎热入营血或痰热闭窍。前者往往是温热疫毒之邪内传营血，形成气血两燔之格局，并有动血耗血之势；如果已经昏迷，可以选择温病"凉开三宝"——安宫牛黄丸、紫雪、至宝丹鼻饲灌胃。痰热或者湿热较重者可以选择菖蒲郁金汤送服"三宝"；大便未解者，推荐选择吴鞠通《温病条辨》中的牛黄承气汤。

②动血：患者表现为多个部位出血，如鼻血、衄血、呕血、咯血、便血、斑疹成片等，出血量大，来势凶猛，病情险恶。病人在此阶段缺乏及时、有效的处理，极容易导致失血性休克、DIC及肾衰等，危及生命。中医学认为，温邪热迫血行，导致动血耗血，治疗上只需凉血散血，主方为犀角地黄汤、消斑青黛饮、化斑汤等。烦躁不宁、大便干结者，犀角地黄汤合大黄黄连泻心汤。

③动风：埃博拉出血热在极期还可因为持续高热，伤津耗液，引动肝风，导致肢体的抽搐、肌肉的痉挛等病证出现。此时处理不仅要清热解毒针对病因，同时还要清肝凉肝、息风止痉，代表性的方剂为羚角钩藤汤。后期肝肾精亏，手足蠕动，热势已退，可以选择三甲复脉汤或者大定风珠加减。

④斑疹：埃博拉出血热患者在发病第五日前后可出现麻疹样斑疹，以肩部、手心、脚掌多见，恢复期可脱屑。西医学认为，病毒进入机体后，可能在局部淋巴结首先感染单核吞噬系统的细

胞，包括单核细胞和巨噬细胞等。感染的吞噬细胞系统同时被激活，释放大量的细胞因子和趋化因子，细胞活性物质可增加血管内皮细胞的通透性，诱导表达内皮细胞表面黏附和促凝因子，以及组织破坏后血管壁胶原暴露，释放组织因子等，最终导致弥漫性血管内凝血（DIC）。这是埃博拉出血热出现斑疹的机制。中医学认为，"斑为阳明之热毒，疹为太阴之风热"，埃博拉出血热出现的斑疹，主要是疫毒邪热内迫营血、瘀热互结之表现，治疗宜清热凉血、活血化瘀，主方为清瘟败毒散、犀角地黄汤、消斑青黛饮、化斑汤。

⑤发黄：据相关研究发现埃博拉出血热患者感染后主要的病理改变是皮肤、腹膜、脏器的出血。其在很多器官可以见到灶性坏死，但以肝脏、淋巴组织最为显著。肝细胞点、灶样坏死是本病最显著的特点，并可见小包涵体和凋亡小体，实验室检查谷草转氨酶和谷丙转氨酶升高。这些均提示埃博拉病毒可以导致机体肝功能受损，导致急性肝炎，甚至重症肝炎的出现，临床表现为恶心、呕吐、疲乏，甚至皮肤巩膜的黄染。中医可以按黄疸或疫黄来救治。临床茵陈蒿汤、犀角散等皆为主要备选之方；肝昏迷时可以选择清宫汤或菖蒲郁金汤送服安宫牛黄丸以醒神开窍。当肝损伤较重，伴有凝血功能障碍导致齿衄、鼻衄等证候时，可以借鉴已故名老中医关幼波先生关于治黄先治血之经验，大剂量使用赤芍、牡丹皮等凉血活血以达到退黄护肝的目的。

⑥脱证：埃博拉出血热在极期病人多死于出血、休克和衰竭。休克、多脏器功能衰竭属于中医学脱证范畴，多为邪气太

盛，正气暴脱之证。中医有"阳气暴脱""阴气暴脱"之别，前者以回阳救逆固脱为法，仲景的四逆汤、四逆加人参汤，以及茯苓四逆汤皆为备选之方，后者以生脉散、加减复脉汤等为可选之方。偶见闭证与脱证并见，可以考虑生脉散或者参附汤送服安宫牛黄丸。

（4）恢复期

恢复时间较长，有的出现继发性头痛和昏睡，有的出现长期精神症状。进入到这个时期，基本脱离了生命危险，治疗可以按照热病后期处理，辅以食疗及药膳。头痛可按中医学内伤头痛处理，昏睡则应根据具体情况辨证处方，但要注意，余热未清，不可妄进温补，恐"炉烟虽息，灰中有火"，谨防病情反复。

3. 方药推荐

鉴于埃博拉出血热致病的特殊性，推荐以下方药进行选择：初期普济消毒饮、甘露消毒丹。极期清瘟败毒饮、犀角地黄汤，昏迷患者选择安宫牛黄丸，少尿选择桃核承气汤。之所以选用以上方剂作为该病的主选方，主要是考虑该病属于中医疫病温疫之范畴，具有起病急、传变快、病情危重、死亡率极高的特点，因此所选方剂必须具有起效快、疗效可靠，能及时"截断"扭转病情的优势。中医在长期与各种疫病做斗争的过程中，积累和总结出了一系列行之有效的方剂，并在方名中冠以"毒"字，以明示其"败毒"之功，如人参败毒散、普济消毒饮、甘露消毒丹、黄连解毒汤等。

——尹周安，贺圆圆，袁振仪等.埃博拉出血热的中医防治策

425

略构思.中医药导报，2014，20（10）：4-7.

附二：登革热中医论治参考

1. 概念

登革热是登革热病毒引起、依蚊传播的一种急性传染病，病人和隐性感染者是主要传染源。临床特征为起病急骤，高热，全身肌肉、骨髓及关节痛，极度疲乏，部分患者可有皮疹、出血倾向和淋巴结肿大。本病于1869年由英国伦敦皇家内科学会命名为登革热。

登革病毒经蚊虫叮咬进入人体后在毛细血管内皮细胞和单核-巨噬细胞系统内复制，然后进入血液循环，形成第一次病毒血症。定位于单核-巨噬细胞系统和淋巴组织中的登革病毒继续进行复制，再次释入血流形成第二次病毒血症，并引起临床症状与体征。机体产生的抗登革病毒抗体与登革病毒形成免疫复合物，激活补体系统，导致血管的通透性增加，亦可导致血管水肿和破裂。登革病毒的复制可抑制骨髓中白细胞和血小板的再生，导致白细胞、血小板减少和出血倾向。病理改变表现为肝、肾、心和脑等器官的退行性变，出现心内膜、心包、胸膜、腹膜、胃肠黏膜、肌肉、皮肤及中枢神经系统不同程度的水肿和出血。皮疹活检可见小血管内皮细胞肿胀、血管周围水肿及单核细胞浸润，瘀斑中有广泛性血管外溢血。脑膜脑炎型患者可见蛛网膜下腔和脑实质灶性出血、脑水肿及脑软化。重型患者可有肝小叶中央灶性坏死及淤胆，小叶性肺炎和间质性肺炎等。

中医学认为，本病是由于感受"暑热疫疠"之病邪，当人体正气内虚，不能抗邪时便会得病，或先感受暑热湿病邪，后为秋冬时令之邪所诱发。本病的全过程同其他温病具有由表入里及卫、气、营、血传变的共同规律。但由于病邪比较猛烈，一般初期卫分症状刚出现很快便传入气分，甚至气血两燔，或热毒充斥里外而呈表里俱热；中期病至气分，有暑热夹湿或伏邪内发、湿阻中焦等病机变化；极期有湿热火化迫血、热陷心包等变化。总之，对本病的分析须着重于"暑""湿"两方面，注意"暑湿疫疠"为患，按卫、气、营、血进行辨证施治。

2. 辨证治疗

在确诊后，按病程进行分期，运用中医的理论，辨证论治。

（1）初期

暑湿袭表证：初微恶风寒，二日后全身灼热，无汗或汗出不畅，头重痛，肌肉关节痛，苔薄黄，脉弦缓，治以辛凉解表，清热祛湿，方用银翘散加藿香、生薏仁、滑石等。

卫气同病证：表邪在卫分未解，气分热已炽盛，壮热面红，休若燔炭，出现皮疹或皮下出血点，口干渴，舌苔黄，脉弦滑，治以表里双解、清暑透疹，方用银翘散合白虎汤化裁。

（2）中期

暑湿中阻证：发病二三日，身热头重，皮疹隐隐，四肢困倦，腹胀恶心纳差，口渴不多饮，舌苔薄白，脉缓。治以清暑化湿、和胃降逆，方用三仁汤加减。

（3）极期

邪陷营血证：登革热三四日，恶寒已罢，壮热如焚，头痛面红，肌疹紫暗（或成块状斑疹），鼻衄，齿衄，舌尖边红苔黄，脉弦，方用清瘟败毒饮加水牛角、红紫草、大青叶等，或合安宫牛黄丸、局方至宝丹。

（4）后期

热伤气阴证：登革热五六日，热退，神疲乏力，口干纳差，治以清暑益气、养胃生津，选用王氏清暑益气汤调理。

第三节　湿热疫

一、概述

1. 定义

湿热疫是由湿热疫气引起的急性外感热病。本病是以初起遏伏膜原为主要证候表现，临床初起即出现寒热交作、苔白厚腻如积粉、脉不浮不沉等症状，以夏暑和热带雨水较多的地方多见。

2. 病因病机

湿热疫气多从口鼻而入，侵入人体之初，病邪既非在表，亦非在里，而是遏伏表里分界之膜原，影响气机出入。因其有湿热性质故易缠绵难解，与一般湿热类温病有别。其产生与气候条件、地理环境、卫生条件等因素有关。明代医家吴又可在崇祯年间发生瘟疫时根据当时情况所创的达原饮即针对湿热疫气所设。此类疫气和前面所述两类疫病一样，发病与感邪之轻重和易感者的正气强弱有关。如感邪深、体弱者为病则重，反之感邪轻、体健者为病则轻。湿热疠气多从口鼻而入，侵入人体，病邪既非在表，亦非在里，而是藏伏于膜原之中。吴又可对于此邪的传变亦有论述："虽有九传之说亦不外乎表里出入两端。"所谓出表，即感邪轻者，只要稍加治疗即可见病自里外达。病重者病邪直走膜原中道，伤及五脏六腑。病邪后期可致化热化燥伤阴，甚至导致阴竭阳厥、亡阴亡阳之证。总之本病大多凶险，有强烈的传染性，并且能引起大的流行，且湿热疫气遏伏膜原，导致流连气分，缠绵难解，治疗较为棘手。

二、辨证要点

本病具有湿热性质，故易缠绵难解，且表现为中焦病变为多。本病辨证的关键首先是辨别湿热的轻重，以急性胃肠道炎症多见，病情轻浅；若伴有腹痛、呕吐，呕吐物为食物残渣时，为病尚轻；但若呕吐如米泔样，粪便不臭秽，或呈鱼腥味时，为病较重，要加以重视。

三、特色方证辨治

1. 邪遏膜原证治

（1）证治

【证候】初始憎寒而后发热，后发但热不寒，昼夜发热，头疼身痛，脉不浮不沉而数，舌苔白厚腻如积粉，舌质红绛。

【分析】湿热初起，虽寒热、头身痛，然脉不浮不沉，说明邪不在表，又未深入里，而是疫气郁遏表里分界之膜原；加之舌苔浊腻白厚如积粉，脉数，舌质红绛。

【治法】透达膜原，疏利化浊。

【方药】达原饮（《温疫论》）。槟榔，厚朴，草果，知母，白芍，黄芩，甘草。

本方是为温疫秽浊毒邪伏于膜原而设。《重订通俗伤寒论》说："膜者，横膈之膜；原者，空隙之处。外通肌腠，内近胃腑，即三焦之关键，为内外交界之地，实一身之半表半里也。"《温疫论》说："疫者感天地之疠气……邪自口鼻而入，则其所客，内不在脏腑，外不在经络，舍于伏脊之内，去表不远，附近于胃，乃表里之分界，是为半表半里，即《针经》所谓'横连膜原'是也。"温疫邪入膜原半表半里，邪正相争，故见憎寒壮热；温疫热毒内侵入里，导致呕恶、头痛、烦躁、苔白厚如积粉等一派秽浊之候。此时邪不在表，忌用发汗；热中有湿，不能单纯清热；湿中有热，又忌片面燥湿。当以开达膜原，辟秽化浊为法。方用槟榔辛散湿邪、化痰破结，使邪速溃，为君药；厚朴芳香化浊、理气祛湿；草果辛香化浊，辟秽止呕、宣透伏邪，共为臣药。以上三药气味辛烈，可直达膜原，逐邪外出；凡温热疫毒之邪，最易化火伤阴，故用白芍、知母清热滋阴，并可防诸辛燥药之耗散阴津；黄芩苦寒，清热燥湿，共为佐药。配以甘草生用为使者，既能清热解毒，又可调和诸药。全方合用，共奏开达膜原、辟秽化浊、清热解毒之功，可使秽浊得化、热毒得清、阴津得复，则邪气溃散，速离膜原，故以达原饮名之。

　　（2）临床运用

　　临床运用时秽浊内盛，选加藿香、苍术、菖蒲、六一散等辟秽化浊渗泄之品。溢于少阳加柴胡；溢于太阳加羌活；溢于阳明加葛根；心腹满者，加大黄；疫气传脾，胶闭大肠者，用枳实导滞汤。

　　现在临床常运用经方治疗疟疾、流行性感冒、病毒性脑炎属

430

温热疫毒伏于膜原者。

（3）案例举隅

案一：艾滋病合并厌食、发热案

纪某，男，48岁，农民。患者2009年3月被确诊为艾滋病感染，来诊时体重35kg，身高169cm。身体极度消瘦，精神状态差，不能进任何食物，只能靠静脉输液维持生命，经常发热，但热度不高。目前正给予国家统一规定的"鸡尾酒"疗法治疗，但厌食、发热症状仍未明显改善。症见：面色萎黄，食少纳呆，倦怠乏力，间歇发热，劳累后加重，头晕，胸闷气短，偶有自汗，偶有腹痛腹泻，夜寐欠佳，舌体胖苔薄白，脉濡弱。辨证：脾胃虚损、邪伏膜原证。治法：益气健脾，补虚培元，辟秽化浊，开达膜原。方剂：达原饮合补中益气汤加减。

药物：槟榔15g，厚朴15g，草果10g，知母10g，黄芪50g，黄精50g，白术15g，防风15g，人参10g，三仙各20g，茯苓10g，远志10g，升麻5g，柴胡5g，山药30g，甘草5g。水煎服，每日1剂。

加减共服10剂，发热症状消失，食欲渐增。

按：艾滋病发展到晚期，正气已极衰，脾气亏虚，运化无力，气血生化乏源，气血俱虚，故见食少纳呆、面色萎黄、倦怠乏力。脾气虚弱，运化不调，清浊不分，则偶有腹胀腹泻。《素问·调经论》曰"有所劳倦，形气衰少，谷气不盛，上焦不行，下脘不通，胃气热，热气熏胸中，故内热"，即患者因久病失于调理致中气不足，阴火内生，引起发热，故症见间歇发热或劳累后加重。从中医辨证角度看，本期已经进入了艾滋病整个病程的后期，邪正对比情况处于正衰为主兼有邪实，在治疗原则上侧重于扶正，但亦必须顾及祛邪。故以达原饮配合补中益气汤以开达膜原、辟秽化浊、益气健脾、补虚培元。

——臧立权.达原饮加减治疗艾滋病合并症医案三则.长春中医药大学学报，2010.

案二：湿温发热案

吴某，男，26岁，2011年5月20日就诊。主诉：感受风寒后畏寒、发热、咳嗽1周。患者曾在外院用抗生素及抗病毒药物治疗，效果不佳。现症：畏寒，发热（38.5℃），咳嗽，痰黄，胸闷，咽痛，苔厚腻、呈积粉状，脉濡数。体检听诊两肺呼吸音清；胸部X线摄片检查及血常规无明显异常。中医诊断为湿邪感冒，给予达原饮化裁治疗。

处方：黄连、甘草各6g，瓜蒌、草果各15g，知母、白芍、槟榔、黄芩、法半夏、地龙、柴胡、葛根各10g。每天1剂，水煎服。5剂后复诊，诸症消失。

——高顺兵，王俊槐.达原饮化裁治疗湿邪感冒临床观察.新中医，2012，44：（10）.

案三：湿热型疫毒蕴于肌肤案

患者，女，24岁，教师。患者发热3天，伴头痛，肌肉关节痛，出现皮下出血点，于1987年9月1日就诊。症见：面红，身热，体温37.9℃，皮疹红紫，胃脘胀闷或恶心，口淡、不思饮食，苔薄黄，脉弦缓。查血白细胞2.3×10^9/L，血小板48×10^9/L；查免疫复合物阳性。经病原学及血清学检查证实，此病证是登革热。

按症状及体征，属中医暑湿困阻中焦，气机升降失常之证。治以清热凉血、除湿和胃，方用三仁汤加减。

处方：金银花、连翘各12g，生薏苡仁，滑石各20g，生地黄、红紫草各15g，法半夏、苍术各10g，厚朴、甘草各6g。早晚1剂。

次日下午，患者体温复升达39℃（双峰热），体若燔炭，壮热面红，困倦，遍身红疹，脉弦。登革热极期，暑热之邪迫入营血，治以清营凉血、透疹解毒，方用清瘟败毒饮加减，配合补液支持疗法。

连2剂，每日1剂，患者热退神清，经用中药治疗1个疗程后，痊愈出院。

按语：登革热发自长夏秋初，暑热炎威迫人之时，当令暑湿疫邪最易由肌表侵袭人体，初见卫表证，暑热之邪，伤人最速，表邪未罢，速已入里，致卫气同病。暑邪每易夹湿为病，叶氏云："长夏湿令、暑必兼湿。"湿邪重浊，阻遏气机，留连卫、气之间可产生胃肠病变。暑邪致病，传变迅速，病例虽少见舌绛神昏、脉细数，但有面红目赤、出现皮疹出血点、衄血，说明暑热之邪影响肺胃之营血，正如章虚谷云："热闭营中，故多成斑疹，斑从肌肉而出属胃。疹从血络而出属肺。"可见登革热的病变发展一般是循卫气营血四个病理过程来传变的。

——徐家明.登革热中医治疗的体会.广东医药学院学报，1994，10（4）.

案四：湿热蕴于关节（风湿性关节炎）案

女性患者，20岁。其双膝关节及踝关节红肿疼痛1周，呈游走性，疼痛日轻夜重，活动不便，发热，多汗，口渴，烦躁，舌苔黄腻，脉滑数。化验室检查：白细胞$11×10^9$/L，淋巴细胞20%，单核细胞7%，嗜酸性粒细胞73%，抗"O"试验850IU/mL，血沉40mm/h。患者要求服中药治疗。西医诊断为急性风湿性关节炎。辨证为风湿热痹。治宜清热疏风化湿。

处方：石膏30g，知母12g，玄参12g，防己10g，忍冬藤15g，苍术10g，薏苡仁30g，防风10g，黄柏10g，甘草10g。水煎服。

服药4剂后，病人关节红肿疼痛明显减轻，发热、口渴、烦躁消失。效不更方，上方加独活12g，牛膝12g，秦艽12g，先后共服20余剂，关节疼痛消失，血常规、血沉、抗"O"试验也恢复正常。

按：风湿性关节炎属中医风湿热痹范畴。临床所见，除了关节红肿热痛外，一般具有发热、口渴、心烦、脉洪数等气分热证。所以，治疗上应大清气热，故在白虎汤基础上加防己、忍冬藤、玄参等药可获显效。

——辛建，张新华.白虎汤应用三则.山东中医杂志，1998，17（1）.

四、与现代疾病的关系

1. 概述

西医学中的霍乱、急性病毒性肝炎、流感等这些疾病可参考本病辨证论治。

2. 临床报道

对于病毒感染性发热，目前（截至2012年）尚缺乏针对性强、作用显著的药物。临床观察显示，单纯用中药达原饮治疗中医辨证为湿热郁遏的病毒感染性发热，效果较好。临床所见病毒感染性发热约半数以上属湿热内蕴，表现出一系列邪伏少阳及阳明的症状。因湿热之邪为患，如油裹面，难解难分，病势缠绵而病程长，故难以速愈。以达原饮为基础加用柴胡、葛根之剂，起到了清里解表、逐秽燥湿的作用。

——吉林省卫生厅.全国中药成药处方集.长春：吉林科学技术出版社，2001.

小儿急性病毒性肝炎是临床常见小儿传染病之一，且多为甲型肝炎，其次是乙型肝炎。小儿患病毒性肝炎后的临床表现与成年人大不相同，这是由于小儿肝脏的生理和解剖学特点及其免疫功能均与成年人不同而致的。甲型肝炎有明显的季节性，在秋冬季多发，在其他季节也可有少量发病，而乙型肝炎没有明显的季节性。青海省大通县第一人民医院2009年10月至2011年2月采用中药治疗急性病毒性肝炎患儿，经研究证明，中药治疗小儿急性病毒性肝炎不但可以取得理想的治疗效果，还可缩短治疗时间。

——卓科.中医治疗小儿急性病毒性肝炎124例临床分析.中国中医急症，2012.

3. 医案精选

艾滋病合并带状疱疹案

范某，女，46岁，2008年2月诊断为艾滋病，并接受国家统一规定的"鸡尾酒"疗法治疗。2008年7月，患者因左侧胸背、上肢起红斑、水疱，伴有疼痛3天来我院就诊。症见：口苦纳呆，胸胁满闷，呕恶腹胀，大便黏滞，小便短赤，带下黄臭，左侧胸、背、腰、腹部出现针刺样痛，继而出现红斑及群集性水痘，舌红苔黄腻，脉弦滑数。辨证：肝胆湿热，毒邪内蕴，盘踞膜原。治法：清热利湿、疏利肝胆、辟秽化浊、开达膜原。方剂：达原饮合龙胆泻肝汤加减。

方药：槟榔20g，厚朴10g，草果10g，知母15g，黄芩10g，黄芪50g，土茯苓50g，龙胆10g，栀子10g，柴胡5g，车前子10g，茯苓15g，泽泻5g，甘草5g。每日1剂，分2次，早、晚水煎服。配合云南白药用香油调和外敷，每日1次。

2周后患者带状疱疹消失，继续随诊1月，未复发，且未见出现肋间神经痛等后遗症。

——臧立权.达原饮加减治疗艾滋病合并症医案三则.长春中医药大学学报，2010，26（3）：396-397.

附：非典型肺炎中医论治参考

1. 概念

非典型肺炎是由感染SARS冠状病毒引起的急性呼吸道传热病。本病发生于冬春季节，极具传染性，临床症状多以发热、咳嗽、气促为主症，整个病程大体上按卫气营血病理过程传变，因此本病仍属温病风温范畴。

2. 辨证治疗

关于本病的辨证诊治，中医学大体可将分为以下8型。

（1）邪犯肺卫

主症：起病急骤，发热，微恶寒，头痛，全身酸痛，无汗或少汗，咳嗽，胸痛，口干，舌边尖红苔薄白或微黄，脉浮数。

治则：辛凉解表，宣肺止咳。

方药：银翘散加减。金银花12g，连翘15g，荆芥穗10g，薄荷6g（后下），牛蒡子6g，前胡10g，芦根30g，淡竹叶10g，蝉蜕5g。兼湿者，加川朴花10g，藿香10g，茯苓20g；热盛者，加石膏30g（先煎），黄芩12g，鱼腥草15g；痰黄稠者，加浙贝母10g，瓜蒌壳16g，桑白皮15g；干咳者，加百部10g，蝉蜕6g，僵蚕10g，芒果核30g；咽喉肿痛者，加岗梅根20g，火炭母15g，桔梗10g。可配合穿琥宁注射液4~8mL加入250mL 5%葡萄糖注射液中静滴，每日2次。

（2）邪阻少阳

此证型多为表不解而邪热有入里之势，此时邪热渐盛而正气未虚，或为内蕴湿热之体因抗生素使用不当，寒凉冰伏致湿遏热伏。

主症：寒热似疟呈弛张热，脘痞心烦，身热、午后较甚，入暮尤剧，天明得汗诸症俱减，肢体困倦，胸腹灼热不除，舌稍红苔白而腻，脉弦数。

治则：和解少阳，分消湿热。

方药：蒿芩清胆汤。青蒿10g（后下），黄芩15g，淡竹茹10g，法夏12g，枳实10g，陈皮6g，茯苓20g，碧玉散10g，滑石10g，甘草6g，青黛10g。往来寒热甚者，加柴胡10g，大青叶15g，贯仲15g；气促者，呼吸25~30次/分，加葶苈子10g，桑白皮10g，海浮石30g（先煎）；头痛甚者，加苍耳子10g，钩藤15g（后下），羌活10g；胸痛者，加姜黄10g，桃仁10g，丝瓜络15g；关节酸痛者，加带皮茯苓20g，海风藤15g，络石藤15g。可配合清开灵注射液40~60mL加入500mL 10%葡萄糖中静滴，每日1次。

（3）湿热遏阻膜原

主症：寒热起伏，或壮热不退，身痛，肢体沉重，腹胀呕恶，舌红苔白厚腻而浊或白如积粉，脉濡缓。

治则：疏利透达。

方药：达原饮。槟榔12g，厚朴10g，草果仁10g，知母10g，白芍10g，黄芩12g，甘草5g。呕恶甚者，加法夏12g，藿香叶10g；身重酸痛者，加苍术10g，羌活10g；往来寒热而发热较高者，加柴胡10g，青蒿10g（后下）。可配合双黄连粉针60mg/kg加入500mL液体中静滴，每日1次。

（4）邪热壅肺

主症：高热，不恶寒反恶热，咳嗽，胸痛气促鼻翕，咳痰黄稠，或带血丝，咽干口渴，汗出面赤，舌红苔黄，脉洪大或滑数。

治则：清热解毒，宣肺化痰。

方药：麻杏甘石汤加味。麻黄10g，生石膏30g（先煎），北杏仁10g，甘草6g，黄芩12g，鱼腥草30g，银花15g，蒲公英10g，桑白皮12g，瓜蒌壳15g，芦根30g。胸痛甚者，加郁金10g（先煎）、桃仁10g；咯血者，加白茅根30g，侧柏叶15g，仙鹤草15g；汗多烦渴者，加天花粉15g，知母10g；大便秘结者，加大黄（后下）12g。可配合鱼腥草注射液40mL加入250mL 5%葡萄糖注射液中静滴，每日1次。若见发热无汗、四肢逆冷、舌红苔黄白、脉沉数，此为肌表郁热，里热炽盛，可致热深厥深之候。

杨栗山增损大柴胡汤：蝉蜕6g，僵蚕10g，姜黄10g，大黄8g，黄芩15g，黄连10g，黄柏10g，栀子10g，柴胡12g，白芍12g，枳实

10g，甘草6g，陈皮5g，薄荷6g（后下）。

（5）肺热移肠

主症：身热咳嗽，口渴，下利黄臭，肛门灼热，腹不硬痛，苔黄，脉数。

治则：清热止利。

方药：葛根芩连汤加味。葛根30g，黄芩12g，黄连12g，炙甘草6g，金银花15g，连翘12g，桑叶12g，桔梗12g。腹痛甚者，加白头翁15g，火炭母30g，布渣叶15g；呕恶者，加藿香10g，姜竹茹10g；腹痛，痛则下利不止者，加用喇叭牌正露丸，每日3～4次，每次3粒。

（6）热入营血

主症：高热咳嗽，身热夜甚，烦躁不安，神昏谵语或昏愦不语，口唇发绀，面色白，或衄血，齿龈出血，舌红绛苔少，脉细数。

治则：清营泄热，清心开窍。

方药：清营汤加味。水牛角30g（先煎），黄连10g，生地黄20g，玄参20g，麦冬10g，金银花30g，连翘12g，鱼腥草30g，石菖蒲10g。辅用清开灵注射液、生脉注射液静脉滴注。痰涎壅盛者，加瓜蒌皮10g，浙贝母10g，鲜竹沥口服液2支；大便秘结者，加生大黄12g（后下），玄明粉15g（冲服）；高热神昏者，加服紫雪、安宫牛黄丸，温开水送服。

（7）正气虚脱

主症：体温骤降，血压下降，颜面苍白，大汗淋漓，四肢厥冷，表情淡漠或神昏不语，呼吸急促，喉间痰鸣，舌质暗淡，脉微欲绝。

治则：益气固脱，回阳救逆。

方药：参附龙牡救逆汤合生脉散加味。高丽参10g（炖），熟附子12g，麦冬12g，五味子15g，天竺黄12g，海浮石30g（先煎），海蛤壳15g，龙骨30g（先煎），牡蛎30g（先煎）。可配合丹参注射液20mL加入500mL 5%～10%葡萄糖溶液中静滴，每日1～2次；参麦注射液20mL加入250～500mL 5%～10%葡萄糖溶液中静滴，每日1～2次；可配合醒脑静注射液20mL加入250mL 5%葡萄糖溶液中静滴，亦可4～6mL加入40mL 5%葡萄糖溶液中静推，每日1～2次；或西药救治。

（8）后期伤阴

主症：低热或午后潮热，手足心热，咳嗽气促，痰少而黏，唇干口渴欲饮，动则汗出，舌淡红而瘦小苔少，脉细。

治则：益气养阴，清肺化痰。

方药：沙参麦冬汤加味。北沙参20g，麦冬10g，桑叶15g，玉竹30g，扁豆30g，甘草5g，花粉15g，竹茹10g，浙贝母10g。低热不退者，加银柴胡10g，白薇10g，地骨皮12g；汗出多者，加北黄芪30g，太子参15g，浮小麦30g；纳呆者，加鸡内金15g，山楂15g，谷芽30g，麦芽30g；干咳少痰者，加紫菀10g，百部10g，冬花10g，芒果核30g。

——彭胜权.中医对非典型肺炎的认识及论治.新中医，2003，35（7）：3-5.